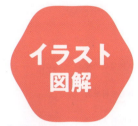

# 筋力トレーニング

医・科学的根拠に基づくアプローチ

**編集**

## 松本 秀男
公益財団法人
日本スポーツ医学財団 理事長

## 今井 覚志
慶應義塾大学病院
スポーツ医学総合センター

文光堂

# 編　集

| | | |
|---|---|---|
| 松本　秀男 | 公益財団法人日本スポーツ医学財団理事長 | |
| 今井　覚志 | 慶應義塾大学病院スポーツ医学総合センター | |

# 執　筆 (執筆順)

| | |
|---|---|
| 谷本　道哉 | 近畿大学生物理工学部人間環境デザイン工学科准教授 |
| 菊池　直樹 | 日本体育大学体育学部体育学科准教授 |
| 地神　裕史 | 国士舘大学理工学部理工学科人間情報学系准教授 |
| 筒井　桃子 | 慶應義塾大学スポーツ医学研究センター |
| 勝川　史憲 | 慶應義塾大学スポーツ医学研究センター教授，所長 |
| 山口　達也 | 慶應義塾大学病院スポーツ医学総合センター |
| 永野　康治 | 日本女子体育大学体育学部スポーツ健康学科准教授 |
| 佐藤　正裕 | 八王子スポーツ整形外科リハビリテーションセンター統括 |
| 大澤　祐介 | National Institutes of Health, National Institute on Aging 慶應義塾大学スポーツ医学研究センター |
| 小山　貴之 | 日本大学文理学部体育学科准教授 |
| 吉田　真 | 北翔大学生涯スポーツ学部スポーツ教育学科教授 |
| 鈴川　仁人 | 横浜市スポーツ医科学センターリハビリテーション科科長 |
| 中田　周兵 | 横浜市スポーツ医科学センターリハビリテーション科 |
| 成田　崇矢 | 桐蔭横浜大学スポーツ健康政策学部スポーツテクノロジー学科教授 |
| 堀　雅隆 | 東北大学大学院医学系研究科 |
| 松岡　俊介 | JCHO 仙台病院リハビリテーション科 |
| 村木　孝行 | 東北大学病院リハビリテーション部主任 |
| 坂田　淳 | トヨタ自動車株式会社トヨタ記念病院リハビリテーション科 |
| 石井　斉 | 東京明日佳病院リハビリテーション科スポーツリハビリ主任 |
| 梅村　悟 | 東京明日佳病院リハビリテーション科 |
| 見供　翔 | 河北総合病院リハビリテーション科 |
| 相澤　純也 | 東京医科歯科大学医学部附属病院スポーツ医学診療センター理学療法技師長 |
| 廣幡　健二 | 東京医科歯科大学医学部附属病院スポーツ医学診療センター |
| 今井　覚志 | 慶應義塾大学病院スポーツ医学総合センター |
| 大川原洋樹 | 慶應義塾大学医学部整形外科学教室 |
| 岡戸　敦男 | トヨタ自動車株式会社リコンディショニングセンターセンター長 |
| 野村　真嗣 | 武蔵野アトラスターズスポーツクリニックリハビリテーション科主任 |
| 飯野　要一 | 東京大学大学院総合文化研究科助教 |
| 中村　統 | 早稲田大学大学院スポーツ科学研究科 |
| 広瀬　統一 | 早稲田大学スポーツ科学学術院教授 |
| 川井謙太朗 | 東京慈恵会医科大学スポーツ・ウェルネスクリニックフロアリーダー |
| 大路　駿介 | 東京医科歯科大学医学部附属病院スポーツ医学診療センター |
| 安田　智洋 | 聖隷クリストファー大学看護学部看護学科教授 |
| 笹木　正悟 | 東京有明医療大学大学院保健医療学研究科講師 |
| 玉置　龍也 | 横浜市スポーツ医科学センターリハビリテーション科 公益財団法人東京オリンピック・パラリンピック競技大会組織委員会 |
| 真木　伸一 | 株式会社 Re-Vive 代表取締役 |

# 序

　スポーツは瞬発力，持久力，柔軟性，俊敏性，バランス能力など様々な身体機能を競うものである．競技種目によって，必要な特性は様々であるが，いずれの種目もそれらを発揮して，パフォーマンスを向上するために筋力は重要な要素である．さらに，スポーツでは日常生活に比べて，はるかに大きな外力が身体に加わることも多い．これらの外力に耐え，身体の外傷や障害を予防するためにも，十分な筋力が必要になる．したがって，スポーツ選手や愛好家にとって，日頃からの筋力トレーニングは極めて重要である．しかし，スポーツ種目によって使う筋は様々であり，やみくもに筋力トレーニングを行うのではなく，それぞれのスポーツ種目にとって，最も効果的なトレーニングを行う必要がある．

　様々な筋力トレーニング方法が提唱されてはいるが，有効なもの，あまり効果の得られないものなど玉石混淆であるばかりでなく，なかには身体にダメージを与えかねない危険なものもある．筋力トレーニングもスポーツ医・科学の理論に基づいた正しいトレーニングが大切である．

　本企画では，まず「PART Ⅰ」として，筋力トレーニングの基礎について解説する．様々なトレーニング方法が身体にどのような影響や効果を及ぼすか，栄養や心理がトレーニングにどのような影響を及ぼすか，オーバートレーニングによってどのような問題が生じるかなどを解説したあと，最新のトレーニング方法を紹介する．

　次いで「PART Ⅱ」として，部位別のトレーニング方法を解説する．体幹から上肢，下肢それぞれについて，一般の筋力トレーニングと上級アスリート向けのトレーニングについて，正しい方法を紹介するばかりでなく，誤った方法についても解説する．

　最後に「PART Ⅲ」としてスポーツ種目それぞれの主な動作を念頭に，スポーツ動作別筋力トレーニングを紹介する．「強く速い打球を打つため」，「強くボールを蹴るため」，「高く跳ぶため」など具体的な動作について，エビデンスに基づいた方法を解説する．

　全項目を通じて，イラスト図解を入れて，現場ですぐ実践できるように工夫した．本書がトップアスリートから一般のスポーツ愛好家まで，スポーツを行うすべての人々が，スポーツ医・科学の理論に基づいた正しい筋力トレーニングを行うための一冊になれば幸いである．

2019 年 10 月

松本秀男

# イラスト図解 筋力トレーニング
## 医・科学的根拠に基づくアプローチ

## 目次

本書で紹介する筋力トレーニング —————————————— viii

### PART I 筋力トレーニングの基礎

アスリートと筋力トレーニング ————————— 谷本道哉 1

効果的な筋力トレーニングの戦略 —————— 菊池直樹 12

筋力トレーニングの種類と方法 ——————— 地神裕史 25

効果的な筋力トレーニングに必要な栄養 — 筒井桃子・勝川史憲 41

効果的な筋力トレーニングのための精神・心理 —— 山口達也 48

オーバートレーニング・遅発性筋痛とその対応 —— 永野康治 57

インナーマッスルの解剖・生理学特性と
トレーニング ————————————— 谷本道哉 63

動作改善と筋力トレーニング ——————— 佐藤正裕 70

筋力トレーニングの新たな方法 ——————— 大澤祐介 81

### PART II 部位別筋力トレーニング

頚部の筋力トレーニング ——————————— 小山貴之 89

腹筋群の筋力トレーニング ————————— 吉田 真 103

背筋群の筋力トレーニング ——————— 鈴川仁人・中田周兵 115

骨盤底筋群の筋力トレーニング ——————— 成田崇矢 133

肩関節インナーマッスルと肩甲骨周囲筋の
筋力トレーニング ——————— 堀 雅隆・松岡俊介・村木孝行 145

肩関節周囲筋の筋力トレーニング ——————— 坂田 淳 161

肘関節周囲筋の筋力トレーニング ——————— 石井 斉・梅村 悟 181

手関節・手指に関連する筋群の筋力トレーニング — 中田周兵 203

股関節屈筋と内転筋群の筋力トレーニング ——————— 見供 翔 217

股関節殿部とインナーマッスルの
筋力トレーニング ——————— 相澤純也 247

大腿四頭筋の筋力トレーニング ——————— 廣幡健二 269

ハムストリングスの筋力トレーニング ——————— 今井覚志 289

下腿三頭筋の筋力トレーニング ——————— 大川原洋樹 307

足関節周囲筋と足部の
筋力トレーニング ——————— 岡戸敦男・野村真嗣 321

## PART III 動作別筋力トレーニング

強く速い打球を打つための筋力トレーニング —— 飯野要一　335

強くボールを蹴るための
　　筋力トレーニング —————————— 中村　統・広瀬統一　349

強く速いボールを投げるための
　　筋力トレーニング —————————— 川井謙太朗　367

高く跳ぶための筋力トレーニング ———————— 大路駿介　389

速く走るための筋力トレーニング ———————— 安田智洋　411

素早いステップを踏む，素早く切り返すための
　　筋力トレーニング —————————— 笹木正悟　425

強く安定した体幹のための
　　筋力トレーニング —————————— 玉置龍也・真木伸一　441

## 本書で紹介する筋力トレーニング

| | |
|---|---|
| インクライン ダンベルカール | 190 |
| ウォール スクワット | 278 |
| ウォールドリル(ラテラル / クロスオーバー) | 436 |
| ウッドチョッパー | 340, 380 |
| 遠心性トレーニング | 302 |
| オーバーヘッド ダンベル トライセップス エクステンション | 196 |
| 加圧トレーニング | 422 |
| カウンタームーブメント ジャンプ | 312 |
| カウンタームーブメント ジャンプ(アームスイングあり) | 396 |
| カウンタームーブメント スクワットジャンプ | 318 |
| 下肢筋トレーニング | 382 |
| カッティングエクササイズ | 266 |
| カーフレイズ | 310, 332 |
| カール アップ | 106 |
| 逆ペダリング | 284 |
| クイックドリル | 304 |
| クラムエクササイズ | 254 |
| クロス モーション | 360 |
| 頚部周囲筋の徒手抵抗トレーニング | 94 |
| 頚部深層屈筋群のトレーニング | 90 |
| 頚部深層伸筋群のトレーニング | 92 |
| 頚部と肩甲帯・体幹の協調性トレーニング | 98 |
| 頚部の上級トレーニング | 100 |
| 頚部のリズミックスタビライゼーション | 96 |
| 懸垂運動 | 118 |
| 後脛骨筋のトレーニング | 328 |
| 股関節屈伸を複合した股関節内転トレーニング | 244 |
| 骨盤後傾エクササイズ | 136 |
| コペンハーゲンアダクションエクササイズ | 242 |
| コンセントレーション カール | 188 |
| サイクルド スプリット スクワットジャンプ | 384 |
| 座位での股関節屈曲トレーニング | 220 |
| サイド ブリッジ | 108, 138 |
| 逆立ちプッシュアップ | 178 |
| 小指外転筋＋尺側手根屈筋トレーニング | 208 |

| | |
|---|---|
| 小指球筋（短小指屈筋）＋尺側手根伸筋トレーニング | 214 |
| シングル レッグ ウッドチョップ | 364 |
| シングル レッグ デッドリフト | 448 |
| シングル レッグ デプスジャンプ | 362, 386 |
| シングル レッグ ドロップジャンプ | 408 |
| 神経筋コントロールエクササイズ | 264 |
| 水平内転位屈曲 | 158 |
| スクワット | 240, 276, 296 |
| スクワット ジャンプ | 394, 428 |
| スクワット ジャンプ（バーベル負荷） | 398 |
| スケーティング | 256 |
| ステップ アプローチ ジャンプ | 404 |
| スプリットスクワット ジャンプ着地 | 260 |
| 前脛骨筋のトレーニング | 324 |
| 浅指屈筋トレーニング＋前腕回内外 | 212 |
| 側臥位での股関節外転トレーニング | 250 |
| 側臥位での股関節内転トレーニング | 232 |
| 足底筋群のトレーニング | 330 |
| 体幹回旋 | 452 |
| 大腿四頭筋セッティング | 272 |
| タオルを用いた股関節内転トレーニング | 238 |
| 多方向ランジ | 382 |
| 短小指屈筋トレーニング | 206 |
| ダンベル インターナルローテーション | 344 |
| ダンベル エクスターナルローテーション | 346 |
| ダンベル サイドベンド | 142 |
| ダンベル ショルダープレス | 174 |
| ダンベル チェストプレス（立位） | 170 |
| ダンベル フォワードランジ | 342 |
| ダンベル ベンチプレス | 164 |
| ツイストクランチ | 378 |
| ディクライン スクワット | 286 |
| デッド バグ | 446 |
| デッド リフト | 300 |
| デプスプッシュアップ | 176 |

ix

| | |
|---|---|
| トライセップス キックバック | 194 |
| ドロップ ジャンプ | 402, 432 |
| ドロップ スクワット | 430 |
| バック スクワット | 414 |
| バンドウォーク | 258 |
| バンドを使ったクロスオーバードリル | 438 |
| バンドを使用した股関節内転トレーニング | 236 |
| バーティカル スロー | 454 |
| バード ドッグ | 110, 126 |
| バーベル カール | 184 |
| バーベル ショルダープレス（フロント） | 172 |
| 腓骨筋のトレーニング | 326 |
| ヒップ アブダクション | 356 |
| ヒールドロップエクササイズ | 314 |
| ヒールレイズスクワット（カーフプレス） | 316 |
| フォワード ランジ | 418 |
| 腹臥位外転位外旋 | 152 |
| 腹臥位屈曲エクササイズ | 154 |
| 腹臥位股関節伸展トレーニング | 252 |
| プッシュ アップ | 168 |
| プッシュ プレス | 400 |
| ブリッジ | 294 |
| ブリッジ エクササイズ | 128 |
| プリーチャー ベンチカール | 186 |
| ブルガリアン スクワット | 352 |
| フレンチプレス | 376 |
| プロネーション | 192 |
| フロント ブリッジ | 222 |
| プローン トライセップス エクステンション | 200 |
| 片脚垂直ジャンプ着地 | 262 |
| ベンチプレス | 166 |
| ベントオーバー ローイング | 450 |
| 母指・小指対立筋トレーニング | 210 |
| ボックス ステップアップ | 130, 354 |
| ボックスジャンプ トゥ セカンドボックス | 406 |

| | |
|---|---|
| ホップ／バウンディング | 434 |
| ボール潰しエクササイズ | 136 |
| ボールを使用した股関節内転トレーニング | 234 |
| メディシンボール サイドスロー | 338 |
| 横向き両下肢上げ | 140 |
| ライイング トライセップス エクステンション | 198 |
| ラットプル ダウン | 120 |
| ランジ | 298 |
| 立位での股関節屈曲トレーニング | 224, 226 |
| リバース ノルディック ハムストリングス | 280 |
| リバース ランジ エクササイズ | 282 |
| レッグ エクステンション | 274, 358 |
| レッグ カール | 292, 420 |
| レッグ プレス | 416 |
| ロック バック | 124 |
| ワンハンド ローイング | 122 |

| | |
|---|---|
| Belly press エクササイズ | 150, 372 |
| Empty can エクササイズ | 148, 370 |
| External rotators エクササイズ | 372 |
| Full can エクササイズ | 370 |
| Horizontal leg raise | 228 |
| Muscle strength of the lower trapezius exercise | 374 |
| Push up plus | 156 |
| Vertical leg raise | 230 |

**PART I** *筋力トレーニングの基礎*

# アスリートと筋力トレーニング

谷本道哉

## はじめに

　筋肉に抵抗(レジスタンス)をかけることで筋肥大・筋力増強を目的として行われる，いわゆる筋力トレーニングをレジスタンストレーニング(以下 RT)という．筋はその基本能力が形態に強く依存することから，RT は主に筋を肥大させることで筋力を向上させる狙いで行われる．なお，筋力の向上は，発揮速度および力と速度の積である発揮パワー(仕事率)の向上につながる．

　本項では，RT に関する 3 つのテーマについてまとめていく．1 つはスポーツ競技力向上と RT についてである．競技力向上のための RT の方法と効果のメカニズムについて述べる．2 つめは生活機能向上と RT についてである．比較的軽負荷を用いた安全に行える効果的な RT 法について解説する．3 つめは RT と傷害予防についてである．RT には傷害を予防する要素があるが，逆にリスクを増大させる側面もある点に留意しなければならない．

　以上の 3 つのテーマから RT の目的・方法論について考察していきたい．

## 競技力向上と筋力トレーニングの位置づけ

### 1. 筋力発揮の基本性能は「量的要素」に大きく依存する

　筋の収縮装置の最小単位はミオシンとアクチンというタンパク質からなるサルコメアであるが，ミオシン分子，アクチン分子には type I，II c，II a，II x，II b といくつかのタイプがある[1]．同じタイプであれば老若男女問わず「分子構造は同一」である．収縮装置を取り巻く周辺環境(神経要因，毛細血管密度，酵素活性など)は同一ではないが，収縮装置そのものにタイプ構成以外の個人差はない．トップアスリートの筋が特別に強い・速い，つまり質の高い収縮装置を持っているというわけではない．

　筋のタイプ構成は後天的に変わるが，type II 間のサブタイプ移行以外の変化は

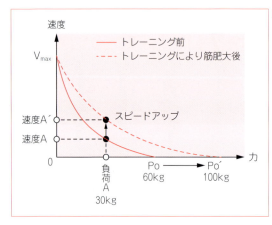

図1 ◆ 筋の力と速度の生理特性
筋の短縮速度は相対負荷により変化する．最大筋力が向上すると（例：60kgf → 100kgf）運動により受ける負荷の大きさが相対的に下がるため，筋の短縮速度が増加する（速度A → 速度A'）．

ほとんど起こらない．したがって，筋の発揮張力および短縮速度は基本的に性別，年齢によらず筋の太さ，長さ，つまり「形態」という「量的な要素」に大きく依存することになる．筋張力はその形態上，収縮装置の並列成分である横断面積（正確には筋束と水平成分の生理学的横断面積：PCSA）に，筋短縮速度は収縮装置の直列成分である筋束長に依存することとなる．

筋横断面積は運動・トレーニングにより増大するが，特にRTでその効果が高い[2]．筋束長は高強度のストレッチングにより延長するという報告もあるが，主には骨格の長さに規定されるものであり，トレーニング適応により大幅に変化することは考えにくい．

筋横断面積の増加は筋張力を増加させるが，これは短縮速度の増加にもつながる．力は加速度と比例（F＝ma）するため（力と速度の物理特性），また筋の短縮速度は相対負荷による（筋の力と速度の生理特性：図1）ため[3]である．「スピードは筋力とは別のもの」といった考えは，動きのスキルは別として筋の生理・解剖学的特性からは当てはまらない．

筋の収縮装置としての基本性能（力・速度・その積であるパワー）は筋の太さ・長さという「量的要素」に大きく依存すること，そしてトレーニングにより大幅に改善できるのは「RTなどによる筋肥大」であることをトレーニングと筋機能（力・速度）の前提としておさえておく必要がある．

## 2. 筋肥大を促進するトレーニング刺激

筋肥大を目的としたRTとして最も一般的な手法は，中〜高重量（80％1RM：

**図2** RTと筋肥大誘発の概念図

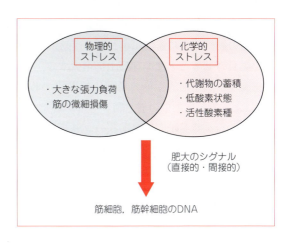

repetition maximum, 1回最大挙上重量の80%程度)で中程度の回数(8RM)のトレーニングとされる[2]. 筋肥大を誘発するメカニズムには不明な点も多いが, 主なものとして大きな筋張力, 筋の微細な損傷といった「力学的刺激」と, 筋内の代謝物の蓄積, 酸素濃度の低下といった「化学的刺激」により, 筋タンパク合成促進や筋幹細胞の増殖などが起こることが知られている.

やや乱暴な解釈になるが, RTとは"力学的刺激"と"化学的刺激"の2つを与えることで筋肥大を誘発する作業」と考えるとRTのテクニックの理解が容易になる. RTには8RM程度で行う方法以外にもさまざまなテクニックがある. きわめて高重量を用いて行うエキセントリックトレーニングやチーティング法などは「物理的刺激」を優先した方法, 比較的軽負荷を用いて行うスロートレーニングや加圧トレーニング, ハイレップ法などは「化学的刺激」を優先した方法と解釈してよいであろう(図2).

### 3. 筋力発揮の質的要素

筋の基本性能は前述のとおり筋の量的要素に大きく依存するが, 質的要素による影響も関与している. 筋の質的要素は, 収縮装置への「収縮指令の伝達能力」といった主に「収縮装置を取り巻く周辺環境」にあると考えられる. ここには筋外の組織である神経系の要素が強く関与する. 以下に主要な筋の質の違いとその質を高めるためのトレーニング法について説明する.

### a) 高重量トレーニング

筋の最大発揮張力は筋横断面積(収縮装置の並列要素の量)に強く依存するが,

収縮装置への収縮指令の要素も関係する.

　筋力の制御は主に運動に参加する運動単位の数で行われる. より多くの運動単位を動員させることで発揮筋力は増大する. 古くから90%1RMを超えるような高重量RTが短期的な筋力増強に効果的であることが知られているが, 高重量RTによって, 運動中の筋活動レベルが増大することが確かめられている.

　ただし, 高重量RTには動きのコーディネーションの改善(つまり挙げ方がうまくなる)の影響も大きい. 短期間に30%以上も挙上重量が増大することがあるのはこのためと考えられる.

## b) バリスティックトレーニング

　筋が最大筋力に達するまでにはある程度の時間を要する. この時間の短さはいわゆる「瞬発力のある筋肉」の要素の1つとなる.

　筋の力の立ち上がり速度(傾き)をRFD (rate of force development)というが, クイックリフトやストップアンドゴー, プライオメトリクスのような「瞬間的に大きな力発揮を行うトレーニング」によってRFDが大きくなることが報告されている. ここには運動神経指令の同期化や神経司令に対する筋肉の感受性の増大などが関与していると考えられている.

## c) プライオメトリクス

　スポーツ競技において, 「バネのある筋肉」などと形容されることがよくある. バネのある動きとは, 「筋-腱の弾性を利用した動作」のことを指していうのであろう. 筋-腱複合体が強制伸長された後に短縮する筋の収縮形態をSSC (stretch-shortening cycle)というが, SSCでは非常に大きな力・速度を発揮することができる. その主要な理由に筋-腱の弾性の利用がある[4].

　このSSCを強調したトレーニング法としてジャンプ系の動きやメディシンボールを大きく投げるプライオメトリクスが頻繁に行われる. SSCでの弾性作用の利用には切り返し局面での瞬間的な運動単位の同期が必要となる. そのためプライオメトリクスにはバリスティックトレーニング的要素も含まれる.

　なお, 人体において最も大きな弾性エネルギーを蓄えらえる部位はアキレス腱である. プライオメトリクスではアキレス腱の弾性作用を利用する足関節動作に着目した種目が多い. アンクルホッピングやタックジャンプなどがスポーツの現場で頻繁に行われる.

## d) 筋肥大トレーニングとのコンビネーション

　発揮筋力および発揮速度, 発揮パワーは, 筋力発揮の量的要素と質的要素の掛

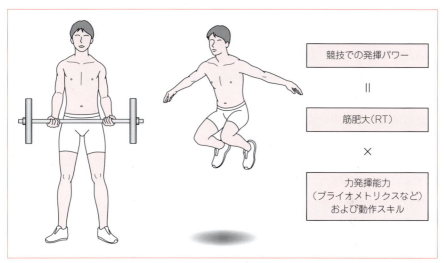

図3 ◆ 筋肥大のRTとプライオメトリクスなどの力発揮能力向上のトレーニングの組み合わせ

け算によって決まる．競技における発揮筋力の向上には双方の要素を向上させるトレーニングを組み合わせて行うのが理想と考えられる．スポーツトレーニングの現場でもそのような考えに基づいて，筋肥大を誘発するRTと筋力発揮の質的要素を向上させるトレーニングを組み合わせてトレーニングプログラミングがされることが多い(図3)．

## 生活機能向上・リハビリテーションと筋力トレーニング

### 1. 筋力トレーニングと安全性

　筋力トレーニング(RT)の目的は，スポーツ競技のパフォーマンス向上に限られない．高齢者の生活機能向上や，スポーツ障害からのリハビリテーションなどにおいてもRTの実行は有効である．

　一般的なRTは前述のとおり，80%1RM程度の高負荷を用いて行われる[2]．高負荷を用いたRTが直ちに傷害の発生につながるわけではないが，外科的傷害や血圧上昇による血管障害などの危険性が高いという問題が懸念される．80%1RMを用いた高強度のRTによって20%程度の高齢者(70〜79歳)に何らかの外科的傷害の兆候がみられたこと，8RM程度の大筋群を用いた高強度のRTによって，収縮期血圧が250mmHgにも達するような急激な上昇を起こすことなどの報

告がある.

　大きなメカニカルストレスを与えることなく，筋肥大・筋力増強効果のある方法を模索することは，安全に行える RT 法，特に高齢者や心臓・血管系に何らかの問題を持つ人に対する方法を提案するために有効と考えられる.

## 2. 血流制限を伴う軽負荷 RT

　比較的軽負荷を用いて，通常の高負荷 RT と同等の筋肥大・筋力増強効果の認められる RT 法に，四肢の基部を圧迫して行う加圧トレーニング[5]や，ゆっくりした動作で行うスロートレーニング[6]がある.これらの RT 法の筋肥大誘発メカニズムには血流制限による低酸素環境が関係していると考えられている.

　血流制限による低酸素環境下での運動は，局所的な乳酸などの無酸素性の代謝物の蓄積を促し，成長ホルモンなどの内分泌系の活性を亢進させる.成長ホルモンや，また成長ホルモンの刺激によって肝臓や骨格筋より分泌される IGF-I は筋肥大を誘発する.血流制限による局所的な低酸素環境によって筋内の ROS（活性酸素種）の活性が上がることが示されているが，NO（一酸化窒素）は筋の幹細胞である筋サテライト細胞の増殖・分化を促進する.

## 3. スロートレーニングという選択肢

　持続的な筋力発揮により血流制限の実現を狙ったスロートレーニングは，専用の機器を必要とせず，トレーニングの適用となる筋が限定されない（加圧トレーニングは四肢の筋のみ適用される）.実行の手軽さ，適用範囲の広さから，広く普及させるのに適した方法として期待できる.

　スロートレーニングは動作速度を抑えることで慣性による負荷の軽減を生じず，関節トルクの減じる動作ポジションをとらないことで持続的な筋力発揮を行う RT 法である.持続的な筋力発揮による筋内圧の上昇が血流を制限する.持続的な筋力発揮による血流制限は 20% MVC（maximum voluntary contraction）程度以上から生じ，40～50% MVC 程度で大きな血流制限が生じるとされている.50%1RM 程度以上の負荷を用いて行うことで十分な血流制限が期待できる.3秒上げ3秒下ろし程度の動作で行うスロートレーニングでは，8RM 程度が 50%1RM 程度に相当する[6].

## 4. スロートレーニングに補足したい運動処方

　スロートレーニングは筋肥大・筋力増強に有効な RT であるが，高速域の等速性筋力の増加はほとんど起こらない（300deg/s の膝伸展筋力）という問題もある[6].自転車ペダリング運動で評価したスロートレーニング介入による筋活動様

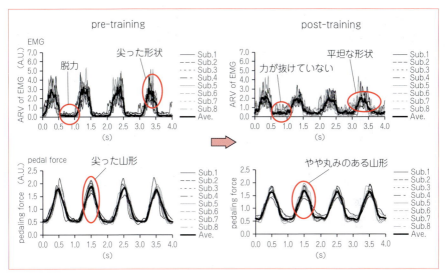

**図 4** スロートレーニングが動的動作に与える影響
12 週間のスロートレーニングのスクワットの実施により自転車ペダリング時の筋電図波形が持続的な形態に変化した．ただし，自転車を日常で利用する被験者ではこのグラフのような変化はみられない．
（文献 7 より引用改変）

式の変化をみた研究では，EMG の振幅の変動係数が小さく持続的な筋活動形態に有意な変化を示している（図4）[7]．この結果は，自転車競技の上級者と初級者を比較した研究からみると望ましくない変化にみられる．

ただしこれらの結果からスロートレーニングを否定的に捉えるべきではない．筋の発揮する力の向上は筋肥大と神経系の適応の両者に起因する．ダイナミックな動作を行うスポーツパフォーマンスや日常動作における力発揮能力の向上には，筋肥大効果の高いスロートレーニングだけでは不十分かもしれない．そこに，ダイナミックな動作での力発揮能力を高める，神経系のためのプライオメトリクス的な処方を組み合わせて行う必要があるだろう．生活機能の向上を図るのであれば，勢いよく立ち上がる，反動を使って大股で歩く，といった実動作レベルでのプライオメトリクス的運動が推奨される．

## 5. ハイレップ法も反復不能まで行えば効果大

軽負荷高回数の RT は筋持久力向上の運動であり，筋肥大効果は生じにくいと以前は考えられていた．しかし，30%1RM というきわめて軽負荷であっても反復不能まで動作を繰り返せば（30%1RM では 30〜40 回ほどの反復回数になる）一

般的な RT（80%1RM）と同等の筋肥大効果が得られるという研究結果が近年いくつか報告されている[8]．自重の腕立て伏せを 30 回，40 回と行う方法も，完全に追い込んで行うのであれば高い効果が期待できることになる．30%1RM 負荷で高い筋肥大効果が得られることは安全性の面から有用性が高い．特別なトレーニング器具を必要としない手軽さも利点といえる．

　ただし，高回数の運動は運動時間が長くなり限界まで追い込み切るには強い精神力が必要ともいえる．高回数を高速で行うことで運動時間を短縮すれば，精神的負担を減じながら高い筋肥大効果を得られるかもしれない．この手法は現在我々の研究室で検証中である．

## RT と傷害予防

### 1. 筋力が上がれば身体負担も増大する

　「筋トレで筋肉を強く大きくすることはスポーツにおけるケガの予防になる」とよくいわれる．例えば，コンタクトスポーツにおける頚部の保護には頚部の筋力強化には高い傷害予防効果が見込まれる[9]．しかし，RT による筋力増強は競技パフォーマンスの発揮パワーの増大につながるが，発揮パワーが増せば，それだけ大きな力を体は受けることになる．そして，その強い力に耐えられなくなる部位もある．

　例えば，短距離のトップ選手が走っているだけでハムストリングの肉離れを起こすことは珍しくない．オリンピックのような万全のコンディションで臨んでいるであろう大会においてもよく見かける．肉離れはハムストリングの筋腱移行部で頻繁に発生するが，この部位が走能力が増すことで受ける強い力に耐えられなくなると断裂を生じる．

　また，野球投手で多い肘の内側に痛みを生じる野球肘がある．投球動作では肘外反方向に非常に強い力がかかる[10]．そして基本的に「球速が高くなるほどその力は強く」なる．一般的な投手で 60N・m 程度の外反力が作用すると見積もられるが，その力に抗する内側側副靱帯の耐荷重は 30N・m ほどとされるので，負担が過大となり障害につながる．肘外反力は肘周辺の筋肉などでも受けるが，外反力に抗する内反トルクに作用する筋は円回内筋などのサイズの小さい筋で，内反方向のレバーアームも短い．球速が増すほど肘の負担が増すが，それを筋で守り切ることは肘の構造上困難である．

## 2. 傷害リスクが増すから RT は良くないのか：それを回避するのがプロの仕事

　筋力が増大してパフォーマンスがアップすれば，それによってケガのリスクの増す部分があることは，RT の「前提」として考えるべきである．傷害リスクが上がるから RT は悪い，ではなく，強いパフォーマンスができるようになった体でいかに傷害リスクを下げるかを考えなければならない．整形外科医を含め運動指導に携わる方は，そここそがプロとしての手腕の発揮どころといえる．もちろん選手自身の自己管理の意識も必要である．

　例えば，野球投手の場合ならまずは肘への負担を減らすことを考える．最もよく行う方法は球数制限であろう．試合シーズンにあわせてピリオダイゼーション（時期に合わせたプログラミング）の計画を立てる際にも，各部位の負担の軽減を考慮する．短距離選手は 1 年中全力で走ることはしない．投擲選手は年中全力での投擲は行わず，野球投手はオフシーズンはボールを投げずに肩肘を休ませる．競技動作の全力パフォーマンスをしない時期には，基礎筋力の増強やスキルの確認など別のメニューを重視して行う．

　また，練習後のアイシングなどによるケアも有効となる．ただし，アイシングは炎症の抑制作用があるが，炎症は組織の修復に必要な反応でもある．近年は過度の冷却には否定的な見解もある．冷却は運動直後に限定し，その後は保温サポーターなどで適度に温めて修復反応を促すべきであろう．

　フォームの工夫という方法もあるが，これは慎重に行わなければならない．患部負担を減らせる場合はあるが，それがパフォーマンスにはマイナスに作用することも当然ある．柔軟性が著しく乏しいなどの明らかな問題とみられる点が見受けられる場合を除いてフォームの改造には慎重になるべきである．選手の体感なども考慮する必要もある．

## 体幹トレーニングの広まりの背景と期待される効果

### 1. 四肢の動作に先立って体幹筋群の筋活動が起こる

　最後に注目度の高い体幹トレーニング（以下体幹 TR）にも触れておく．多くの運動において，大きな力で大きく動く，つまりたくさんの力学的仕事をして大きな運動エネルギーを生み出すのは，四肢の動作である．体幹動作ではない．では，なぜ体幹がそれほど注目されるのか？

　きっかけとなる研究として，Hodges らの「立位における肩関節・股関節を動かす運動課題を与えると，上・下肢の動きに先立って体幹筋群（背筋群・腹筋群）の

筋活動が高まる」という報告がある[11]. 四肢の土台部分として体幹を剛体化させることの重要性に注目が集まった. 米国のアスリーツパフォーマンスの推奨する, プランクなどの体幹を固定する体幹 TR が一気に広まり, 現在に至っている.

## 2. 動作関節としての体幹

剛体化させて固定することに注目が集まった体幹であるが, 「固定する」だけでなく, 四肢と同じく「関節運動により力学的仕事をする」ことにも意義がある. 胴体部分自体の動きは, モーションキャプチャによる分析が困難であるため, バイオメカニクス研究では1つのセグメントとして評価されることが多い. しかし, 24個の脊柱と骨盤からなる体幹はもちろん全体として大きな可動性がある.

そこで, モーションキャプチャではなく, 動作シミュレーションから導いた体幹動作の力学的仕事量を評価した研究をここでは引用する. 比較的体幹が大きく動く動作の一つとして, 垂直跳びの動きがあげられる. 体幹を屈曲させてしゃがみ込み, 伸展させながら跳躍することは, 感覚的にも知られているところであろう.

Blache らのシミュレーション研究では, 腕の振りを除いた力学的仕事量を計算すると, 最適な跳躍では, 体幹伸展筋群の仕事量は全体の仕事量の20%程度にもなる[12]. 下肢全体の仕事量の1/4ほどもあり, これは貢献度としてかなり大きい. 体幹は大きく動いて力学的仕事をする要素も強く持つ. 剛体化による固定ばかりでなく, 動作する一部としての要素をもっと重要視すべきであろう.

## 3. プランクで体幹固定スキルが上がるのか?

プランクのような体幹 TR は, 前述の四肢の土台としての固定の重要性から行われるようになったとされる. では, プランクで体幹を固めるスキルが身につくかといえば, これはやや疑問が残る. フロントプランクでは, 腹直筋などの体幹屈曲筋群の筋活動は高まるが, 背筋群の筋活動はほぼ起こらない. バックプランクはその逆となる[13]. 腹筋群, 背筋群で共収縮して剛性を高めているわけではない.

また, 「腹横筋などで腹圧を上げて体幹の剛性を高める」ともいわれるが, プランクではそのようなことも実際には起こらない. プランクは「体幹を固めている」というイメージからくる誤解であろう. 腹腔の上の蓋に位置する横隔膜が呼吸で動いているため, 呼吸しながら行うプランクでは, 理屈上は腹圧が大きく上がるとは考えられない. 実測では, 腹圧が大きく上がるバルサルバ手技(全力のいき

み)の 10%程度である[13].

なお，30 秒間のフロント・バックプランクによって直後の閉眼両脚立ちの重心動揺が有意に減少したという報告もある[14]．体幹 TR が姿勢維持などに何かしらの影響を与える可能性はある．

## 4. 体幹 TR の筋トレとしての効果

体幹筋群の筋肥大・筋力増強の方法としても，プランクなどの体幹 TR がよく行われる．体幹 TR による筋肥大・筋力増強を認める報告はあるが，大きな効果は期待しにくい．力学的な正の仕事をするコンセントリック動作と，負の仕事で外部からエネルギーを受け取るエキセントリック動作がないためである．

大きな負荷で複数回繰り返すコンセントリック動作はエネルギー消費が大きく，中間代謝物の乳酸を多量に発生する．そこに多くの水を引き込んで水膨れを起こすパンプアップは，筋肥大を促す有効な刺激の 1 つとなる[15].

エキセントリック動作は，落下のエネルギーの多くを筋肉で受け止めている．それだけ筋に与える損傷刺激が大きく，遅発性筋痛を生じる．これも筋肥大を誘発する有効な刺激となる[16].

アイソメトリック動作のみで行うプランクよりも，コンセントリック・エキセントリック動作で構成されるクランチなどの腹筋運動，バックエクステンションなどの背筋運動のほうが，筋肥大・筋力増強を狙うなら適切といえるであろう．

体幹は四肢と違って特殊な機能をもつので異なる鍛え方をするべき，という論調を聞くことがあるが，体幹の腹筋群，背筋群は他の部位と筋肉の構造が異なる，という報告は見当たらない．筋線維組成は速筋：遅筋は 5：5 程度で他の部位と大きく変わることはない．骨格筋としては，同じ分子構造をしている．

---

### Profile

谷本道哉
博士（学術）

近畿大学生物理工学部人間環境デザイン工学科准教授，日本オリンピック委員会医科学スタッフ，日本ボディビル連盟医科学委員

**PART I** 筋力トレーニングの基礎

# 効果的な筋力トレーニングの戦略

菊池直樹

## はじめに

　トレーニングは，ストレスをかけることによって，心身の適応を促し，アスリートであれば，「より速く，より高く，より強く」を実現する．近年では，筋力トレーニングについても，技術の発達，道具や情報の多様化によって，実施するうえでの「ツール」が多く存在する．さまざまな情報が入手可能な近年において，情報を正確に捉えて，それらの本質を理解することが必要である．

　継続的な筋力トレーニングによるトレーニング効果は，トレーニング変数や対象者の体力レベル，これまでのトレーニング実施状況によってさまざまな多様性がある．トレーニング指導者がアスリートや一般の人に対してトレーニングの変数(強度，量，セット間休息など)を設定する際には，科学的根拠に基づく決定をする．しかしながら，成書などに記載されているようなトレーニング変数は，1980年代や90年代に行われた研究などに基づいて設定されているものも多い．例えば，筋肥大を目的とした筋力トレーニングでは，「70〜85% 1RMの負荷を用いて，8〜12回の挙上を短い休息を挟んで行う」というのが科学的な根拠に基づくとされている方法である．一方で近年ではさまざまな研究が行われており，30〜40% 1RMの低強度を用いた研究であっても高強度と同様な筋肥大効果が得られること[1,2]，休息時間の長いトレーニングであっても筋肥大効果が望めることなどが報告されている[3]．

　さらに，筋力トレーニングの効果に関する研究報告においては，トレーニング経験のないもの，トレーニング愛好家，トレーニング実践者，アスリートなど多岐にわたる．本項では，対象者の情報などを踏まえつつ，トレーニング変数を変化させることによって長期的なトレーニング効果に与える影響を解説する．また，トレーニングにかかわる大きな団体として，National Strength & Conditioning Association (NSCA) と American College of Sports Medicine (ACSM) があり，

12　PART I　筋力トレーニングの基礎

両者の筋力トレーニングにかかわる指針についても述べる.

## 1. トレーニング実施者の境目は？

　対象者の情報は，トレーニングにかかわる科学論文の結果を理解するうえで重要な要素である．トレーニング実施者は「trained subjects」，非実施者は「untrained subjects」と表記される．しかしながら，実施者の中でも「trained」だけでなく「recreationally trained」や「well/highly trained」などと表記している場合など幅広い．Bucknerら[4]は，近年の報告で筋力トレーニングにおける対象者のトレーニング状況に関する検討を行っている．Bucknerら[4]は，8〜12週間のトレーニング期間がトレーニング実施者といえる期間であると示唆している．一方で，スクワットやベンチプレスの1RMなどの筋力測定結果を元にする考え方などもある．具体的には，ベンチプレスであれば体重の100〜120%，スクワットであれば体重の120〜150%であることなどである[5, 6]．この際に注意すべきことは，筋力トレーニングのエクササイズテクニックも筋力やトレーニング効果に影響する点である．また，NSCAにおいてのトレーニング状況の分類については，トレーニング期間が6ヵ月未満で，低強度の筋力トレーニングを行っているものを初級者(beginner)，トレーニング期間が8ヵ月〜1年で中強度以下のトレーニングを行っているものを中級者(intermediate)，1年以上のトレーニング経験があり，高強度の筋力トレーニングを行っているものを上級者(advanced)と分類している．

## 2. 健康や体力向上のための筋力トレーニング

　筋力トレーニングはすべての人に対して有効である．社会問題となっている加齢による筋量の低下(サルコペニア)や骨密度の低下について，継続的に筋力トレーニングを行うことで予防することが可能である．また，死亡率と関連するとされている歩行速度の低下を抑えることなども報告されており，生活の質を維持，向上させるうえで非常に有効な手段である[7]．一般的な筋力トレーニングの方法については，ACSMで推奨されるトレーニング量などが公表されている．ACSMでは，週に2回，8〜10種類の全身の大筋群を活動させるエクササイズを，1種目につき成人で8〜12回，中高齢者では10〜15回繰り返すことを推奨している．負荷に関しては，バーベルやダンベルなどのフリーウエイトだけでなく，自体重やマシンを使ったものなどさまざまな種類がある．

## 3. 競技パフォーマンスを向上させるための筋力トレーニング

　アスリートにおける筋力トレーニングの主な目的は，パフォーマンスの向上と

効果的な筋力トレーニングの戦略　13

障害の予防である．科学的な根拠に基づく筋力トレーニングは，すべてのアスリートに有効であることが示されている．近年においては，持久系のアスリートであっても高強度な筋力トレーニングを行うことによって，ランニングエコノミーの向上を促し，結果的にパフォーマンスの向上を促すことが報告されている[8].

## 目的別トレーニング変数の決定

　筋力トレーニングのトレーニング変数を決定するための目的は大きく分けて2つである．まずは，筋の性質を改善すること，筋の機能を向上させることである．筋の性質では，1)筋のボリュームの増加や，2)筋持久力の向上，筋の機能については，3)筋力の向上，4)最後に力の立ち上がり率(パワー)の向上である．図1に筋力トレーニングの目的に関して図式化した．

### 1. トレーニング頻度

　トレーニング頻度は，1週間もしくは1ヵ月に何セッションのトレーニングを行うかといった回数で示される．トレーニング頻度は，アスリートのトレーニング状況，競技シーズン，運動の強度や種類，同時に行うトレーニング様式(筋力トレーニングと有酸素運動)やスキル練習などを考慮して設定される．有酸素運動と筋力トレーニングを同時に行うことで筋力トレーニングの効果を弱めてしまうことが多くの研究によって明らかとなっており[9]，トレーニング頻度を決める際には注意が必要である．トレーニング指導者は対象者のニーズにあったトレーニング頻度を決定していく必要がある．筋力トレーニングが重要視される時期での同一筋群のトレーニングは，1日の休息(48時間)が必要であるといわれており，週3回の頻度が推奨されている．さらにトレーニング状況や，競技特性に応じて週5〜6回に増やすことが可能である．その際には，スプリットルーティーン(トレーニングを上半身と下半身に分ける)などの方法を用いることで効果的に頻度を上げることができる．

### 2. 負荷設定

　筋力向上を目的とした場合，基本的にトレーニングの負荷が増えるに従って，筋力の向上率が高くなる．トレーニングの非実施者では，低強度であっても筋力の向上は望めるものの，実施者では，より高い強度が必要となるため，高強度(80% 1RM以上)が推奨されている．また，パワーの向上を目的とした場合では，パワーが最大となる30〜40% 1RM付近でのトレーニングが必要となる．一

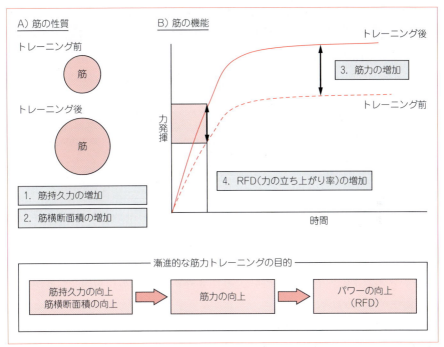

図1 ◆ 筋力トレーニングの目的（筋の性質と筋の機能）と漸進的な筋力トレーニングの目的

方で，クイックリフティングと呼ばれるような，クリーンやスナッチといったエクササイズは，70〜80% 1RM強度が最も高いパワーを発揮することが報告されており，エクササイズの種類に応じて負荷設定を変える必要がある．

負荷設定はトレーニング効果を左右する重要な因子である．負荷設定には，1RMに対する相対的負荷（60% 1RMや80% 1RMなど）が用いられる．つまり，何らかの方法で，対象者の筋力を測定することが，適切な筋力トレーニングを行ううえで必要である．表1には，筋力の測定方法について示した．負荷を増加させていき，1RMを直接測定する方法，反復回数をもとに1RMを推定する方法，各負荷条件で速度と負荷の関係から1RMを推定する方法などがある．これらの方法を用いて，適切な方法を設定する必要がある．

例えば，直接法で評価した70% 1RMの負荷で，回数（トレーニング量）の多いセット（セッション）を組んだ場合，個人によっては，15回反復できる者や，8回しか反復できない者がいる．つまり，同じ70%1RMであっても与えられたト

**表1** 強度の設定方法：1RM（最大挙上重量）の測定と相対的強度の設定

| 測定方法 | 具体的な方法 | 利点と注意点 |
|---|---|---|
| 1RMを直接測定 | 徐々に負荷を増加させ，直接1RMを測定する | 最大の筋力測定であるため，筋力の向上を目的とした場合に必要不可欠である．テクニックの要素も大きく，熟練が必要である |
| 1RMを反復回数から推定 | 反復回数から1RMを推定する．1RM換算表や算出式などが使われる | 反復回数が多いトレーニングでの個人の特性を反映することができる<br>持久系競技や女性アスリートでは，しばしば1RMを過大評価するため，筋力の評価としては直接評価するべきである |
| 1RMを力–速度関係から推定 | 3,4段階の負荷でスピードを測定する．得られた負荷とスピードの回帰に1RM実施時スピードを代入することで1RMを推定する | スピードの要素を反映することができるためパワートレーニングなどに応用可能である．トレーニングの実施者と非実施者では負荷とスピードの関連性の傾向が違う可能性が考えられる |

レーニングプログラム（70％ 1RMを10回3セットなど）の相対的な強度が異なる可能性が考えられる．トレーニング量が重要な筋肥大や筋持久力を目的としたトレーニングを行う場合，反復法を用いて強度設定を行うことで各アスリートに適したトレーニング強度になることが考えられる．また，パワーの向上を目的としたトレーニングの場合，スピードの要素が重要になるため，スピードを考慮した評価を行うことでより個人に適したトレーニング変数の決定ができるであろう．

## 3. トレーニング量（回数およびセット数）

　トレーニング量は，強度（負荷）×回数×セット数で示される．筋肥大を目的とした場合，推奨されるセット数は初心者で1〜3セット，上級者で3〜6セットであるとされている．近年の研究では，筋肥大の程度はトレーニング量が最も重要であるとする報告もみられる[10]．Schoenfeldら[11]は，メタアナリシスを用いて1週間あたりの同一筋群のトレーニングのセット数が筋肥大の程度に与える影響を検討しており，セット数が多くなるに従って筋肥大の効果も大きくなることを報告している．すなわちトレーニング量が大きい方がより大きな筋肥大をもたらすことになる．ただし，トレーニング頻度と同様に，トレーニングをあまり行っていない対象者では，トレーニング量の違いによる差が少ないことが報告されている．特にトレーニング中級者から上級者がトレーニング量を確保するための方法として，ドロップセット，スーパーセット，フォースドレップなどさまざまな

16　PART I　筋力トレーニングの基礎

**表2** 筋力トレーニングのプログラムの種類

| トレーニングテクニック | 概　要 | 目　的 |
|---|---|---|
| コンプレックスセット | 筋力トレーニングの後にパワー系トレーニングを行う<br>例)スクワットの後に，ジャンプスクワットやボックスジャンプを行う | 筋力やパワーを向上させる |
| コンパウンドセット | 同じ筋群のエクササイズを2つから3つを続けて行う<br>例)ミリタリープレス，ダンベルショルダープレス，サイドレイズなどを組み合わせる | 筋肥大を目的として特定の筋群の仕事量を増加させる |
| スーパーセット | 違う筋群のエクササイズを組み合わせて行う<br>例)ベンチプレスとラットプルダウン | 筋肥大を目的としたトレーニング方法であり，短時間の休息を用いて行う |
| ドロップセット | 設定されたトレーニングを最大反復まで行い，その後，直ちに負荷を軽くし，最大反復まで実施する | 筋肥大を目的としたトレーニング方法であり，仕事量を増加させることができる |
| クラスターセット | レストポーズセットともいわれる．通常のセットにおいて，各セットでセット中に10〜30秒の休息をとる<br>例)3セット，10回(2分休息)の場合，5回(10秒)5回(2分)を3セット行う | セッション中の速度低下を抑え，筋力の向上を目指す<br>代謝的なストレスが軽減するため，同一仕事量での筋肥大効果は少ない |
| ピラミッドローディング | 強度をセットごとに増加させていき，その後減少させていく<br>例)60kg*10回，70kg*8回，80kg*6回，70kg*8回，60kg*10回(合計5セット) | 筋力，筋肥大などさまざまな目標に対して応用することが可能である．1セッションあたりのトレーニング負荷の幅を大きくすることが可能である |
| ヘビーネガティブス | エキセントリック局面のみを1RM以上の強度で行う | 筋肥大を目的として用いられる<br>定期的な実施によって，筋機能の向上にも効果があると報告されている |
| フォースドレップ | 補助者のアシストで最大反復から追加で数回の挙上を行う | 筋肥大を目的として特定の筋群の仕事量を増加させる |
| サーキットトレーニング | 複数のエクササイズを短い休息をはさんで行う | 筋持久力の向上を目的として行う |

テクニックが存在する(表2)．一方で，これらのテクニックに関する科学的な検証は少ないのが現状である．

　Finkら[12]は，ドロップセットの有効性を検証するため，6週間の筋力トレーニ

効果的な筋力トレーニングの戦略　17

ングと最初のトレーニングセッション時の急性反応について検討した．12RM の負荷を用いて，failure まで実施したのちに 20％負荷を低下させ，休息を挟まずにトレーニングを続け，計 3 回 failure まで挙上した結果，ドロップセットのグループは，通常セットのグループと比較して，半分以下の時間でトレーニングを終了したもののトレーニング量，継続的なトレーニングの効果は同等であった．すなわちドロップセットによって短時間に高いトレーニング量を確保でき，かつ高い筋肥大が得られることを示唆している．この研究では，1 セッション目の急性反応についても検討しており，ドロップセット群はトレーニング終了後の筋浮腫が大きい傾向が認められた．筋浮腫形成の解釈は不明であるが，ドロップセットのようなトレーニングテクニックを用いることで，より短時間で筋肥大に必要なトレーニング反応が得られることが考えられる．

## 4. 休息時間

　各トレーニングの種目間，セット間の休息時間は，トレーニング効果に大きな影響を与える．トレーニングの目的によって推奨される休息時間が変わり，筋力の向上を目的とした場合 2～5 分と長めの休息時間，筋肥大を目的とした場合には比較的短めの休息時間が推奨されている．

　休息時間の設定については，テクニックを維持することは最も重要であり，選択した休息時間でテクニックの低下がみられる場合は休息時間を延長しなければならない．同様に，休息時間の長さは，所定のトレーニングで行う総仕事量（量負荷）によって変化すると考えなければならない．仕事量が増えれば，休息時間をそれだけ長くする必要がある．前述した通り，筋肥大を目的とした際のセット間休息については，30～90 秒と少ない休息時間を扱うことが推奨されている．一方で，これらの休息時間の設定方法については，一過性のトレーニング反応に関する研究をもとに決められた指標であるということを考慮する必要がある．筋力トレーニングを短い休息時間または長い休息時間（3～5 分）で行った場合，成長ホルモンなどのアナボリックホルモンは短い休息時間の際に多く分泌されることが明らかにされているため，筋肥大を目的とした際には短い休息時間が推奨されている[13]．しかしながら，トレーニング応答については，必ずしも一過性の反応が長期的な反応と一致することはなく，近年の報告でも長い休息時間の方が筋肥大の程度が大きいことを報告している[14]．休息時間に関する研究をまとめると，筋力トレーニングの経験が浅い対象や挙上回数が最大ではないセッションの場合，短い休息が推奨され，比較的高重量である場合や挙上回数を最大限で行う

(failure)場合，比較的長い休息時間を推奨することができる．特に長い休息時間は大きなトレーニング量を確保できるという観点から有利である可能性がある．ただし低強度 failure の場合，休息時間の影響は打ち消される可能性がある．

## 筋力トレーニングにおける新しいトレーニング変数

　筋力トレーニングでは，主にどのような強度（負荷）でトレーニングを行うか，どのような量（回数やセット数）をどのような休息を挟んで行うのか，ということが注目されてきた．しかしながら，近年の報告では，筋力トレーニングにおいて，最大反復回数を行うか否か，筋力トレーニング実施中の挙上スピードについても議論されている．特に低強度で筋肥大効果を得る場合では，最大反復回数を行うことで，仕事量をコントロールしたトレーニングプログラムと比較して有意に筋肥大効果があることが報告されている[5]．一方で，筋力やパワーの向上を目指す場合，必ずしも挙上スピードが大幅に低下する最大反復回数を行う必要はなく，筋力の向上や疲労の蓄積などの面を考慮すると，ネガティブな影響を与える可能性も考えられる．

### 1. 最大反復を行うべきか？「failure or not」

　最大反復まで行う筋力トレーニングは，特に低強度での筋肥大を目的としたトレーニングには重要であると考えられている．近年の先行研究によると低強度での筋力トレーニングにおいても中・高強度に相当する筋肥大効果や筋タンパク合成が誘発されることが報告されている[1, 15]．その条件として，低強度筋力トレーニングを各セットで最大反復回数（failure）まで実施することが挙げられる．failure とは，先行研究において「疲労のために動作の最大可動域で挙上が不可能であるとき」と定義されている[7]．つまり筋力トレーニングを規定された回数ではなく，可能な限り限界まで負荷の挙上を継続することで，強度に依存することなく筋肥大は最大限に誘発されることが考えられる．実際に，failure まで実施するレジスタンストレーニングの高強度群と低強度群の仕事量を比較すると，ほとんどの先行研究で低強度群が高値を示すことが報告されている[16, 17]．Mitchell ら[1]は，30% 1RM 強度と 90% 1RM の強度を用いて failure までの筋力トレーニングを 10 週間，週 3 回の頻度で脚伸展トレーニングを行ったところ，筋肥大の指標であるMRIで評価した筋横断面積の増加に差はみられなかったと報告している．

　一方で，レビュー論文によると failure までの筋力トレーニングは必ずしもトレーニング効果を最大化するわけではなく，逆に筋力の向上の妨げになる可能性

が報告されている．他にも failure までの実施はパワーや経済性の向上にとっては
ネガティブな刺激である可能性が報告されている[18~20]．つまり，failure までの筋
力トレーニングは筋肥大においては有用性が高いが，一方で筋力向上にも効果は
あるもののその向上を阻害している可能性が考えられる．さらに，failure までの
トレーニングの実施はトレーニング強度や休息時間に関係なく主観的運動強度が
高いことが報告されている[7]．また，failure までの実施が筋力向上にとってネガ
ティブな影響を与える原因として，failure までのトレーニングを行わない場合と
比較してオーバートレーニングに陥っていた可能性[7]や回復に時間がかかるこ
と[21~23]も報告されている．

## 2. 挙上速度の低下率「ベロシティロス」

筋力トレーニングの反復回数が増えると，速度を維持することが困難となり，
セット終了後には，最初の挙上に比べて挙上速度が低下する．この低下の程度
は，velocity loss と定義されており，近年の報告では，この velocity loss が少ない
ほど筋力やパワーの向上の可能性が高いことが報告されている[24, 25]．また，この
velocity loss は，神経-骨格筋疲労の指標となる可能性が示されている[23]．

Pareja-Blanco ら[25]は各挙上を最大速度で実施した際の velocity loss が 20％群と
40％群では，40％群で筋肥大の程度が大きかったことを報告している．つま
り，velocity loss が大きければ大きいほど筋肥大が誘発されやすい可能性が考え
られる．しかし，その一方で velocity loss が大きいことは筋力やパフォーマンス
の向上を妨げる可能性が考えられる．Pareja-Blanco ら[25]は，さらに velocity loss
が 40％群は 20％群に対して筋パワー(垂直跳び)の向上が低いが筋力(1RM)の向
上は同程度であることを報告している．

これらの考慮すべき変数(最大反復およびテンポ)と現状の研究報告などをまと
めたものを表3に示した．今後，筋力トレーニングの変数に関するさらなる検討
が必要である．

## 3. 筋力トレーニングにおけるプログラム作成のテクニック

筋力トレーニングは，主に同じ負荷および回数を休息を挟んで複数セット繰り
返すマルチセットと呼ばれる方法で行われ，各トレーニングにかかわる団体であ
げられている筋力トレーニングに関する指針についてもマルチセットを前提とし
て示されている．表2では，そのほかのトレーニング方法に関して示した．マル
チセットのほかにも，さまざまなテクニックがあり，競技シーズンや競技特性な
どを考慮して個人にあったものを選択する必要がある．

**表3 ✦ 競技実践者におけるトレーニング変数の設定**

| 目的 | 負荷 | 量 | 休息時間 | 最大反復 | テンポ |
|------|------|------|------|------|------|
| 筋の機能 | | | | | |
| 筋力 | 80～100% 1RM | 1～8回の反復 2～6sets | 2～4分 | なし | 速度の減衰 40%以下 |
| 筋パワー | 筋力トレーニング：30～60% 1RM クイックリフティング：70～90% 1RM | 1～6回 2～6sets | 2～4分 | なし | 速度の減衰 20%以下 |
| 筋の性質 | | | | | |
| 筋肥大 | 70～85% 1RM 30～70% 1RM | 6～12回 (3～6sets) 12～30回 (2～4sets) | 高強度の場合 2～3分 低強度の場合 1～3分 | あり | 速度の減衰 40%以上 |
| 筋持久力 | 70% 1RM以下 | 10～25回 (2～4sets) | 30秒～1分 | 方法によって あり | 速度の減衰 40%以上 |

## ピリオダイゼーション－トレーニングの期分け－

　良くデザインされたトレーニングプログラムは，筋力などのパフォーマンスの向上に大きく寄与するが，長期間継続することによってトレーニング効果が次第に少なくなったり，停滞または低下したりする可能性が考えられる．また，障害（疲労骨折など）やオーバートレーニングの危険性が増加する場合もある．そこで，トレーニング指導者は，プログラム全体のサイクルに応じて，トレーニングの特異性やトレーニング変数（強度や量など）を操作し，トレーニング効果を最大限に引き出すことが求められる．このようなプログラムの作成の概念をピリオダイゼーションと呼ぶ．近年のWilliamsら[26]のレビューによると，ピリオダイゼーションモデルを用いたトレーニングプログラムは，より筋力の向上が望めることを報告している．レジスタンストレーニングのピリオダイゼーションモデルは，線型と非線型（波状）モデルに分けることができる[27]．メゾサイクルごとにトレーニング強度が漸進的かつ連続的に増加し，量は漸増的に減少させる．線型のモデルでは基本的に，週内やミクロサイクル内でのトレーニングのレップ数やセット数は変化させない．一方で，非線型については，設定した負荷と量を両方変化させる．Harriesら[27]は，線型と非線型のモデルが筋力の向上に与える影響につい

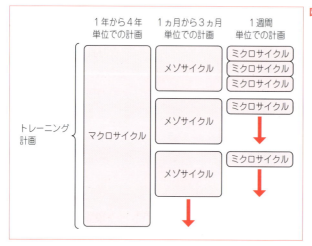

図2 ◆ ピリオダイゼーションのサイクル

てメタ分析を用いて検討したが，統計学的な有意差は認められていない．研究によっては非線型のモデルの方が線型のモデルと比較して効果が高いとする研究もあるものの，期間が短く科学的根拠ははっきりとはしていない．

## 1. ピリオダイゼーションのサイクル

　ピリオダイゼーションのサイクルは，マクロサイクル，メゾサイクル，ミクロサイクルの3つのサイクルに区分される（図2）．マクロサイクルの中には複数のメゾサイクルがあり1ヵ月単位，3ヵ月単位で設定される．このメゾサイクルについては，年間に設定されているピーク（大会など）によって数や期間が異なってくる．マクロサイクルは，通常1年単位で考えられるが，オリンピックアスリート，大学アスリートでは，4年間の長いマクロサイクルを組むこともできる．ミクロサイクルは，通常1週間単位で考えられる．

　これら3つのサイクルにおいて，競技のスキル練習の優先度などに応じて，トレーニング種目，強度，時間などを操作していく．ピリオダイゼーションでは基本的に，低強度で量が多いトレーニングから高強度で量が少ないトレーニング，競技に特異的でない動作から競技に特異的な動作に移行するように計画される．その際，サイクルとサイクルの間で完全に移行するのではなく，トレーニング計画全体の割合を調整することで行われることが望ましい．

## 2. メゾサイクルの概要

　年間のトレーニング計画（マクロサイクル）は，メゾサイクルの連続であり，序

盤は競技特異的なスキル練習の重要度が比較的低く，高強度なトレーニングに耐えられるよう基礎的な体力レベルの向上を目指す．また，トレーニングの強度は低強度で量の多いプログラムからスタートする．主に低強度で長時間行う long slow distance (LSD) トレーニング，低強度のプライオメトリクス，中強度高回数の筋力トレーニングなどをこなす．準備期の進行に伴い，ミクロサイクルでの筋力トレーニングやコンディショニングの強度を徐々に増やし，トレーニング量を減らしていくことでスキル練習の重要度を上げていくことができる．特に筋力トレーニングに関しては，マクロサイクルの進行に伴い，筋肥大期，基礎筋力期，筋力・パワー期，試合期，積極的休養期に分けることができる．

### a) 筋肥大期

競技特性にもよるが，筋肥大期は，マクロサイクルの最初の段階で行われる．この時期には低強度で量の多いトレーニングを行う．この段階での目的は，除脂肪体重の増加，持久力の向上のいずれか，または両方となる．この段階では，競技特異的な運動というよりは，基礎的な動作が主となる．具体的には，1RM の 50〜75％の強度で 10〜20 回を 3〜6 セット行う．

### b) 基礎筋力期

基礎筋力段階では，より競技特異的な筋群のトレーニングを行う．例えばランニング動作であれば，より複雑なアジリティドリルやプライオメトリクスドリルが取り入れられる．筋力トレーニングにおいては，筋肥大，持久力段階と比べて，高強度(1RM 80〜90％)，低回数(4〜8 回)を 3〜5 セット行う．

### c) 筋力・パワー期

筋力・パワー段階では，スプリント/パワー系の競技選手のインターバルトレーニングやスピードトレーニングは試合ペースもしくはそれ以上まで強度を高め，高強度で量の少ないレジスタンストレーニング(爆発的な動作を含む)を行う．強度は 75〜95％ 1RM で，2〜5 回を 3〜5 セット行う．

### d) 試合期

試合期では，トレーニング強度の増加と量を減少させることで，筋力やパワーをピークに高めることを目的としている．この時期は，トレーニングの質を重視するものの，量は少ないため，多くの時間を割かない．一方で，各競技に関わる専門的なスキル練習の重要度は非常に高くなる．ピークを維持できるのは 3 週間程度であることが研究データから明らかとなっており，長期間試合期が続く場合では，維持プログラムを用いて中強度の強度および量を用いて筋力やパワーを

維持することが必要である.

### e) 積極的休養期

積極的休養期では,低強度かつ少量のレジスタンストレーニングや,実施している競技以外の競技を行うことによって,生理的,心理的な休養を目的とする.

## まとめ

トレーニングによる身体反応は,個人差が大きくそれらはトレーナビリティと表現されている.一方で,各個人で正しい強度設定になっていない場合も多い.トレーニングを効率的に行っていくには,指導する対象の負荷が適切なものになっているかを常に考慮する必要がある.近年では,さまざまな情報がインターネットなどを通して簡単に手に入るようになっている一方で,こうした情報を客観的に判断する科学的な視点もアスリートやコーチにとって重要な資質となっている.しかしながら,多くの場合トレーニングプログラムや方法(グラウンド3周のランニング,スクワット50kgを10回など)が重要視されてしまい,「トレーニング種目をこなす」アスリートが多いように感じる.本来,トレーニングとは目的を達成するための試行錯誤であり,本当に目的につながるような身体の生理学的反応や動作になっているかを日々考える必要がある.科学的な根拠に基づいたトレーニング指導は,誰か(論文なども含めて)の真似事ではなく必要な情報を正確に理解して対象に応じた指導を,試行錯誤を繰り返して確立していくものであると考えている.トレーニングにかかわる科学的知見は日々アップデートされているため,トレーニング指導者も学び続けなくてはならない.

### Profile

菊池直樹
博士(体育科学),NSCA-CSCS

日本体育大学体育学部体育学科准教授,KIKULAB S&C Research Team 代表

**PART I** 筋力トレーニングの基礎

# 筋力トレーニングの種類と方法

地神裕史

## はじめに

　広義の筋力トレーニングは筋が収縮し，筋に刺激が加われば，その収縮様式や収縮の強弱とは無関係に，すべて筋力トレーニングである．よって筋力トレーニングは筋肥大やアスリートのパフォーマンス向上だけでなく，脳卒中患者のリハビリテーションや中高齢者の健康維持増進においても実施される．高齢者においては加齢に伴う筋量の低下（サルコペニア）や，筋内の脂肪の増加，筋硬度（筋スティフネス）の低下なども問題になっており，筋力トレーニングによってこれらの状態の改善が報告されている[1, 2]．近年では電気刺激を用いた筋力トレーニングも取り入れられるようになっており，筋収縮が随意的か不随意的であるかの区別もあいまいになっている[3, 4]．このように筋力トレーニングの種類や方法は，組み合わせ方によってほぼ無限に存在する．そのため新たなメソッドも次々に考案され，科学的・医学的なエビデンスの構築が急務となっている．今後もさまざまな筋力トレーニングが現れることが予想されるが，その正否や実施対象を検討するうえで必要な原理原則を正しく理解するために必要な考え方を以下に概説する．

## 収縮様式の違いによる筋力トレーニングの種類と実施方法

### 1. 等尺性筋力トレーニング

　筋長や関節の角度が一定のまま収縮する収縮様式である．アイソメトリック収縮（isometric contraction）とも呼ばれる．関節運動を伴わないで筋張力を発揮させる収縮様式であるため，関節の運動が行えない整形外科疾患の術後早期や，関節の痛みを有する時期でも筋力トレーニングとして実施することが可能である．膝関節伸展位のままで大腿四頭筋を収縮させる muscle setting (quadriceps setting) は ACL 再建術後や人工膝関節全置換術後早期に行われる．このように等尺

筋力トレーニングの種類と方法　**25**

性筋力トレーニングのメリットとして，関節の可動範囲内で特に筋力が低下している角度において，その角度で固定し，選択的に筋をトレーニングすることができる．

## 2. 同時収縮トレーニング

主動作筋と拮抗筋を同時に収縮させる収縮様式で，co-contraction とも呼ばれる．主に外力(重力を含む)に抗して身体を固定する必要がある際に求められる収縮様式である．コアトレーニングでの上下肢の挙上における腹筋と背筋や，片脚立位時の中殿筋や大腿筋膜張筋と大内転筋や長内転筋の収縮がこれに含まれる．このような収縮様式は主に後述する closed kinetic chain (CKC)でのトレーニングを行うことで収縮が意識しやすい．

## 3. 求心性筋力トレーニング

関節の運動に伴い筋の起始と停止が近づきながら筋長が短くなる収縮様式で，短縮性収縮やコンセントリック収縮(concentric contraction)とも呼ばれる．ウェイト式や油圧式のトレーニングマシーンでトレーニング時の押したり引いたりする局面は多くの場合がこの収縮様式となる．

## 4. 遠心性筋力トレーニング

筋の起始と停止が離れながら筋長が長くなる収縮様式で，伸長性収縮やエキセントリック収縮(eccentric contraction)とも呼ばれる．立位でダンベルなどの重りを持ったままゆっくりと肘関節を伸ばす運動を行った際には，上腕二頭筋がその外力に抗しながら速度を調節して収縮しており，筋は張力を発揮するために短くなろうとするが，関節は逆方向に動くために筋が引き伸ばされるような状態で収縮される．筋収縮様式の中で最も負荷が高い収縮様式で，肉離れが生じる際にはこの収縮様式で引き起こされることが多い．

## 5. 等速性筋力トレーニング

関節の角度変化(角速度)が一定のまま運動する収縮様式で，アイソキネティック収縮(isokinetic contraction)とも呼ばれる．日常生活やスポーツの現場ではこのような収縮様式で関節運動が行われることは稀で，多くの場合はバイオデックス等のトルクマシーンにより角速度が調節された状態でのみ可能な収縮様式である．関節運動の角速度は一定であるが，張力は一定ではなく，自身が発揮した力と同等の抵抗を得ながら行える運動で比較的安全に筋力トレーニングが実施可能である．また，関節周囲の固有受容器の機能が低下し，関節運動の速度変化や筋や腱の張力の変化を検知する能力に障害をきたしている場合には有効なトレーニ

ング方法となる.

## 目的別の筋力トレーニングの種類と実施方法

### 1. 筋肥大を目的とした筋力トレーニング

2009年にAmerican college of sports medicine（ACSM）が定めたレジスタンストレーニングのガイドライン[5]では，最大反復回数（repetition maximum：RM）が1回である1RMの70％以上の負荷で，初心者は8〜12回，熟練者は1〜12回行うことが推奨されると記載されている．一般的に1RMの80％以上が高強度，60〜79％を中強度，60％未満を低強度と分類することが多い．一方，Burdら，Mitchellらは必ずしも高強度の負荷でなくても筋は肥大すると報告している[6,7]．Schoenfeldらはこれらの研究を含め，筋肥大に関する研究のメタアナリシスを行った結果，筋肥大には総負荷量＝強度（負荷）×回数×セット数が重要であるという結果を報告している[8]．また，一般的には高強度の負荷で週に2〜3回，疲労困憊まで行うのが良いとされているが，筋タンパク質の合成と分解のサイクルという観点から，強度を落として頻度を上げるような方法を提唱している研究報告もある[9]．このように筋力トレーニングに関するエビデンスはこの10年近くで大きく変わりつつあるが，本項においてはACSMのガイドラインに沿った負荷量の設定を推奨する．

実施方法は，どこの筋を肥大させたいのか，どこの筋を主に使うトレーニングなのか，などを考慮し，上述した総負荷量を大きくすることを意識して実施する．低強度であっても疲労困憊になるまで回数を繰り返し，セット数も増やすことで筋肥大は可能である．

### 2. 筋パワー向上を目的とした筋力トレーニング

「パワー＝力×速度」で表される物理の法則を応用し，「動作の速度」の要素も取り入れた力発揮を筋パワーと呼ぶ．実際の動作やパフォーマンスにおいては，最大筋力が大きいからといって，パフォーマンスが良いとは限らない．これは図1に示すように力と速度の関係や力とパワーの関係から説明される[10]．つまり動作の質を高めるためには最大筋力の向上を目的としたトレーニングのみではなく，パワートレーニングやバリスティックトレーニングと呼ばれる筋パワーを意識した筋力トレーニングが重要である．近年ではvelocity based training（VBT）と呼ばれるトレーニングコンセプトも生まれており，ウェイトトレーニング中のシャフトや重りの加速度を計測する機器も開発され，これらを用いたトレーニング方法

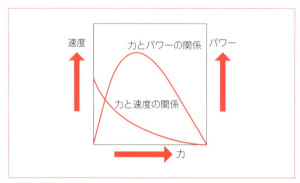

図1◆力・速度・パワーの関係

の研究もなされている[11, 12]．Randellらは，速度を意識した運動を行うほうがトレーニング効果が高いといった報告をしており，より実践的な動作の獲得には筋パワーが重要であるという認識は広まってきている[13]．図2に示すように，陸上競技の選手においても短距離選手と長距離選手では発揮できるパワーが異なり，これらの能力が競技の結果にも影響することは容易に想像できる[14]．

実施方法は，一般的には1RMの60〜80％程度の負荷量で2〜5回，可能な限り素早く動かし，これを3〜6セット行うとった方法が効果的といわれている．また，近年ではハイスピードカメラなど現場で簡便に動作の速度が計測できる機器も普及している．実際の動作で求められる速度で，反復して運動を行うような負荷の設定も有効である．

### 3. 筋持久力の向上を目的とした筋力トレーニング

筋持久力は文字通り筋がどの程度持続的に収縮し続けられるか，という能力を表す．一定の負荷量で等尺性収縮をし続けられる能力も筋持久力であるが，このような能力はあまりスポーツや運動の現場では必要とされない．歩行や走行中の下肢や，競泳中の上肢や下肢のように一定のサイクルの動きを繰り返す中で，同程度の筋出力が発揮し続けられる能力を高めることが筋持久力のトレーニングを行ううえで重要である．

方法としては1RMの30〜60％程度の負荷を基準に，13〜20回程度繰り返す運動を2〜4セット行うと良いといわれている．しかし，競泳において持久力が必要な中〜長距離といわれる400mや1,500m自由形では100mを泳ぐのに約1分かかり，その間約60回腕を回す．この状態を4分程度，もしくは15分程度継続する必要があり，この時に実際に活動している筋出力を筋電図や筋力計など

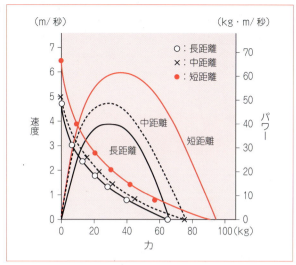

図2 ◆ 専門種目におけるパワー発揮能力の違い
（文献14より引用）

で調べたうえで，同程度+αの負荷をかけ，1分間に60回の運動を繰り返すような方法も実践的である．

## 4. 体幹の安定性や体幹と四肢の協調性向上を目的としたコアトレーニング

広義の体幹は頭部・上肢・下肢を除いた部分を指すため，腹筋や背筋以外にも大胸筋や菱形筋などの胸部や肩甲骨周囲の筋も含まれる．そのため体幹トレーニングは多岐にわたり，いずれかの体幹の筋が関与していればすべて体幹トレーニングととらえる傾向もある．一方，コアとは本来は肋骨で囲まれていない，下部の腹部〜腰背部のことを指し，解剖学的には横隔膜（屋根），骨盤底筋群（床），腹横筋（前〜外側の壁），胸腰筋膜（外〜後側の壁），多裂筋（後側の壁）で囲まれる部分と定義され，四角いボックスで例えられる（図3）．そのためコアトレーニングは体幹トレーニングの一部であるが，収縮させる筋やその役割・目的から他の体幹トレーニングとは分けて考える必要がある．

コアトレーニングの目的は，構造上は不安定であるコアを固めて安定させることで，上肢や下肢に力を入れる際の土台を作ることで，四肢の力の入り方を増大させることである．また，コアも含め体幹は，上肢と下肢，左右の上肢・下肢の中継部位という考え方に基づき，動作の協調性や協働性，動作の切り換えを効率よく行わせる役割がある．これら二つの機能や役割を高めることがコアトレーニ

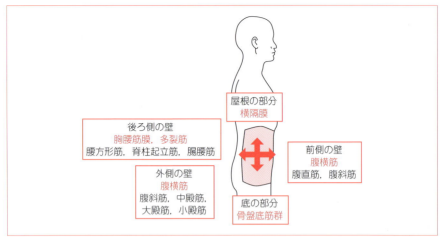

**図3 ◆ コアの構造と関係する筋**
色文字はローカルマッスル，その他がグローバルマッスル

ングの本来の目的である．

　コアトレーニングの実施方法は，上述したコアの筋を同時収縮させ，ボックス内の内圧を高め，安定させることから取り組む．トレーニングの指導現場では「お腹を締める」といった表現をすることもあるが，図4aのように，息をこらえるような収縮様式（ブレイシング）は腹直筋を優位に使っている固め方である．一方，図4bのように，腹部（特に臍部）を内側に引き込み，コアの部分を薄くするような収縮様式をドローインと呼ぶ．ドローインが正しく行えている場合は，腹横筋の活動が高まり，腹斜筋にも適度に収縮が入る一方，過剰な腹直筋の活動は抑えられる．ブレイシングを行った方が固定性は高いので，ボクシングなどの打撃に耐える場合や，ウエイトリフティングの際の単発の筋出力を上げる際には有効である．ドローインはあくまでも下部体幹のみを固定し，上部体幹や上下肢は大きな可動性や協調的な動きが求められるときに必要な収縮様式である．このように正しくコアを固められることがコアトレーニングの原点である．ドローインが正しく行えていない状態で行う様々な運動は，アウターマッスルを中心とした筋力トレーニングにはなるかもしれないが，本来の目的を達成するためのトレーニングにはならないので注意が必要である．

## 5. OKCトレーニングとCKCトレーニング

　筋力トレーニングといえばレッグエクステンションに代表される単関節のマ

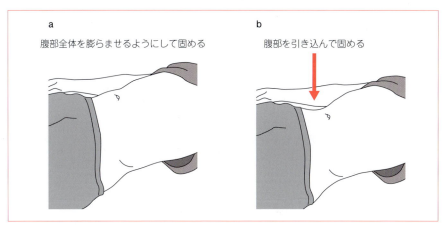

**図4◆異なる体幹の固め方**
a　ブレイシング
腹直筋などのグローバルマッスル(アウターマッスル)が優位に活動
外力に対する固定性は高いが，上下肢や上部体幹のmobilityは低くなる．
b　ドローイン
腹横筋などのローカルマッスル(インナーマッスル)が優位に活動
上下肢や上部体幹のmobilityは維持された状態で，これらの筋出力の土台となる．

シーントレーニングが主流であった．これらのトレーニングは開放性運動連鎖(open kinetic chain：OKC)トレーニングと呼ばれ，定義としては四肢の末端が固定されておらずに自由に動かせる状態にある運動様式である．OKCトレーニングは，選択的に一つの関節に関与する筋をターゲットにトレーニングすることができるというメリットがある．また，座位や臥位で行う運動が多いので，立位が不安定な方や，車椅子での移動がベースになっている方でも安全に行える．一方，スクワットのように四肢の末端が床面や物体などに接触した状態でトレーニングする運動は閉鎖性運動連鎖(closed kinetic chain：CKC)トレーニングと呼ぶ．CKCトレーニングのメリットとして，四肢の末端が床面や壁に接触しているため，末端からの感覚情報を筋出力や動作の修正に利用できることがあげられる．特に足底には固有受容器が多く存在し，立つ，歩く，走る，飛ぶなどのさまざまな運動を行う際にはこれらの固有受容器からの情報も自身の身体をコントロールするうえでは重要な情報源となる．このように実際の動作や筋出力を直接的に改善させるときにはCKCトレーニングは重要である．しかし，動作の中で左右差がある場合や，特定の筋や関節の機能不全がある場合には，CKCトレー

ニングを繰り返すことで，これらのアンバランスが強調されてしまい，さらなる障害につながることもあるので，特定の部位を集中的にトレーニングできるOKCと組み合わせてトレーニングしていくことが重要である．

## 6. プライオメトリクストレーニング

ヒトの動作の大部分は求心性収縮と遠心性収縮の繰り返しで，このような動作の切り返しの能力によってパフォーマンスの良し悪しは変化する．スポーツなどの俊敏な動きにおける筋出力を考える際に，筋の収縮力のみではなく，伸長反射を効果的に利用し，腱に貯まったエネルギーをいかに効率よく動作に変換するか，という視点が重要になっている．このような遠心性収縮−求心性収縮の一連の収縮形態を伸長−短縮サイクル(stretch shortening cycle：SSC)と呼ぶ．SSCは筋−腱を直列に配列されたバネとみなし，動作の切り返しの際に遠心性収縮によって腱に貯蔵されたエネルギーをいかに効率よく求心性収縮に変換できるかが重要であるといわれている．このような切り返しの際のエネルギー貯蔵と変換を意識したトレーニングがプライオメトリクストレーニングである．

ゆっくり行うスクワット動作では収縮様式は遠心性収縮−等尺性収縮(同時性収縮)−求心性収縮という明確な収縮様式の相分けができてしまう．しかし，可能な限り素早くスクワットをさせると，等尺性収縮の相が無くなる代わりに，遠心性収縮の相の終期には，求心性収縮に効率よく移行するための準備がなされる．このようなトレーニングを行うことで，スポーツのジャンプ動作など，爆発的な筋収縮を要求される動作のパフォーマンスを向上させることが可能となる．代表的なトレーニングとしてドロップジャンプ(図5)やメディシンボールを使用したトレーニング方法(図6)があるが，いずれも伸長反射を利用したトレーニングのため，筋−腱への負荷量は大きく外傷や障害のリスクが高い．トレーニングの初心者が行う際には十分に練習してから実施する必要がある．

## 使用する機器の違いによる筋力トレーニングの種類と実施方法

筋力トレーニングのメニューを検討する上では前述したように目的や収縮様式を踏まえて最適な方法や負荷を検討する必要がある．以下に実際のトレーニングを紹介する．

### 1. 器具を用いないトレーニング(自重トレーニング)

腕立て伏せ(図7)：手が床面に固定された状態で行うので基本的にはCKCトレーニングである．止まっているだけなら等尺性収縮だが，動作の切り換えを速

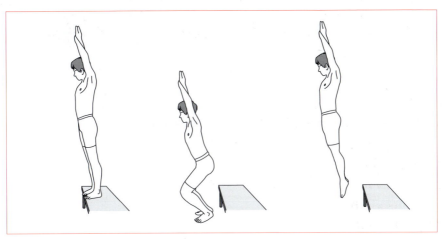

**図 5 ◆ ドロップジャンプ**
台の上から落下したのち，接地時間を短くし，なるべく高く飛び上がる．着地時の筋腱複合体の弾性エネルギーを，効率よく飛び上がるためのバネ機能に変換する能力を鍛えられる．

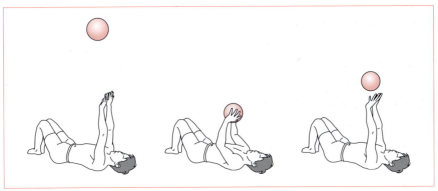

**図 6 ◆ メディシンボールを用いた上肢のプライオメトリクストレーニング**
メディシンボールを投げ上げ，キャッチすると同時にすばやく，高く投げ上げる．ボールをキャッチしている時間を可能な限り短くし，上肢の爆発的な筋力発揮能力を鍛える．

くしたり，手で強く床面を押し上半身を浮かせたりすることでバリスティックトレーニング，プライオメトリクストレーニングとしての要素が増す．
　スクワット（図8）：足底面が床面に固定されているのでCKCトレーニングである．肩幅に足を広げた方法と，大きく足を広げたワイドスクワットが一般的に

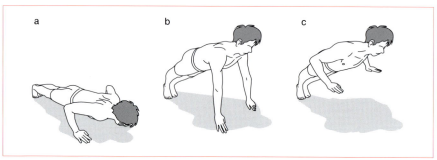

**図7 ◆ 腕立て伏せ（プッシュアップ）とその発展形**
a　一般的な腕立て伏せ
肩幅程度に手を広げた状態で身体が一直線になるように意識して，肘を曲げて身体を下げていく．一直線をキープする際にはコアマッスルの収縮を意識する．なお，意識的に手の位置を狭くもしくは広くする方法もある．
b, c　腕立て伏せジャンプ
aの姿勢から素早く地面を押し，身体を浮かせて，手を放す．この際も身体をなるべく一直線にキープするようにする．

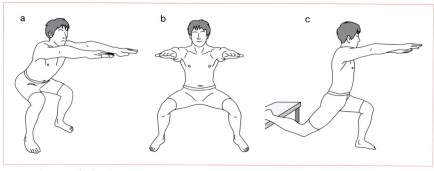

**図8 ◆ スクワットとその発展形**
a, b　一般的なスクワット
肩幅よりも少し広めに足を広げて立つ．殿部を後ろに突き出すようにして膝を曲げる．この時，膝が足のつま先よりも前に出ないようにし，膝とつま先が同じ方向を向いた状態を意識して曲げ伸ばしをする．90°程度膝を曲げる方法が一般的であるが，筋力が低下している場合にはわずかに曲げる程度でも効果的である．また，手は胸の前で組む方法や，バンザイをした姿勢で行う方法もある．足の幅も大きく広げる方法も股関節周囲の強化には効果的である．
c　シングル（片脚）スクワット
片脚を後方の台の上に乗せた状態でスクワットを行う．体幹が前傾したまま行わないように注意する．

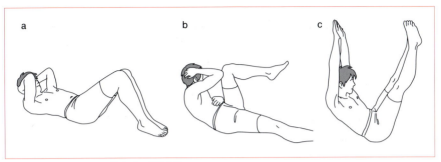

**図9◆腹筋（シットアップ）とその発展形**

a 一般的な腹筋
膝を曲げた状態で上半身を起こしてくる．肩甲骨が浮くくらいまでは下部の腹筋が使われやすく，それ以上起こしてきた場合は上部の腹筋の活動が高まる．

b 対角線ツイスト
右の肘と左の膝をタッチさせるように身体を起こす．なるべく高い位置をキープするように実施するとより効果的である．左右交互にリズミカルに行う方法と，肘と膝を押しあうようにして5～10秒キープするような方法もある．

c Vシット
股関節を中心に体幹と下肢を二つに折りたたむように身体を起こしてくる．体幹が丸まらないように，一直線を意識して行うとより効果的である．腰部やハムストリングスのタイトネスがある場合は，これらのストレッチも並行して行う．

行われる．また，片足を後方の台に乗せた状態で行うシングルスクワットは支持脚の大腿四頭筋や大殿筋を効果的にトレーニングすることができる．

　腹筋（図9）：背臥位から体を起こしてくるような一般的な腹筋はOKCトレーニングである．前述したドローインを正しく行いながら腹筋を行うとより効果的である．膝を曲げた状態での腹筋から，V字腹筋，体幹回旋させる腹筋など，バリエーションは多岐にわたる．

　プランク（図10）：エルボーニーとも呼ばれる図10aのような姿勢をキープする．発展形としてエルボートウ（図10b），ハンドニー，ハンドトウなどがある．いずれも四肢の末端が床面に固定されているのでCKCトレーニングである．しかし，それぞれの姿勢で上下肢を浮かせる発展形もあり（図10c），このようなトレーニングではOKCとしての要素も含む．これらのトレーニングを行う際には正しくドローインを行い，体幹は一直線をキープするように意識して行う．体幹を固定した状態で上下肢の運動のパフォーマンスを改善させたいときに実施する．

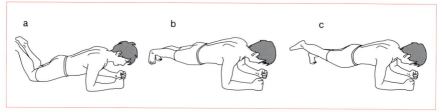

**図 10 ◆ プランクとその発展形**
a　一般的なプランク（エルボーニー）
膝と肘を曲げた状態で地面につき，身体を浮かせて一直線にした状態をキープする．ドローインを行い，コアマッスルの収縮を意識して，30〜60秒キープする．
b　エルボートウ
肘を曲げた状態で地面につき，膝は伸ばし，下肢と体幹を一直線にした状態をキープする．ドローインを行い，コアマッスルの収縮を意識して，30〜60秒キープする．
c　上下肢の挙上
a，bの状態で一側の上下肢を浮かせる．下肢を浮かせる際には腰部が過度に伸展しないように気をつける．いずれかの上下肢を浮かせる方法と，対角線の上下肢を同時に浮かせる方法がある．

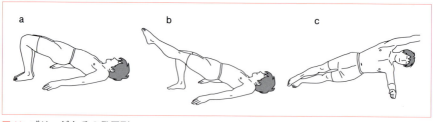

**図 11 ◆ ブリッジとその発展形**
a　一般的なブリッジ
膝を曲げた状態で殿部を浮かせてくる．この時に，大腿部と体幹は一直線になるくらいまで殿部を持ち上げる．ドローインを行い，コアマッスルの収縮を意識して，30〜60秒キープする．ハムストリングスの筋力低下や痛みがある場合は膝を深く曲げ，踵の位置を殿部に近づけて行う．
b　片脚ブリッジ
aと同じ動きを一側の下肢のみで行う．両下肢と体幹が一直線になる程度まで膝伸展位で挙上する．
c　サイドブリッジ
横向きで肘と足部のみで浮かせた身体を支える．下肢と体幹が一直線になる程度まで身体を浮かせる．ドローインを行い，コアマッスルの収縮を意識して，30〜60秒キープする．負荷が高い場合は膝を90°曲げた状態で，肘と膝で支える方法を実施する．このようなサイドブリッジでのキープは支えている側の肩甲骨周囲や腹筋群の活動が高まる．

　ブリッジ（図11）：背臥位で膝を曲げた状態でお尻を浮かせる運動が最も一般的なブリッジトレーニングである（図11a）．片足は伸ばした状態で行う発展形もあるが（図11b），いずれにしても支持脚が床面についている状態であればCKC

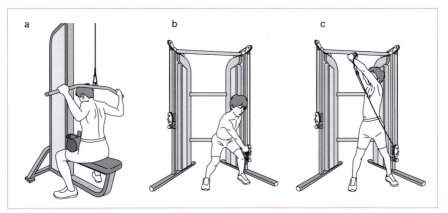

図12◆さまざまなウェイトトレーニングマシーン
a　一般的なウェイト式のトレーニングマシーン
b, c　ケーブル式トレーニングマシーン
負荷量はもちろん，高さや運動方向を自由に設定できる．獲得したい身体の運動方向を意識したトレーニングを行うことができる．

トレーニングである．また，サイドブリッジと呼ばれる横向きのトレーニングもある(図11c)．

## 2. ウェイトマシーンを用いたトレーニング

　広く用いられているマシーンの種類はウェイト式と油圧式がある．ウェイト式は重りの重さによっては負荷を変えるタイプのもので，どんな種類であってもそのほとんどは重りが上がっていく時に主動作筋が求心性収縮し，重りが下がってくる時には速度を調節しながら戻してくる場合には遠心性収縮する．一方，油圧式のマシーンはスタートポジションから押したり引いたりする一方向でのみ負荷がかかる点や，動作の速度によって負荷が変わることが特徴としてあげられる．高齢者やリハビリテーションで用いる場合には，油圧式の方が安全であるが，負荷量の設定は客観的ではないために，トレーニング効果の判定が難しいという側面もある．近年では運動方向を自由に変えられるケーブルを用いた機器も存在する(図12)．

## 3. フリーウェイトによるトレーニング

　ベンチプレス(図13a)，スクワット(図13b)，デッドリフト(図13c)はウェイトトレーニングの「ビッグ3」(図13)とも呼ばれており，正しいフォームと筋の収縮を意識して行えば全身の多くの筋を効率よく鍛えることができる．その他，

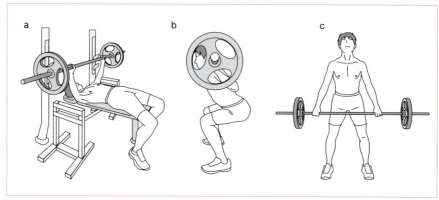

図13◆ウェイトトレーニングのビッグ3
a　ベンチプレス
b　スクワット
c　デッドリフト

主に単関節のトレーニングに用いられるダンベル，形状が特殊で回旋の要素を入れたトレーニングに適しているケトルベルなども用いられている．

### 4. チューブを用いたトレーニング

　トレーニング用のチューブはさまざまな種類が販売されており，形状や強度がそれぞれ異なるが，いずれにしても軽めの抵抗に抗して運動を行うことでインナーマッスルの収縮を意識したトレーニングが行いやすいというメリットがある．よって強度が高すぎるチューブを使用してしまうとアウターマッスルの収縮が高まってしまい，本来の目的を達成できないこともあるので注意が必要である．

### 5. サスペンションを用いたトレーニング

　TRX® と呼ばれる機器を用いたトレーニングが一般的で，吊るされた部位は常に不安定であるために，体幹の固定性が求められること，運動方向の調整が難しいために関節の固定性や協調性が求められる点が他のトレーニングとは異なる．さまざまな強度，運動方向でのトレーニングが行えるが，以下にビギナーでも行いやすいトレーニングを紹介する（Upper body row（図14a），Upper body push（図14b），ツイスト（図14c））．

### 6. エクササイズボールを用いたトレーニング

　エクササイズボールを用いたトレーニングは，筋や関節に存在する固有受容器

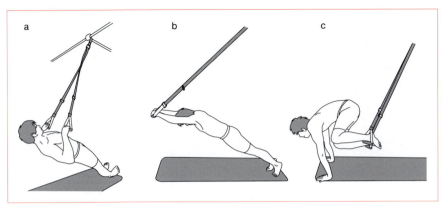

図14 ◆ サスペンション器具を用いたトレーニング
a Upper body row
身体を一直線にキープし，肘の曲げ伸ばしを行う．
b Upper body push
腕立て伏せのように肘の曲げ伸ばしを行う方法と，上肢を徐々に挙上位に動かしながら，身体を一直線にキープする方法がある．
c ツイスト
下肢にスリングをひっかけ，腕立て伏せ姿勢のように身体を一直線にした状態から，下肢を体幹に引きつける．この際，腰部をツイストさせ，左右交互に引きつける．

からの情報を基に，わずかに動いた身体を瞬時に元の状態に戻すための筋収縮を促すことを目的としている．また，姿勢を維持するために体幹の筋の活動も重要である．膝立ちになってバランスを保つ方法が一般的であるが，サイドブリッジ姿勢や，プランク姿勢で行う方法もある（図15）．

膝立ち（図15a）：内転筋や大殿筋，体幹の筋のトレーニングで，股関節の制御能力を高めることができる．

横向き（図15b）：内転筋，腹斜筋，腰方形筋と体幹のトレーニング．肘で体重を支持しているために肩や肩甲骨周囲の固定性も求められる．

プランク（図15c）：身体を一直線にキープすることが重要で，股関節や骨盤，腹部や腰部の筋のトレーニングになる．その他，大胸筋や三角筋などの肩や肩甲骨周囲の筋も身体を安定させるためには重要である．体重をかけたままボールを回す動きをすることで肩や肩甲骨周囲筋による固定性を維持したまま肩関節の運動が行える．肩甲胸郭関節の固定性と可動性の両方が求められるような動きを改善させる際に有効なトレーニングである．

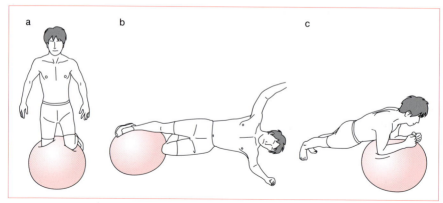

**図15 ◆ エクササイズボールを用いたトレーニング**

a 膝立ち
膝立ち姿勢でボールに乗る．股関節周囲でバランスを取りながら身体を安定させる．30秒程度キープする方法が一般的であるが，この状態でメディシンボールのキャッチやスローを行う方法もある．

b エクササイズボールサイドブリッジ
片側下肢をのせた状態で身体を浮かせた状態をキープする方法が一般的であるが，この状態で下側の浮かせた下肢の股関節屈伸を行う方法もある．

c エクササイズボールプランク
肘を曲げた状態でボール上に肘をのせ，エルボートウのプランク姿勢をキープする方法が一般的である．床上でのプランクと同様に片側下肢を浮かせる方法もある．また，ボールを前後左右に動かすことで肩甲骨周囲の固定性を高めるためのトレーニングが行える．

---

**Profile**

地神裕史

博士(医学)，PT，日本理学療法士協会専門PT(運動器・基礎)，JSPO-AT，JATI-ATI，等

国士舘大学理工学部理工学科人間情報学系准教授，国士舘大学水泳部チーフトレーナー，日本オリンピック委員会強化スタッフ(水泳)，日本水泳連盟医事委員，等

**PART I** *筋力トレーニングの基礎*

# 効果的な筋力トレーニングに必要な栄養

筒井桃子・勝川史憲

## はじめに

　筋力トレーニングの効果を最大限に引き出すには栄養面からの戦略的アプローチも欠かせない．本稿では，筋量増加や，筋力トレーニングでパフォーマンスを発揮するための栄養学の知見をまとめ，具体的な栄養計画の立案の原則について述べる．

## 筋量増加と栄養

### 1. エネルギー出納

　筋量増加を促すにはまず，エネルギー出納（＝エネルギー摂取量－エネルギー消費量）が正となる必要がある．エネルギー消費量，摂取量を推定する方法は種々あるが，もともと日間変動があり，また，特に食事調査によるエネルギー摂取量の評価は，系統誤差として過小評価を生じることが知られている．そこで実用上は，体重の変化をモニターすることとなる．具体的には，食事や排泄の条件を揃えて毎日一定の時間に体重測定を行い，その増減で中・長期的にエネルギー出納を評価する．体重が減少する中での筋量増加は見込めないため，最低でも体重が微増するよう食事の全体量を調節する必要がある．

### 2. たんぱく質必要量

　たんぱく質は，糖や脂肪と異なり体内で多様な形で存在しており，その機能もさまざまである．食事で摂取したたんぱく質が消化吸収され，体内の遊離アミノ酸プールに取り込まれるほかに，摂取量の約3倍の体たんぱくが毎日，異化され，食事と体たんぱくの両者に由来するアミノ酸からの再合成によって日々の体たんぱくの必要を満たしている．

　体内で合成できない必須アミノ酸が筋たんぱく質の合成刺激に関与しており，なかでもロイシンが筋たんぱく同化の調節に重要なことが近年明らかとなってき

た．しかし，ロイシンを突出して多く含む食材は存在せず，また，ロイシンが筋たんぱくの合成を促すのは，血中アミノ酸が十分濃度で存在する場合に限られるので，後述するアミノ酸スコアの高い食品を十分量摂取することが重要である．

　一般に，競技シーズンは日々の練習や試合によりエネルギー消費が増し，筋量を増加させるのが難しくなる．またこうした試合期は，エネルギー源となる糖質の摂取が重点となり，たんぱく質摂取の優先度が低くなる．したがって，筋力トレーニングは現状の筋量を維持することが目的となり，たんぱく質必要量は1.2〜1.4g/kg体重が目安となる．一方，オフシーズンやシーズン前の身体づくりを目的としたトレーニング増強期は，たんぱく質必要量は1.6〜1.7g/kgと増す[1]．

　2.0g/kgを超えるたんぱく質の摂取が筋量増加に及ぼす効果は明らかでない．例えば，4.4g/kgのたんぱく質を摂取させた8週間の介入研究[2]では，対照群に比べて有意な除脂肪体重の増加を認めなかった．むしろ，たんぱく質の過剰摂取は腎機能への負荷が懸念される．ただし，エネルギー制限をしている減量時や外傷による突然の練習休止時には，体たんぱくの異化を抑制するために2.0g/kgもしくはそれ以上のたんぱく質を摂取することが，除脂肪体重の減少を防ぐのに有効な可能性がある[3]．

## 3. たんぱく質摂取のタイミング

　筋力トレーニングとたんぱく質摂取の組み合わせは相乗効果を生む関係にあり，運動あるいはたんぱく質摂取単独よりも，両者を併用した方が筋たんぱくの合成速度を増加させる．これは，筋力トレーニングが筋たんぱく質の合成促進効果に加えて食事からのたんぱく質やアミノ酸摂取に対する感受性を高める効果を持ち，適切なタイミングで摂取したたんぱく質がトレーニング刺激で引き起こされる代謝適応を増強するためである．

　たんぱく質の摂取タイミングは運動実施直後が最も効果的である．実際に60分間の運動直後または3時間後にサプリメント（100kcal，PFC＝41：27：32）を摂取し，下肢と全身のたんぱく質の異化と合成をみた検討[4]では，3時間後にサプリメントを摂取した場合，直後の摂取に比べてたんぱく合成が下肢，全身ともに有意に低下しており，たんぱく質出納にも差が認められた．また，高齢者対象に12週間のレジスタンス運動を施行し，運動直後または2時間後にサプリメント（95kcal，PFC＝43：28：29）を摂取させた介入研究[5]でも，直後にサプリメントを摂取した群のみ大腿四頭筋の断面積，平均筋線維面積が増大していた．

　もっとも，トレーニング後，時間が経過すると同化作用は低下するが，48時

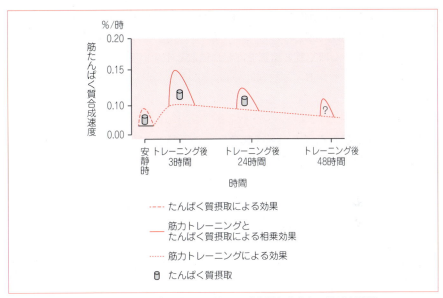

**図1** 筋力トレーニング後のたんぱく質摂取が筋たんぱく質合成速度に及ぼす影響
（文献6より引用，筆者訳）

間後程度までは高い状態が維持される（図1）[6]ので，トレーニング直後だけでなく，その後もたんぱく質の摂取を確保し血中アミノ酸濃度を維持することが望ましい．

筋たんぱくの合成速度は1回20gのたんぱく質の摂取で最大になり，10gでも十分に高まる[7]とされる．そこで筋力トレーニング後早期に10～20g程度のたんぱく質の補食を行い，不足分を以後の食事で補うのが有効である．その配分は，1回20g程度のたんぱく質を1日の中でまんべんなく摂取する形が最も効果的とされる[8]．これは，1回の食事で多量のたんぱく質を摂取して急激に血中アミノ酸濃度が上昇しても，体内では効率的に処理できないため，筋たんぱく質合成に使われるアミノ酸量に上限がある可能性も示唆されている[9]．

## 4．糖質の補給

筋力トレーニング直後の栄養補給では，たんぱく質に加えて糖質を摂取することが望ましい[3]．糖質は，トレーニングで消費したグリコーゲンを補充するだけでなく，インスリン分泌を促進し，インスリンによる骨格筋へのアミノ酸の取り込み促進，筋たんぱく質の分解抑制から筋量増加にも有効である．そのために

は，インスリンの分泌を促しやすい高 GI (glycemic index)値の食品(ご飯や食パンなど)の利用が特に有効である．

　具体的には，たんぱく質と糖質を同時に摂取しやすい手軽な補食として，おにぎり(鮭や納豆)，サンドイッチ(卵，ハム，ツナ)，ヨーグルト(加糖やフルーツ入り)などがある．

## 5. アミノ酸スコア

　前述の通り，筋たんぱくの合成刺激には必須アミノ酸が関与している．そこで，必須アミノ酸の含有量の高低を示すアミノ酸スコアを，たんぱく質の質の指標にするとよい．アミノ酸スコアが 100 の良質なたんぱく質には，肉や魚，牛乳，卵などの動物性食品，大豆製品などがある．必須アミノ酸の中で，筋たんぱく質合成に特に重要なロイシンを突出して多く含む食材の選択は実際には難しく，むしろ上記の食品を摂取することで，血中アミノ酸濃度を全般的に上げることが重要である．

## 筋力トレーニングのパフォーマンス発揮と栄養

### 1. 糖　質

　筋力トレーニングのエネルギー源として一番優れるのは糖質である．高強度運動では，エネルギー源をとりわけ骨格筋内のグリコーゲンに依存するので，トレーニング前に骨格筋内に十分なグリコーゲンが蓄えられていることで，効率よくパフォーマンスが発揮できる．逆に，起床後すぐ空腹のままトレーニングを開始すると，グリコーゲンが枯渇または不足した状態でエネルギー源を体たんぱくなどに依存することとなり非効率的である．貯蔵グリコーゲンの不足が懸念される場合は，遅くとも運動の 1〜1 時間半前に糖質を摂取することが望ましい．

### 2. 水分補給

　基本的に筋力トレーニングなどの無酸素系運動のパフォーマンスは，体重の 3〜5% 程度の脱水でも低下がみられないようである．特に，継続時間が 30 分以内では水の摂取をあまり意識する必要はないが，運動後は程度に差はあれ脱水状態となっているため，速やかな水分補給が求められる．

## 筋力トレーニングとサプリメントの使用

　栄養素を豊富に含む多品目の食品を十分量摂取している場合，単一の栄養素が突出して不足することはなく，ビタミンやミネラルのサプリメントの摂取は不要

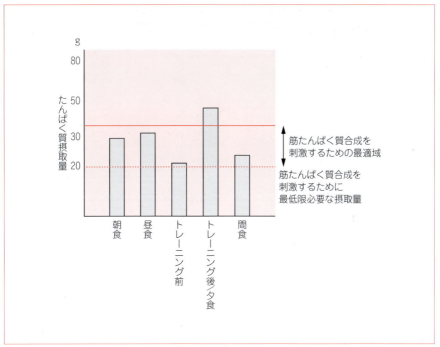

**図2** 1日に平均的に分布させたたんぱく質摂取方法例
(文献8より引用,筆者訳)

である.近年,筋力トレーニングに関連する栄養素として,クレアチン,重曹,ベーターアラニンなどが注目されているが,消化管の不快感・副作用などが懸念される[3]ほか,サプリメントの表示規制が十分でないため,危険物質やドーピング禁止薬物の混入リスクも考慮され,効果のみにとらわれた安易な使用は避けるべきである.

## 具体的な栄養計画の立案

これまで述べたたんぱく質の量,質,摂取タイミングなどを考慮しながら,実践可能な形に食事に落とし込んだ栄養計画を立案する.例えば,体重70kgの男性が筋力トレーニングの増強期にあるとする.この場合,1日に(70×1.7＝)約120gのたんぱく質摂取が必要である.これを1回20g程度に分け1日の中でまんべんなく摂取する形が最も効果的である(図2)[8].

**表1◆朝食や昼食に取り入れやすいたんぱく質を多く含む食品**

| 食材 | 1回量（目安） | たんぱく質量（g） |
|---|---|---|
| 鮭フレーク | 20g | 4.8 |
| 豆腐（木綿） | 1/2丁 | 9.9 |
| 納豆 | 1パック | 8.3 |
| ツナ缶 | 1/2缶 | 6.7 |
| 卵 | 1個 | 6.2 |
| ハム | 3枚 | 6.6 |
| 牛乳 | 200ml | 6.8 |

**表2◆1日のたんぱく質必要量を満たす食事例（70kg男性 筋力トレーニング増強期の場合：たんぱく質必要量約120g）**

| 区分 | 食品 | 1回量（目安） | たんぱく質量（g） |
|---|---|---|---|
| 朝食 | ご飯 | 大きめ茶碗2杯 | 10.0 |
| | 鮭フレーク | 20g | 4.8 |
| | 豆腐（木綿） | 1/2丁 | 9.9 |
| 昼食 | ミックスサンド | 1パック | 12.4 |
| | ツナと玉子のサラダ | 1パック | 7.3 |
| | 牛乳 | 200ml | 6.8 |
| 補食 | バナナ | 2本 | 3.3 |
| −筋力トレーニング− | | | |
| 補食 | おにぎり（鶏そぼろ） | 1個 | 7.2 |
| | ヨーグルト | 180g | 7.8 |
| 夕食 | ご飯 | 大きめ茶碗2杯 | 10.0 |
| | 納豆 | 1パック | 8.3 |
| | 肉（豚ロース） | 150g | 27.5 |
| その他の食材から | | − | 5.0 |
| | 合計 | | 120.3 |

そのためには，一般に夕飯に偏りがちなたんぱく質を，朝食・昼食やトレーニング前後の補食にうまく取り込む対策が必要となる．朝食や昼食に取り入れやすいたんぱく質を多く含む食品の例を表1に示す．可能であれば，補食もたんぱく質が摂取できるような内容（前述のおにぎり，サンドイッチ，ヨーグルトなど）とし，たんぱく質の摂取を小分けすることが好ましい．

　これらの食品をもとに，1日の生活リズム，トレーニングの時間帯を考慮した具体的な食事の計画を立てる．表2に1日のたんぱく質必要量を満たす食事例を示した．なお，同じ食品を毎日続けることは継続の面で非実際的なので，個人が取り入れやすい食品のレパートリーを常に増やしていく努力も必要である．

## Profile

筒井桃子
管理栄養士

慶應義塾大学スポーツ医学研究センター研究員

**PART I** 筋力トレーニングの基礎

# 効果的な筋力トレーニングのための精神・心理

山口達也

## はじめに

　心・技・体という言葉があるが，スポーツの場面における「こころ」の重要性を医学的・科学的根拠に基づいて検討されている研究は少ない．心理学・スポーツ医学・精神医学的な根拠をリンクさせながら論じるのが理想的かと思われる．

　本項では効果的な筋力トレーニング実践にあたり，心理状態，脳，トレーニング（運動）のトライアングル（図1）の観点から整理する．

## 筋力トレーニングと心理・精神状態

### 1. モチベーションを知る

　一番のポイントは，スポーツの世界でもよく用いられている「モチベーション」を理解することである．モチベーションは動機づけとほぼ同義語で使われている．その厳密な定義は「人間に行動を起こさせ，その行動を持続してある一定の方向に向かわせる心的な過程」のことである．つまり，一定の方向に向かわせる（筋力トレーニングをしよう，続けよう）ためには何らかの刺激（動機づけ）が必要となる．

　動機づけを知るにあたり，理解しやすい理論として自己決定理論がある（図2）[1, 2]．動機づけは大きく非動機づけ，外発的動機づけ，内発的動機づけに分類され自己決定の程度によって質分けされている．決して外発的，内発的動機づけは対立するものではない．図2[1, 2]にあるように，最初は他律的に動機づけ（外発的）された行動でも，次第に自律的・内発的な行動へ変化することがあり，連続体として捉える理論が提唱されている．一般的に内発的動機づけと自己決定度の高い外発的動機づけの方が運動実践時には望ましいと考えられている．

### 2. 選手の動機づけを高める

　筋力トレーニング時もハイパフォーマンスを発揮するためには高い動機づけが

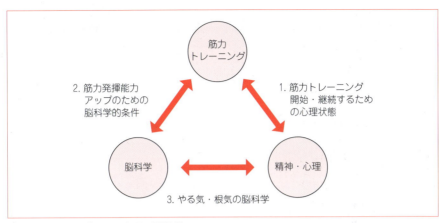

**図1** トレーニングと脳と心理の関係性

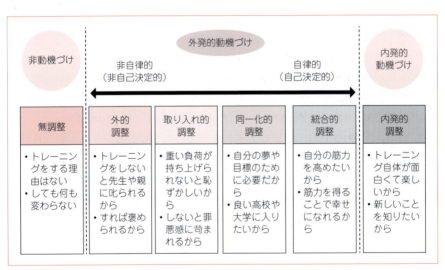

**図2** 自己決定理論に基づいた動機づけの分類
筋力トレーニング時を想定した具体例を示す．より右側の内発的動機づけの方が運動時パフォーマンスは発揮されるとされている．
（文献1,2より引用改変，筆者訳）

重要で，腕立て伏せ時の最大筋力と集中力に関して検討された研究では，大胸筋の最大筋力がトレーニング中の集中具合で増加する可能性が示唆されている[3]．自己決定理論では3つの基本的心理的欲求を満たすことで，集中など認知面に

効果的な筋力トレーニングのための精神・心理 49

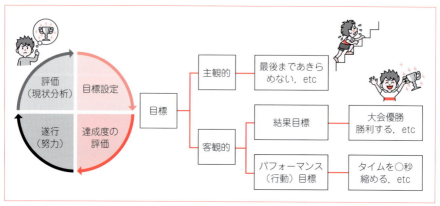

**図3◆スポーツにおける目標設定と遂行プロセスの一例**
設定時の原則は現実的に挑戦へ最適な設定下で，結果目標，行動目標など内容とともに，時間軸で長期目標，短期目標を，競技によってはチーム目標，個人目標などを設定する．

影響するような，より自律的な動機づけへつながると考えられている．
① 有能さへの欲求：周囲の環境と効果的にかかわりたいという欲求
（この機器を上手く使いトレーニングができた，という効力感）
② 自律性への欲求：自らが自らの行動の原因でありたいという欲求
（自分でこのトレーニングが必要だと考え選んで行っている，という自己決定感）
③ 関係性への欲求：他者と良好な結びつきを持ちたいという欲求
（○○さんがいるなら，自分もトレーニングに行こうかな，という意欲）

また，選手個人がより動機づけを維持，高めるためには原則化された目標設定が重要となる．現状分析の評価から始まり，目標設定，遂行，達成度の評価，といった4つのプロセスを繰り返す．

設定の原則として勝利や順位といった結果目標だけでなく，外的要因の影響を受けにくく，自らが行うことに集中しやすい行動目標を設定する．試合のプレーそのものを目標にすることで緊張や不安が低下し動機づけを高めることが可能となる．

その際のポイントは，① 現実的で挑戦的な目標設定を，② 具体的に，③ 長期〜短期目標を設定することである（図3）．筋力トレーニングでは「現在持ち上げる負荷が○○kgだから△△ヵ月で1割重くなった××kgでトレーニングをこ

なせるようになりたい」などと設定することが動機づけにつながり，現時点でどの程度のトレーニング頻度や負荷を行うか設定することが可能となる．

## 3. トレーニングを開始・継続するための心理・精神状態

筋力トレーニングに限らず，運動や身体活動を継続することを難しいと感じる人もいる．運動継続実施と感情との関係に関する先行研究は多くあり，感情を評価するタイミングはさまざまである．結果として概ね以下の3点に集約され，これらの感情・経験が高いほど運動実施に対する意欲が高くなる[4~7]．

① 運動自体に対し，肯定的な感情を抱いている
② 運動を行おうと考えたときの感情が肯定的・ポジティブである
③ 運動によって否定的感情や疲労感が改善した経験がある

このように運動継続に関する意思決定は，運動による感情によって導かれることもある．ポジティブな感情をトレーニング時に得ることが行動変容・実践の重要点である[8]．

行動を開始，継続するための心理学的理論の1つとして，トランスセオレティカルモデル[9]がある．Marcusらの書籍では表1[10]，2[10, 11]に示した運動や身体活動についての動機づけの変化に伴う行動変容過程および具体的な方策が詳細に記載されている[10]．

## 4. 周囲の関わり方

ここまで，選手本人のモチベーションとパフォーマンスについて述べた．では指導者やトレーナーなどトレーニング時にどういった関わり方が理想的であるだろうか？　運動場面での基本的な心理的欲求を満たすことと，自律的な動機づけが正の相関を示すことがわかっている[12, 13]．すなわち，パフォーマンスにつながる動機づけを高めるために前述した選手の基本的心理的欲求を満たすよう努めることが重要である．同時に，社会的文脈[14]と呼ばれている選手が置かれている環境・状況を満たすことで認知面・感情面・行動面で自律的・積極的になるとされている．

社会的文脈の3要素
① 構造：環境が提供する情報量と質，明解さのこと
肯定的なフィードバックなど当人にとって意味のある情報を整理して提示する．
② 自律性支援：選択機会の提供
選択と行動する有意義な理由を提供し，選手の意思を尊重する．
③ 関与：選手への知識，関心，情緒的なサポートの程度

**表1◆行動変容モデルにおける認知的・行動的方策**

| 認知的方策 | | 行動的方策 | |
|---|---|---|---|
| 知識の増加 | 身体活動について考えてもらう | 代わりの活動 | 疲れていたり，ストレスを感じる，動きたくない時に身体活動に参加するよう促す |
| リスクへの気づき | 不活動であることがいかに不健康であるかを伝える | 社会的援助を得る | 家族，友人または同僚で喜んで活動的であることをサポートする人を見つけるよう促す |
| 周囲への影響を気にする | 不活動がどのように家族，友人，同僚へ影響を及ぼすか再認識してもらう | 自分をほめる | 活動的であることに対して自分自身を称賛して，自分自身に報酬を与えるよう促す |
| メリットの理解 | 身体にアクティブであることで個人にとってあるメリットを理解してもらう | 決意表明 | 約束，計画し，活動的であることを表明するよう促す |
| 健康的な機会を増やす | 身体が活動的である機会に気づくのを増やしてもらう | 思い出すこと | 車内の靴を快適にいつでも使えるよう準備し続けるように，どのように活動的であることを思い出すか教える |

(文献10より引用，筆者訳)

**表2◆身体活動における動機づけの変化への準備ステージ**

| ステージ | タイプ |
|---|---|
| ステージ1(前熟考期) | 活動的でないし，活動的になろうとも思わない |
| ステージ2(熟考期) | 活動的でないが，活動的になろうと考えている |
| ステージ3(準備期) | 少しは身体を動かしている |
| ステージ4(実行期) | 十分に身体を動かしている |
| ステージ5(維持期) | 運動が習慣化している |

「十分に」は1週間に少なくとも5日間，中強度の身体活動を少なくとも30分間継続した場合を想定．横断的研究では，自律的動機づけが高いほど実行期，維持期にある人の割合が高かったという報告もある[11]．

(文献10より引用，筆者訳)

　思いやりをもって受容されていると感じるようにする．

　支援者は選手を「一生懸命やっている」，「毎日やっている」など意欲を反映するトレーニングの『量』だけでなく，強度や外発的～内発的であるかの方向性など動機づけの『質』にも目を向けることが重要である．動機づけについて，よりシステマティックな面接技法である動機づけ面接法という技法もある．興味ある方は関連書籍やワークショップなどで理解を深めていただきたい．

# 筋力トレーニングとメンタルフィットネス —脳神経科学的視点から—

　トレーニング中のメンタルを形成するのも脳の役割である．実際に脳が筋力トレーニングおよび運動と意欲においてどのように関連しているかを示す．

## 1. パフォーマンスと意欲

　何かを行動する意欲の中枢を担っているのは中脳辺縁系である．中脳辺縁系はドパミンニューロンの投射先である側坐核と腹側被蓋野で構成される（図4：報酬系）．基礎研究レベルではラットの運動課題実験において，側坐核におけるドパミンを取り込み阻害した際に努力しようとする意欲を下げることがわかっている[15]．さらに，側坐核でのドパミン活性と運動パフォーマンスとの関係をみた研究では，脊髄損傷後の回復初期において側坐核から運動野へ神経活動の流れがあることがわかっている[16]．

　人間における側坐核の活動は，得られると期待される報酬の期待値を反映しているとされ，機能的MRI（functional MRI：fMRI）を用いて意欲が力を生成する脳内メカニズム研究が行われている．グリップを握る力と脳活動の関係をみた研究では多くの報酬が得られる条件下では，報酬が小さい条件下より力が強かった．その際の脳活動は側坐核を含む，前頭基底部の領域が大きい条件下で活動していた[17]．つまり，側坐核の活動は報酬への期待を力に変える過程に関与し，意欲→パフォーマンスを生み出すプロセスを中脳辺縁系が担っていると考えることができる．さらに，金銭報酬で得られる状況だけでなく，他者から良い評価を受ける状況でも報酬系経路の線条体が働くことがわかっている[18]．他者から褒められることで，運動技能の習得が促進されることはわかっている[19]が，トレーニング最中に直接的な効果があるか検討されたエビデンスはない．しかし，トレーニング中に他者からの助言や賞賛，叱咤激励がパフォーマンスアップにつながる可能性もあるかもしれない．

## 2. 脳指令の効果器としての筋力トレーニング

　詳細は割愛するが，中枢神経系は運動器から得た情報を修正しながら再度運動野から指令を出し，効果器（筋肉）へとアウトプットする，という動作を繰り返している．fMRIを用いた脳機能画像と運動に関する先行研究では一過性の筋収縮時と同様に弛緩時も一次運動野，補足運動野の活性が増加することがわかっている[20]．同時に，随意運動の発現や制御にかかわる図5のように皮質脊髄路（一次運動野〜脊髄αニューロンまで）の興奮性や皮質内制御を明らかにした研究で

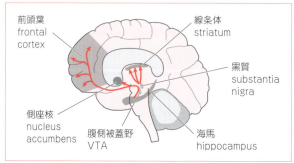

**図4 ◆ 脳内報酬系の経路**
ドパミンを神経伝達物質として中脳皮質系と呼ばれている．行動→報酬(強化刺激)の検出→中脳腹側被蓋野のドパミン作動性ニューロンが活性化→側坐核のドパミン放出量増大→快情動→行動の強化というプロセスを報酬系は支配している．

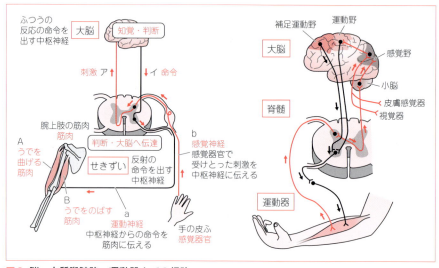

**図5 ◆ 脳〜皮質脊髄路〜運動器までの経路**
下行性の皮質脊髄路には運動指令，筋肉興奮の指示もある一方で抑制回路も存在し，興奮性の低下〜弛緩作用の指令を出すことがわかっている．

は，弛緩時に皮質内抑制回路の活性化により皮質脊髄路興奮性が低下することがわかっている[21]．つまり，収縮は経路の興奮のみで行われるなら，弛緩は興奮の低下・終了のみで良いはずであるが，弛緩も1つの抑制機能を用いた動作であると考えることができる．

実際の筋力トレーニングは，複数筋の収縮による協調運動とされていて，その制御機構は複雑化していて周期的な反復動作時は互いの動作が干渉し合うことが

知られている[22]．足関節の周期運動における背屈時に手関節伸筋の皮質脊髄路興奮性が増加し，底屈時は手関節屈筋の興奮性が増加する[23]．つまり，抑制回路の活性化の1つのプロセスである筋弛緩を行うと，他肢の筋活動が一時的に抑制されることを示している．これは，手関節筋の持続収縮時に足関節筋の弛緩を行うと維持すべき筋力発揮が一時的に減少するという研究からも支持されている[24]．これは両側同名筋における随意性筋力発揮時にも同様にみられ，両側肢筋力発揮時に最大トルクが片側時と比べて低下するとされている[25]．この両側性機能低下はアスリートより，非運動者の方が認められ，アスリートでは高い強度の筋力発揮時に随意的動員度を示すことがわかっている[26]．トップアスリートの運動時の脳活性をみた研究ではプロサッカー選手であるネイマール選手と，異なるレベルのサッカー選手，他競技の選手で単純な足関節運動時のfMRIを比較したものがある．結果として，ネイマール選手の動作時における一次運動野内側壁領域の脳活性の体積が他の被験者に比べて小さいことがわかった[27]．これは多くの神経細胞を使わなくてもネイマール選手は効率的に足の動きを制御していて，長期間のトレーニング効果がもたらしたものではないかと考えられた．

　以上から，筋の弛緩を行うことで他肢の特定の筋を支配する抑制機構の活性または皮質脊髄路の興奮性に影響し，筋活動が一時的に低下することが示唆されている．ある特定部位を弛緩させることが困難であるとき(例：肩の力が抜けない時，など)に他の部位の同時弛緩を行うことで目的の筋収縮活動が低下し，トレーニング時の最適筋力を発揮できるかもしれない．

## モチベーションを裏づける脳科学　根気

　最後に，基礎研究レベルではあるがトレーニング継続のヒントとなる直近の研究を紹介する[28]．この研究では何か目標を達成するための意欲行動の開始を「やる気」，その行動を継続するための意欲を「根気」としている．結果として，根気を阻害する不安に関連する脳領域である腹側海馬の活動抑制が持続されるほどラットの「根気」を示す行動成功率が高く，腹側海馬を人為的に興奮させ活動抑制を解除すると行動成功確率が下がった．腹側海馬神経細胞の活動抑制が意欲行動の持続に必須であることがわかり，そのメカニズムは神経伝達物質であるセロトニンの関与まで明らかにしている．臨床レベルへ直接結びつけることは尚早であるが，不安を取り除くことや脳内セロトニン分泌を促すことがトレーニング継続や維持を支える可能性も示唆される．

## おわりに

　心・脳・トレーニングの関係性から理想的な心理状態や脳神経科学に基づいたトレーニングについて述べた．筋力トレーニングとメンタルコンディションの準備を選手やトレーナーなどサポーティングスタッフが実践しながら，臨床疑問を生み出し，今後よりエビデンスレベルの高い研究へと繋げることが求められる．

### Profile

山口達也

医師，日本スポーツ協会認定スポーツドクター，日本医師会認定健康スポーツ医，日本障がい者スポーツ協会認定障がい者スポーツ医，日本精神神経学会精神科専門医指導医，等

慶應義塾大学医学部スポーツ医学総合センター訪問研究員，慶應義塾大学スポーツ医学研究センター訪問研究員

**PART I** 筋力トレーニングの基礎

# オーバートレーニング・遅発性筋痛とその対応

永野康治

## オーバートレーニング

　トレーニングを行うに当たり，適切な休養をとることにより，その効果が最大限に発揮される．一方で，トレーニング量が過多となり十分な休養がとれない場合，オーバートレーニングとなる．オーバートレーニングが続いた結果，オーバートレーニング症候群となると長期間のトレーニング休止が必要となり，選手生活が大きく妨げられる．ここではオーバートレーニングおよびオーバートレーニング症候群の定義，疫学，対応方法について概説する．

### 1. オーバートレーニングに関連する用語と定義

　オーバートレーニングに関する用語は下記のものがある．

・機能的オーバーリーチング[1]：高強度のトレーニングの結果，短期的なパフォーマンス低下を認めること．適切な回復期間が与えられれば，超回復が起こり選手のパフォーマンスは向上する．

・非機能的オーバーリーチング[1,2]：トレーニングの蓄積やトレーニング以外のストレスにより短期的なパフォーマンスの低下が起こること．関連する生理学的，心理学的徴候がみられることもある．

・オーバートレーニング症候群[2]：非機能的オーバーリーチングと同様の症状を示し，パフォーマンスの低下がより長期間にわたり，回復に時間を要する．

　これらをまとめると図 1[1]のようになる．「オーバートレーニング」と「オーバートレーニング症候群」の用語の使い分けについて，混乱することがあるが，「オーバートレーニング」を動詞として捉えると整理しやすい[1]．非機能的オーバーリーチングとオーバートレーニング症候群の鑑別は難しい．オーバートレーニング症候群の特徴は症状の長期化であるため，その診断は症状を観察するなかで後ろ向きに下されることになる．

オーバートレーニング・遅発性筋痛とその対応　**57**

| 過程 | トレーニング<br>（過負荷） | 高強度トレーニング<br>（オーバートレーニング） → | | |
|---|---|---|---|---|
| 結果 | 急性の疲労 | 機能的<br>オーバー<br>リーチング | 非機能的<br>オーバー<br>リーチング | オーバー<br>トレーニング<br>症候群 |
| 回復期間 | 1〜数日 | 数日〜数週間 | 数週間〜数ヵ月 | 数ヵ月〜 |
| パフォーマンス | 向上<br>（超回復） | 一時的な低下 | 停滞・低下 | 低下 |

**図1◆オーバーリーチングおよびオーバートレーニング症候群の段階**
（文献1より引用，筆者訳）

## 2. オーバートレーニング症候群の疫学

　オーバートレーニング症候群は水泳や自転車競技，ランニングなど持久系スポーツに多い[2]．ただし，正確な罹患率，発生率は不明である．障害を通じての非機能的オーバーリーチングやオーバートレーニング症候群の罹患率は非エリート持久系選手で約30％，エリート選手で60％といわれる[1]．また，再発率が非常に高く，一度オーバートレーニング症候群に陥った選手の，約90％が再発したという報告もある[1]．

　オーバートレーニング症候群の疫学調査を困難にしているのが，その診断の難しさである．症状としては気分障害を伴う各スポーツ特有のパフォーマンス低下であり，その発症を特定できるツールは存在しない．そのため，パフォーマンス低下と気分障害に関係する他の器質的疾患が除外されることで鑑別診断がなされる．診断の参考となるフローチャートを**図2**[1]に示す．

## 3. オーバートレーニング症候群の対応方法

　オーバートレーニング症候群に対する有効な治療法は報告されておらず，休養と軽負荷の運動が回復を促しうる唯一の方法である．そのため，その予防が最も重要視される．コーチやスタッフは以下の点を考慮しておく必要がある[1]．

・試合や練習のパフォーマンスを正確に記録しておく．パフォーマンスが低下したり過度の疲労を有したりする場合には練習量，負荷を調整し，時には完全休養を取るようにする．

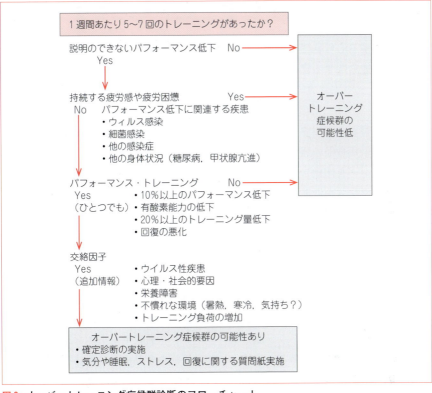

**図2 ◆ オーバートレーニング症候群診断のフローチャート**
(文献1より引用改変)

- 過度の単調なトレーニングは避ける．
- トレーニング強度を個々に合わせる．
- 最適な栄養状態，水分補給，睡眠を促し，強調する．
- 複数のストレスに注意する(睡眠不足や睡眠障害，周辺環境，仕事上のプレッシャー，引っ越し，対人関係や家族の問題などが身体トレーニングによるストレスに加わる)．
- オーバートレーニング症候群は休養をもって対処する．また，オーバーリーチングの場合はトレーニング量の減少が十分な回復をもたらすこともある．
- 回復を示す明確な指標はないため，トレーニングの再開は症状や徴候に応じて個別に対応する．

- 選手と身体状況，心理状況，感情についてコミュニケーションをとっておくことが重要である．
- 選手の感情や心理状態を把握するため定期的な心理学的質問を実施する．
- 選手の状態に関する守秘義務を守る．
- 他職種チーム（ドクター，栄養士，心理学者など）からなる定期健康チェックを行う．
- 疾病や傷害から回復するための十分な時間をとる．
- 上気道感染症や他の感染症の発生に注意する．選手は感染症を発症した際にはトレーニングを休止したりトレーニング強度を減らしたりすべきである．
- パフォーマンスが低下した場合には，常に器質的疾患を除外する．
- 未解決のウイルス感染は通常エリート選手にはみられないが，トレーニングや試合における疲労やパフォーマンス低下がみられる場合には，精査する必要があるかもしれない．

## 遅発性筋痛

遅発性筋痛(delayed onset muscle soreness：DOMS)は，慣れない運動の後に起こる骨格筋の不快感であり，筋力トレーニングや競技トレーニングを行う者がしばしば経験する症状である．症状としては圧痛や運動痛，筋硬結を認める．運動後24時間以内に出始め，24時間から72時間でピークを迎え，その後，5から7日間で消失するといわれている[3]．ここでは遅発性筋痛のメカニズム，影響およびその対応方法について概説する．

### 1. 遅発性筋痛のメカニズム

遅発性筋痛のメカニズムについてはいくつかの説が提唱されており，乳酸説，筋スパズム説，結合組織損傷説，筋損傷説，炎症説，酵素流出説などがある[3]．これらの説は単独でその発症を説明できるものではなく，遠心性の負荷が筋や結合組織を損傷させることから始まり，これらの説を組み合わせることで仮説的に以下のように説明することができる[3~6]．

- 遠心性収縮による高い負荷が筋線維のタンパク質(特にZ線)を損傷させる．さらに筋腱移行部の結合組織や周囲の筋も過剰に伸張され損傷する．
- 筋鞘の損傷は，細胞呼吸を阻害するカルシウムを蓄積させる．その結果，ATPの産生が妨げられ，カルシウムの恒常性が保たれなくなる．高カルシウム濃度によりタンパク質分解酵素が活性化され，Z線，トロポニン，トロポミオシン

**表1◆遅発性筋痛がランニングに及ぼす影響**

| 著者 | 対象動作 | 課題運動 | 変化 |
|---|---|---|---|
| Paquette(2017)[8] | ランニング | 膝伸展運動 | 膝屈曲可動域減少<br>水平面・前額面運動は変化なし |
| Dutto(2014)[7] | ランニング | ダウンヒルランニング | 膝関節可動域減少<br>足関節可動域減少<br>※矢状面運動 |
| Tsatalas(2013)[9] | ランニング | 膝伸展・屈曲運動 | 膝屈曲角度増加<br>※接地時<br>膝関節可動域減少<br>※荷重応答期 |

(文献7〜9より作表)

が分解される.

- 数時間以内に循環中の好中球が増加する.
- 細胞内成分や,結合組織および筋の損傷マーカーであるヒドロキシプロリンやクレアチンキナーゼが血漿や細胞間隙に広がる.これらの物質は6〜12時間の間に単球を引きつけ,その後マクロファージに変わる.そして,肥満細胞とヒスタミンが生成され,数時間以内に損傷部位の好中球が増加する.
- 単球やマクロファージは48時間で最大となり,マクロファージはプロスタグランジンを生成する.これはタイプIII,IV神経終末の機械的,化学的刺激に対する感受性を増加させる.
- 貪食作用と細胞壊死によるヒスタミン,カリウム,キニンの蓄積に加え,組織浮腫による圧上昇と局所温の上昇が筋線維や筋腱移行部の侵害受容器を活性化する.
- これらの現象により遅発性筋痛が引き起こされる.増加した筋内圧はプロスタグランジンによって敏感になった疼痛受容器に対する機械的刺激となるため,疼痛は動作によって増加する可能性がある.

## 2. 遅発性筋痛の影響

遅発性筋痛の影響について,関節可動域の低下および筋力・パワーの低下を認めた報告が多い[3].さらに動作への影響としてはランニング時の変化が報告されており(表1)[7〜9],大腿四頭筋の遅発性筋痛に対して,膝伸展角度を増加させ関節運動を少なくすることで,下肢のスティフネスを増加させて対応していた[7, 8].一方,大腿四頭筋,ハムストリングスがともに遅発性筋痛の場合,接地時の膝屈曲角度が増加する[9]など,異なる変化もみせており,遅発性筋痛を起こ

オーバートレーニング・遅発性筋痛とその対応　**61**

**表2◆遅発性筋痛への対処方法についてのメタアナリシス結果**

| 対処法 | 文献数 | 効　果 |
|---|---|---|
| マッサージ | 9 | ○ 24 時間後の筋痛<br>○ 1 時間後の筋力 |
| 寒冷療法 | 10 | △ 48, 72 時間後の筋痛<br>△ 24 時間後の筋力 |
| ストレッチ | 9 | 有用性なし |
| 低負荷運動 | 7 | 有用性なし |

○：効果あり，△：十分なエビデンスなし　　　　　　　　　　　　　　　（文献 11 より作表）

す筋ごとに動作への変化は異なることも考えられる．また，筋活動への影響としては，遅発性筋痛に伴う電気力学的遅延が報告されており[10]，筋活動パターンの変化やパフォーマンスへの影響も懸念される．表1[7~9]にその結果をまとめた．

## 3. 遅発性筋痛の対応方法

　遅発性筋痛への対応方法としては，マッサージ，寒冷療法(クライオセラピー)，ストレッチ，低負荷運動などが提唱されている．Torres ら[11]はこれらの効果を検証した RCT (randomized controlled trial)についてメタアナリシスを行い，報告した(表2)．マッサージについては 24 時間後の筋痛，および 1 時間後の筋力について有用性が示された．ただし，マッサージの方法・時間は研究ごとに異なっており，より有用な方法を検証する必要もある．寒冷療法については，有用性が認められず，48, 72 時間後の筋痛と 24 時間後の筋力について，十分なエビデンスを有していなかった．ただし，こちらも介入方法については，冷却時間や冷却方法，繰り返し回数など検討の余地は多い．ストレッチについては，有用性が認められなかった．しかし，ストレッチの方法，タイミング，回数などが研究ごとに異なっていた．低負荷運動についても有用性は認められなかった．ただし，クレアチンキナーゼ活性を抑制した研究も散見されていた[12, 13]．遅発性筋痛への対処法は確立されたものはなく，今後の研究成果が期待される．

### Profile

永野康治
博士(スポーツ科学)，JSPO-AT，PT，日本理学療法士協会認定PT(スポーツ)，日本理学療法士協会専門PT(運動器)

日本女子体育大学体育学部准教授，横浜市スポーツ医科学センター非常勤PT，日本ソフトテニス連盟トレーナー部会員

**PART I** *筋力トレーニングの基礎*

# インナーマッスルの解剖・生理学特性とトレーニング

谷本道哉

## インナーマッスルのスポーツ現場における認識

　インナーマッスルとは，深部に位置し「体表からその筋腹が明らかでない筋」をさしてそう呼ばれる場合が多い．対して，表層に位置し「体表からその筋腹が明らかである筋」はアウターマッスルと呼ばれる．なお，この呼び名は日本固有のようであり，欧米では deep muscles，superficial muscles と呼ばれることが多い．

　「インナーマッスル」という言葉が日本において一般に使われるようになったのは，1990年代に野球選手のローテーター・カフ（回旋筋腱板：棘上筋，棘下筋，小円筋，肩甲下筋の4筋）を対象としたトレーニング（図1）が行われるようになってからであろう．ローテーター・カフを構成する筋の多くの部分は深部に位置する．中にある筋という意味でインナーマッスルという呼称が広まったものと思われる．

　インナーマッスルに関するスポーツ現場での認識として以下が挙げられる．ただし，これらは解剖学・生理学的な根拠に基づくものではなく正しい認識とはいいがたい．

① インナーマッスルは軽負荷でなければ鍛えられない（30%1RM 以下など）．

② 高負荷を用いた筋力トレーニング（レジスタンストレーニング：以下，RT）ではアウターマッスルしか鍛えられない．

③ 高負荷 RT でつけたアウターマッスルは使えない筋肉．インナーマッスルは使える筋肉．

④ バランス要素の少ないマシントレーニングはインナーマッスルが鍛えられない．

⑤ プランクなどの体幹トレーニングはインナーマッスルが鍛えられる．

　インナーマッスルの中でもスポーツの場面で注目度が高く，研究知見の多いローテーター・カフを中心に以下に解説する．

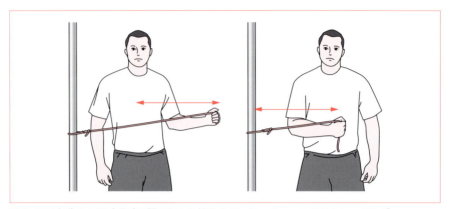

**図1** 1990年代から野球選手の間で行われ始めたローテーター・カフのトレーニング
肩関節の外旋動作(左：主に棘上筋，棘下筋，小円筋が対象)，内旋動作(右：主に肩甲下筋が対象)で行う．チューブなどを用いて軽負荷で行うのが特徴．

## インナーマッスルの機能と解剖特性：スタビリティとモビリティ

　インナーマッスルと呼ばれる筋の多くはその存在位置，関節の回転軸から比較的近い位置に停止する．肩関節のローテーター・カフは肩関節(肩甲上腕関節)の安定性の働きが強いとされる[1]が，これはその解剖構造によると考えられる．肩関節周りのインナーに位置するローテーター・カフの4つでは肩関節中心と停止位置の距離は平均で約1～2cmほどである．対してアウターに位置する大胸筋・広背筋では，2～4cmほど(部位により異なる)であり，2倍程度の差がある(図2)[2]．

　ローテーター・カフは関節の回転運動に対するテコのレバー長，モーメントアームが小さいため，それだけ筋発揮張力により生ずる関節の回転モーメントが小さくなる．骨を支点まわりに回転させる「関節モビリティ」の要素は弱くなる．一方で，関節の回転中心近くに停止するため，関節の両側の骨端同士(上腕骨骨頭と肩甲骨関節窩)をゴルフボールをティーに載せるように引き付けて関節の回転軸を安定させる「関節スタビリティ」の要素は強くなる[3]．反対に，筋の付着位置が関節中心から遠いほどテコのレバー長が大きくなるので，アウターの大胸筋・広背筋は筋発揮張力による関節の回転モーメントが大きく関節モビリティの要素が強くなる．

　深部に位置するインナーマッスルはテコのレバー長が小さい傾向に，表層に位

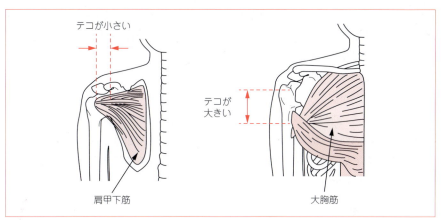

**図2 ◆ 肩関節周りのインナー・アウターマッスルのテコのレバー長**
関節の回転運動に対するテコのレバー長が小さいインナーのローテーター・カフ(例:肩甲下筋)は関節スタビリティの働きが強い.テコのレバー長が大きいアウターの大胸筋は関節モビリティの働きが強い.
(文献2に基づいて筆者作図)

置するアウターマッスルはテコのレバー長が大きい傾向にある.したがって,インナーマッスルには関節スタビリティの要素が強いものが多く,アウターマッスルには関節モビリティの要素が強いものが多いことになる.

存在する位置でインナー・アウターと呼び分けるよりも,関節スタビリティの働きが強い筋なのか,関節モビリティの役割が強い筋なのかという機能的な面から呼び分けたほうが,その意味合いを整理できてよいかもしれない.スポーツ競技において主要な働きをするのは関節運動を生む関節モビリティといえるが,関節の回転軸を安定させて関節モビリティの作用をサポートする関節スタビリティも必要な機能である.それぞれに役割があり,どちらが使える・使えないというものではない.

## スタビリティマッスルは「肩・脊柱・股」にある

関節スタビリティ(関節の回転軸の安定)の働きの必要性が高い主な部位として,動作の自由度が高い肩関節・股関節・脊柱の関節が挙げられる.これらの関節は上下・前後・左右の三軸方向すべて,および長軸の回旋方向に可動できるため,靱帯や関節自体による連結が比較的緩い構造をしている.

靱帯や関節構造とは異なり,筋はアクティブに張力の調整ができる.肩・脊柱・股関節では,関節スタビリティの働きをする筋を「アクティブ制御できる靱

帯」のように使うことで広い可動性の関節を支えているといえる。反対に，肘や膝のように動作方向が限定される関節は，靱帯で強く関節が固定されていることにより関節の回転軸は安定している。そのため筋による関節スタビリティの必要性はさほどないといえる。

　動きの自由度が高い，肩関節（球関節）のローテーター・カフ，股関節（球関節）の梨状筋などの深層外旋六筋，脊柱の関節（臼関節）の多裂筋が，関節スタビリティ要素の強い筋の代表として上げられる。なお，股関節は関節のはまりが比較的深く，骨格の構造として安定度が高いため，筋による関節スタビリティの重要性は他の二部位と比べて低いといえる。

## インナーマッスルの運動負荷と筋活動レベルの関係

　インナーマッスルは軽負荷でなければ鍛えられないという主張はスポーツの現場でよく耳にする。30％1RM を超える負荷を用いるとインナーは使われず，アウターばかりの運動になるとする説もある。しかし，肩関節動作における筋電図を用いた研究からはそのような現象は観察されない[4]。

　ローテーター・カフの１つの棘下筋はその上を覆う筋がなく表層に露出している部分があるため，表面筋電計により筋活動レベルを導出できる。棘下筋には肩関節外旋のモビリティ作用があるが[5]，肩関節外旋動作における負荷と筋活動レベルの関係を調べた研究では，インナーに位置する棘下筋も，アウターに位置する肩関節外旋作用のある三角筋肩甲棘部（後部）も，どちらも同様に負荷を高めるほど筋活動が増大することが観察されている（図 3）[6]。また，棘下筋のモビリティ作用に合わせて肩関節外旋方向に負荷のかかるアップライトローイングなどの RT 種目では，棘下筋の高い筋活動が起こることが確かめられている（図 4）[6]。

## インナーマッスルのトレーニング法

　インナーに位置する筋も，他の筋と同様に負荷の増大とともに活動レベルが増す。また，インナーに位置する関節スタビリティを主とする筋にもモビリティ作用があり，その作用に合わせた動作方向の RT で十分に使われる。以上から，インナーマッスルを鍛えるには，その筋のモビリティ作用に合わせた種目を行うこと，それを他の筋と同様の負荷強度で行うことが有効となるであろう。一般的な筋肥大・筋力増強に有効な RT 条件は 10RM（10 回程度反復可能な負荷で反復限界まで行う）が標準的な方法とされる[7, 8]。標準的な方法以外にも 50％1RM 程度

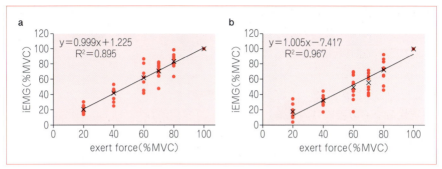

**図3 ◆ ER負荷強度と肩外旋筋（a インナーの棘下筋，b アウターの三角筋肩甲棘部）の筋活動レベルの関係**
インナー，アウターともに負荷の増大に伴って筋活動レベルが増大する様子がわかる．
ER：エクスターナルローテーション（肩外旋運動）
（文献6より引用）

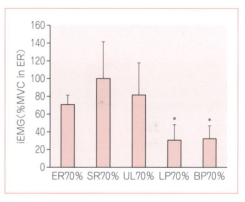

**図4 ◆ 各RT種目と棘下筋の筋活動レベル**
肩関節外旋を伴うSR，ULで高い筋活動レベルが観察される．ERは比較測定種目で肩関節外旋そのものを行う．ER：エクスターナルローテーション，SR：サイドレイズ，UL：アップライトローイング，LP：ラットプルダウン，BP：ベンチプレス，＊：ER70%と比べて有意差あり（p<0.05）
（文献6より引用）

のやや軽めの負荷で3秒上げ3秒下ろし程度の速度で行う筋発揮張力維持法[9]や，30%1RM程度で完全に反復不可能まで繰り返すハイレップ法[10]なども効果的なアレンジ法といえる．

　インナーマッスルのモビリティ方向をみると，肩関節はローテーター・カフの4筋のうちの3つは肩関節外旋（対応RT種目：サイドレイズ（図5），アップライトローイング（図6）など），1つは内旋（ダンベルプルオーバーなど）に作用する．股関節の深層外旋六筋は股関節外旋（ランジなどの片脚スクワット種目），脊柱の多裂筋は伸展・側屈・回旋（バックエクステンション，サイドベンドなどの背筋群の種目）に作用する．インナーマッスル固有の運動処方を行わなくとも，

インナーマッスルの解剖・生理学特性とトレーニング　**67**

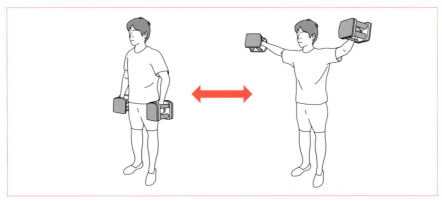

図5◆サイドレイズ

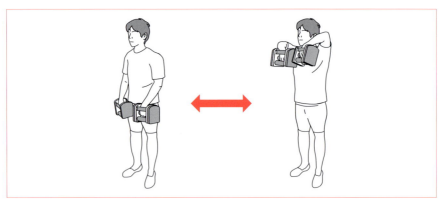

図6◆アップライトローイング

　これらのRT種目を通常のRT法で行うことでインナーマッスルは鍛えられるといえる．また，インナーマッスルのモビリティ方向に合わせた種目でなくても，肩関節をスタビリティとして高い筋活動を認めるという報告もある[11]．

　ボディビルダーの棘下筋をみると大きく盛り上がっている様子がよくわかるが，インナーマッスルのための特別な運動はまず実施していない．彼らが行うRTの際に肩関節のスタビリティとして使われていることと，肩外旋方向に負荷のかかるRT種目がトレーニングに含まれるためと思われる．

## バランスや固定のスタビリティとインナーマッスルの関係

　バランス要素を含む運動や体幹トレーニングのようなセグメントを固定する運

動はインナーマッスルとの関係が深いと認識されることが多いが，これは正しい認識とはいいがたい．関節の回転軸の安定性（スタビリティ）と，バランスや固定のスタビリティとは性質が異なる．バランスをとる動作や体幹を固定させるスタビリティは関節を動かすモビリティで行われる．

筋電図で調べてみた実験でも，バランス要素の大きいダンベルとバランス要素の小さいマシントレーニングを上肢のプレス動作で比べたところ，肩関節周りのインナーマッスルの棘下筋の筋活動レベルに差はみられない[12]．

## 軽負荷肩回旋トレーニングの意義

野球投手がよく行うチューブを引く軽負荷の肩回旋運動にも意義はあると考えられる．軽負荷での運動には循環促進などのコンディショニング効果が期待できるであろう．軽運動には痛みの軽減効果が認められることから[13]，チューブトレーニングにより肩周りの痛みを軽減できる可能性はある．なお，インナーマッスルは軽負荷で行うべきとの主張があるが，これは軽負荷のチューブトレーニングの実施と関係しているかもしれない．チューブトレーニングは鍛える目的の運動とは少し意味合いが異なるが，「通常の高負荷 RT がアウターのもの」との対比のイメージと相まって，「インナーは軽い負荷で」といった認識につながった可能性が考えられる．

また，軽負荷の肩回旋運動には，投球動作中のローテーター・カフの筋活動の動作学習の意義があるかもしれない．野球投手の投球側の棘下筋の筋厚は非投球側とほぼ同程度であり，非運動対照群とそれほど変わらず特別に発達してはいない様子が観察されている[14]．つまり投動作による肥大の適応は起きていない．投球時の肩関節の安定には関節スタビリティの筋量の要素よりも投球中の適切な筋活動の要素が重要であり，それに軽負荷肩回旋運動が寄与するのかもしれない．今後の課題といえる．

### Profile

谷本道哉
博士（学術）

近畿大学生物理工学部人間環境デザイン工学科准教授，日本オリンピック委員会医科学スタッフ，日本ボディビル連盟医科学委員

**PART I** *筋力トレーニングの基礎*

# 動作改善と筋力トレーニング

佐藤正裕

## はじめに

スポーツ医・科学領域において，"動作を改善する"ために筋力トレーニングを行う場面は主に2つある．1つは動作の速さや強さ，効率性といったパフォーマンスアップのためのアプローチ，もう1つは不良動作の改善といったスポーツ外傷・障害の治療および予防のためのアプローチである．これらのアプローチは，"筋力トレーニングによって最大筋力や筋力発揮率，パワーや筋持久力，筋収縮のタイミングや収縮形態特性など，いわゆる筋機能が改善することで動作中のキネマティクスやキネティクスが変化する"といった仮説に基づいている．

スポーツ外傷・障害の発生要因は，アスリートの筋力や柔軟性，アライメントやスキルなどの個体要因だけでなく，天候やサーフェイスなどの環境要因，運動の方法や強度などのトレーニング要因，あるいはアスリート自身の心理状態などが関係する．コンタクト動作による接触型のスポーツ外傷では不慮の場合もあるが，非接触型のスポーツ外傷や慢性のスポーツ障害では，これらのさまざまな要因が相互関与することで不良動作となったため外傷・障害が発生すると考えられる．そのため，筋力トレーニングで不良動作を改善するためには，その原因が筋機能であるという評価が必須であり，目的に合致した筋力トレーニングが処方されなければならない．本項では，下肢のスポーツ外傷・障害に着目し，動作改善のための評価と筋力トレーニングの一例について，症例提示を加えて紹介する．

## 動的アライメントと下肢のスポーツ外傷・障害との関連

動作が正常か異常かを判断する際は，動作を構成する各関節の骨配列に異常がないかを評価することが多い．この関節の骨配列をアライメントといい，運動中にみられる関節のアライメントは動的アライメントと呼ばれる．この動的アライメントは動作とスポーツ外傷・障害を関連づける重要な視点である[1]．

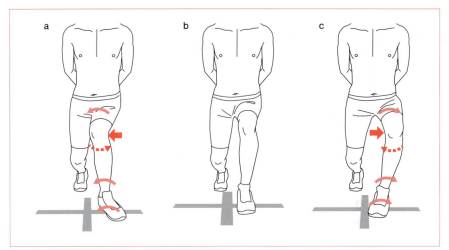

**図1** 下肢の代表的な動的アライメント
a knee-in & toe-out
b neutral
c knee-out & toe-in

　下肢の代表的な動的アライメントとして，動作中の下肢挙動により knee-in & toe-out，knee-out & toe-in，あるいは neutral に分けられる[1]．これは運動学的用語ではなく，動作中の膝関節と足部の相対的位置関係を表している．knee-in & toe-out はつま先に対して膝が内に入った状態（膝外反・外旋位，足部外転位），knee-out & toe-in はつま先に対して膝が外に向いた状態（膝内反・内旋位，足部内転位），neutral はつま先と膝が同じ方向を向いた状態となる（図1）．

　運動学的には，knee-in & toe-out では股関節内転・内旋することで大腿軸が内転し，足部が外転・回内することで下腿軸が内方傾斜した結果，膝関節に外反が生じる．回旋に関しては大腿も下腿も内旋運動が生じるが，相対的に下腿よりも大腿の内旋量が大きいために膝関節では下腿外旋位を呈する．knee-out & toe-in では股関節を介して大腿軸が外転・外旋し，足部が内転・回外することで下腿軸が外方傾斜した結果，膝関節に内反が生じる．回旋では大腿も下腿も外旋運動が生じ，相対的に下腿よりも大腿の外旋量が大きいために膝関節では下腿内旋位を呈することが多い（図1）．また，上半身重心の位置は下肢の動的アラメントに大きく影響する要因である．スクワット動作などにおける体幹の側屈に伴う上半身重心の外方偏位は下行性運動連鎖を介して支持脚の膝外反を惹起し，逆に上半身

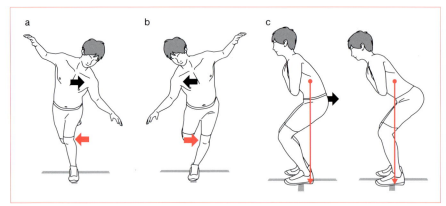

**図2 ◆ 上半身重心の位置による下肢の動的アライメントへの影響**
a 上半身重心の外方偏位は支持脚の膝外反(knee-in)を惹起する
b 上半身重心の内方偏位は支持脚の膝内反(knee-out)を惹起する
c 後方重心のスクワット(左)と正常なスクワット(右)．上半身重心の後方偏位は膝前面の伸長負荷と膝蓋大腿関節の圧縮負荷を増大させる．

重心の内方偏位は支持脚の膝内反を惹起する(図2a, b)．

　機械的負荷からみると，knee-in & toe-outでは関節内側の筋や靱帯などの組織に伸長負荷，関節外側に圧縮負荷が生じ，逆にknee-out & toe-inでは関節外側に伸長負荷，関節内側に圧縮負荷が生じる．このことから，knee-in & toe-outでは内側側副靱帯損傷や鷲足炎，後脛骨筋腱炎などの発生に関連し，knee-out & toe-inでは腸脛靱帯炎や腓骨筋腱炎などとの関連が報告されている[1]．また，骨盤後傾や腰椎後弯に伴う上半身重心の後方偏位(後方重心)では，膝関節の外的屈曲モーメントが増加するため膝前面の伸長負荷と大腿四頭筋への負荷を介して膝蓋大腿関節の圧縮負荷が増大し(図2c)，膝伸展機構障害である膝蓋大腿関節障害や膝蓋腱炎，オスグッド・シュラッター病などの発生要因とされている．

## 動作改善のための評価と筋力トレーニング

### 1. 下肢の動的アライメントのスクリーニング

　下肢の動作評価では，基本的には両脚スクワット，ランジ動作(スプリットスクワット)，片脚スクワット，両脚ジャンプ・着地動作，片脚ジャンプ・着地動作，片脚前方ホップ，片脚側方ホップといった流れで段階的に負荷量と負荷様式の難度を漸増して分析することが多い．

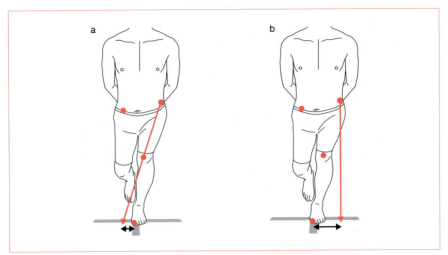

**図3** 片脚スクワットにおける下肢動的アライメントのスクリーニングテスト
a KID：上前腸骨棘と膝蓋骨中央を結んだ延長線と母趾中央部の足部縦軸延長線上との距離．
b HOD：上前腸骨棘を通る床への垂線と母趾中央部の足部縦軸延長線上との距離．
数値化する場合は専用ソフトウェアを用いて，膝が最大外反する時点でのKID，HODを計測する．

　片脚動作における動的アライメントのスクリーニングでは，加賀谷ら[2]が考案した膝外反量(knee in distance：KID，上前腸骨棘と膝蓋骨中央を結んだ延長線と母趾中央部の足部縦軸延長線上との距離)と骨盤外方移動量(hip out distance：HOD，上前腸骨棘を通る床への垂線と母趾中央部の足部縦軸延長線上との距離)で分析するとマルアライメントの程度の判断が簡便である(図3)．このKIDは膝外反を強く反映し，HODは膝外反と膝外旋を反映することが示されている[3]．試技は膝屈曲約60°までの片脚スクワットと30cm台からの片脚着地で評価するが，その他のさまざまな動作で応用が可能である．

　また，股関節外転筋機能と後足部機能に着目した動的Trendelenburgテスト(dynamic Trendelenburg test：DTT)と動的heel-floorテスト(heel-floor test：HFT)を用いることで，膝外反を惹起する近接関節機能との関連性を評価できる[2]．DTTでは，片脚スクワット時に対側骨盤が水平位より下降するもの，対側骨盤の過剰な挙上や体幹側屈するものを陽性，水平位を保持あるいは挙上するものを陰性と判断する(図4a)．HFTでは，片脚スクワット時に踵骨が5°以上外反するものを陽性と判断する(図4b)．

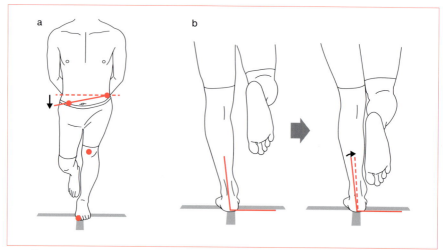

**図4** 片脚スクワットにおける膝外反を惹起する股関節外転筋機能と後足部機能の評価
a DTT：膝伸展位での片脚立位から膝屈曲約60°の片脚スクワットをした際に，対側骨盤が水平位より下降するものを陽性，水平位を保持あるいは挙上するものを陰性とする．
b HFT：膝伸展位での片脚立位から膝屈曲約60°の片脚スクワットをした際に，踵骨が5°以上外反するものを陽性とする．

　高校女子バスケットボール選手72名143肢を対象とした研究において，片脚スクワットや片脚着地動作でのKIDは，DTT陽性群は陰性群よりも約2倍大きく，HFT陽性群も陰性群より大きいことが示された[4]．一方，HODではDTT陽性群が陰性群より大きくなるのに対し，HFT陽性群では逆に陰性群よりも小さいと報告された[4]．よって，KIDやHODに関連する筋機能としては股関節外転筋の機能不全が示唆される．また，DTTを挙上側股関節伸展位と屈曲位の2条件で実施した研究において，挙上側股関節伸展位のDTT陽性率は33.6%であったのに対して，挙上側股関節屈曲位ではDTT陽性率は0%となった[5]．これは挙上側股関節を屈曲位とすることで体幹筋の筋活動が促通され，片脚立位側の股関節外転筋活動に影響を及ぼしたと考えられ，DTT陽性群の挙上側股関節屈曲位陰性例では体幹筋の機能不全が疑われる．以上より，スクリーニングテストの結果を総合的に判断することで，膝外反の動的アライメントを改善するためのアプローチ方法は異なることが理解できる．

## 2. 股関節外転筋・外旋筋機能に着目した機能評価と筋力トレーニング処方

　片脚動作中に骨盤を水平に保つ，あるいは骨盤に対して大腿骨を中間位で保つ

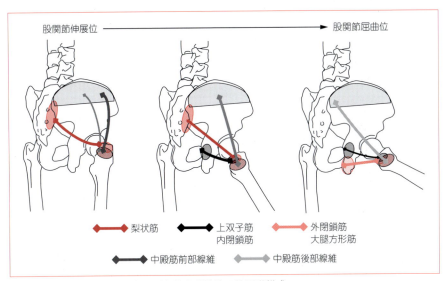

**図5** 片脚スクワット中の股関節外転筋と外旋筋の筋活動様式
片脚スクワット動作中に股関節伸展位から屈曲させていくに従い，外転作用は中殿筋前部線維から後部線維に，外旋作用では梨状筋から上双子筋や内閉鎖筋，外閉鎖筋や大腿方形筋へと筋活動が交代していく．

ための作用は股関節外転筋と外旋筋によって安定化されており，股関節伸展位では主に中殿筋前部線維と梨状筋が作用していると考えられる．そこからスクワット動作により股関節を屈曲させていくに従い，外転作用では中殿筋前部線維から後部線維に筋活動が交代していき，外旋作用では梨状筋から上双子筋と内閉鎖筋，さらに深い屈曲位では外閉鎖筋と大腿方形筋に筋活動が交代していくと考えられる(図5)．一般的な徒手筋力検査(manual muscle testing：MMT)では，股関節伸展位での外転(中殿筋)や45°屈曲位での外転(大腿筋膜張筋)，座位股関節90°での外旋(外旋筋群)の評価がなされるが，動的作用に関する評価は難しい．そこで我々は，スクワット動作中の股関節外転筋・外旋筋機能をより反映させた動的な徒手筋力検査(dynamic muscle manual testing：DMT)を提案した[6,7](図6)．

股関節外転筋・外旋筋のDMTの方法は，側臥位で検査側の股関節伸展，膝関節90°屈曲位となり，股関節内転・内旋方向へ徒手抵抗を加える．この際の徒手抵抗は股関節が中間位で保持できる最大抵抗とする．徒手抵抗を加えたまま股関節屈曲の自動運動を行わせ，股関節中間位のまま最終屈曲域まで運動を遂行でき

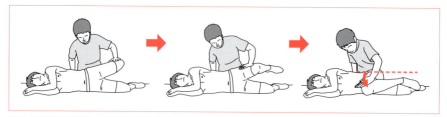

**図6 ◆ 股関節外転筋・外旋筋機能を反映させたDMT**
側臥位で股関節伸展，膝関節90°屈曲位を開始肢位とし，徒手抵抗に対して股関節中間位のまま股関節屈曲運動が最終域まで可能かを評価する．図では股関節屈曲位で中間位を保てず，股関節内転・内旋と骨盤後傾を呈している．

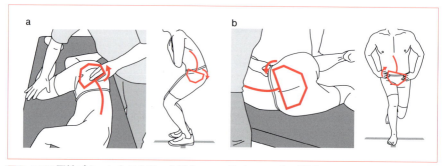

**図7 ◆ DMT陽性パターンとスクワット時のマルアライメントとの関連**
a 骨盤後傾パターン：スクワット時に骨盤後傾を呈しやすい．
b 骨盤側方挙上パターン：片脚スクワット時にDTT陽性と体幹側屈を呈しやすい．

た場合を陰性とする．陽性例は ① 股関節内転・内旋パターン，② 骨盤後傾パターン，③ 骨盤側方挙上パターンがあり，これらが複合的にみられる場合もある．加賀谷ら[2]の片脚スクワット評価におけるマルアライメントとの関連として，① 股関節内転・内旋パターンではDTT陽性に伴うKIDおよびHOD増大（図3），② 骨盤後傾パターンではスクワット動作中の骨盤後傾や対側骨盤の後方回旋姿勢，③ 骨盤側方挙上パターンではDTT陽性かつ体幹の側屈などのマルアライメントを呈することが多い[6]（図7）．

動作を改善するための筋力トレーニングとして，股関節外転筋・外旋筋のDMTの結果を踏まえ，① 股関節内転・内旋パターンではサイドブリッジエクササイズを実施する（図8a）．股関節伸展位から屈曲位，さらに遠心性収縮を狙うために外転位から内転位にコントロールできる機能獲得を図る．② 骨盤後傾パ

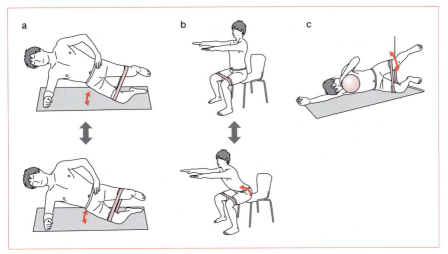

**図8 ◆ DMT陽性パターンに応じた筋力トレーニング**
a 内転・内旋パターン：サイドブリッジで股関節を伸展位から屈曲位，外転位から内転位へコントロールできる機能獲得を図る．
b 骨盤後傾パターン：股関節外転筋・外旋筋収縮下での骨盤前傾エクササイズで大腰筋との協調性改善を図る．さらに立ち上がりを加えることでスクワット中の股関節機能を強化する．
c 骨盤側方挙上パターン：股関節外転筋・外旋筋収縮下でのドローインや風船を用いた呼吸トレーニングで，体幹筋との協調性改善を図る．

ターンでは，チューブ負荷により股関節外転筋・外旋筋収縮下での骨盤前傾エクササイズで大腰筋との協調性改善を図る（図8b）．③ 骨盤側方挙上パターンでは，股関節外転筋・外旋筋収縮下でのドローインや風船を用いた呼吸トレーニングで体幹筋との協調性改善を図る（図8c）．

　筆者は臨床において，ACL再建術後に膝関節機能が良好に回復していても動作不良や膝の怖さが残存する症例がいることを疑問とし，ACL再建術後症例を対象に股関節外転筋・外旋筋のDMTと動作との関連を調査した[7, 8]．その結果，DMT陽性例では陰性群よりもラテラルホップにおける側方跳躍距離が有意に低下すること，またdrop vertical jump（DVJ）における膝内側変位量が有意に大きいことを報告した．以下に，動作不良とパフォーマンス低下を呈した代表的な症例に対し，筋力トレーニングによる介入を行った一例を提示する．

### 3. 症例提示

　症例は16歳女性（高校2年生）のバレーボール選手で，左膝ACL損傷に対して

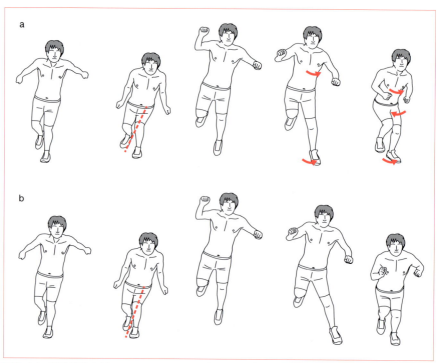

**図 9** ACL 再建術後症例におけるトレーニング前後のラテラルホップ動作
a　トレーニング前：踏み込み動作時の knee-in が顕著（最大 KID 20.6cm）で，着地動作では体幹を跳躍方向へ向け，股関節の外転・外旋が少なく，さらに toe-out を呈していた．
b　トレーニング後：踏み込み動作時の最大 KID は 7.1cm で，着地動作での体幹回旋や toe-out が修正されて正中位を保ったままの動作が可能となった．

　自家屈筋腱を用いた解剖学的二重束再建術を施行した．術後経過は良好で術後5ヵ月で膝の痛みや腫れは消失し，安定性は良好で可動域制限なし，等速性筋力（60d/s）は膝伸展筋が患健比 92％（体重比 2.4Nm/kg），膝屈曲筋が患健比 102％（体重比 1.2Nm/kg）であった．ホップテストでは前方ホップが患健比 109％であったが，ラテラルホップでは怖さがあり患健比 72％であった．
　ラテラルホップでの動作を分析すると，踏み込み動作時の上半身重心が外方偏位して knee-in が顕著（最大 KID 20.6cm）となっており，着地動作では股関節の外転・外旋が少なく，膝の怖さのために体幹を跳躍方向へ向け，さらに toe-out を呈して代償していた（図 9a）．

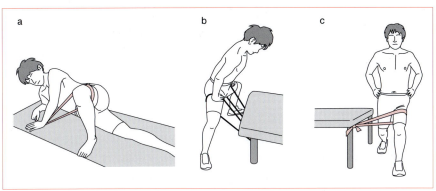

**図10** ACL再建術後症例に処方した動作改善のための筋力トレーニング
a 股関節屈曲域での股関節外旋筋トレーニング
b 股関節外旋筋収縮下での股割スクワットトレーニング
c 股関節外旋筋収縮下でのスプリットスクワットトレーニング

　DVJでは膝関節屈曲変化量は左右差がなかったものの，膝内側変位量は健側が2.5cm，患側が6.7cmと顕著な差を認め，特に患側の膝内側変位量ではACL損傷の危険因子となりうるカットオフ値[9]を超過していた．
　機能評価では股関節外転筋のMMTはグレード5であったが，股関節外転筋・外旋筋のDMT陽性で，股関節内転・内旋パターンと骨盤後傾パターンを呈していた．この症例に対して股関節外転筋・外旋筋に着目したOKC，CKCでの筋力トレーニングを追加した（図8，10）．その後5回の理学療法セッションを行った結果，DVJにおける患側の膝内側変位量はトレーニング前6.7cmであったのがトレーニング後2.2cm，ラテラルホップはトレーニング前66cm（患健比72％）であったのがトレーニング後に94cm（患健比99％）と改善した．ラテラルホップ動作の踏み込み動作時の最大KIDは7.1cmとトレーニング前より大幅に減少し，着地動作での体幹回旋やtoe-outが修正されて正中位を保ったままの動作が可能となった（図9b）．

### まとめ

　本項では，下肢のスポーツ外傷・障害に着目し，動作を改善するための評価と筋力トレーニングの実際について述べた．筋力トレーニングにより膝外反動作が改善されるかどうかについて調査した介入研究では，健常者においても膝蓋大腿

関節痛症候群（patellofemoral pain syndrome：PFPS）などの疾患群においても筋力トレーニングのみのアプローチでは動作改善に一致した結果は得られていない[10〜12]．一方，筋力トレーニングのみでなく，可動性改善やモーターコントロール，体幹安定化トレーニング，神経筋トレーニング，プライオメトリックトレーニング，動作トレーニングなどのさまざまな要素を含むアプローチでは動作改善が得られやすいようである[13, 14]．これは，不良動作の原因が筋力低下のみでなく，そのほかの要因が多分に含まれているからに他ならない．先にも述べたように動作改善を目的として効果的な筋力トレーニングを処方するためには，動作と機能との関連を裏付ける評価に基づくアプローチであることが最も重要である．

## Profile

佐藤正裕
PT，日本理学療法協会認定 PT（スポーツ），JSPO-AT，修士（保健医療学）

八王子スポーツ整形外科リハビリテーションセンター統括，昭和大学保健医療学部理学療法学科非常勤講師，スポーツ選手のためのリハビリテーション研究会理事，一般社団法人日本スポーツ医学検定機構理事

**PART I** 筋力トレーニングの基礎

# 筋力トレーニングの新たな方法

大澤祐介

## 筋力向上の重要性

　フリーウェイトやマシンを用いたストレングス・トレーニングが，筋力の向上を目的とするトレーニング方法として最も普及している．日々，新しい筋力トレーニング方法が提唱されているが，十分なエビデンスがあるトレーニング方法は限られる．本項では，(1) ストレングス・トレーニングと同等以上の筋力向上が期待できるか，(2) ストレングス・トレーニングの補助トレーニングとして付加効果が期待できるかに着目して，① 血流制限下(blood-flow restriction：BFR)トレーニング，② whole-body vibration (WBV)トレーニング，③ electromyostimulation(EMS)トレーニング，そして ④ variable resistance training(VRT)の研究成果を紹介する．

### 1. BFR トレーニング(図 1)

　四肢の基部にバンドを巻き，トレーニング部位への動脈側の血流を少なくすると同時に静脈側の血流を制限することで血流が滞留する．血流の制限による骨格筋内の低酸素化が惹起され，骨格筋内の代謝物の蓄積を介して，骨格筋筋線維の肥大を制御する PI3K/Akt/mTOR 経路の活性化などによって筋肥大が生じると考えられている．

　表 1 に BFR の研究成果をまとめた[1~3]．ラグビー選手を対象にした 3 週間の介入研究では，スクワットおよびベンチプレスの 1RM は BFR 群のほうが高い改善率だった[1]．一方，補助トレーニングとして低負荷強度下での BFR を実施した研究では，2 つの研究ともに 1 repetition maximum (RM)でみた最大筋力は介入前後で BFR 群のほうが通常のストレングス・トレーニングのみの対照群と比較して高い改善を認めた[2,3]．

　いずれの研究も対象者のベースラインの 1RM からトレーニング経験豊富なアスリートが対象であったと推察される．対照群と比較して BFR 群のほうが高い

筋力トレーニングの新たな方法　**81**

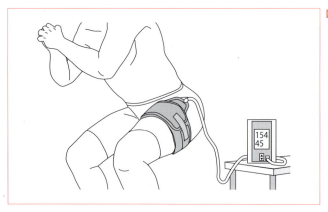

図1 ◆ BFRトレーニング

表1 ◆ Blood-flow restriction (BFR)を通常のストレングストレーニングの(1)代用,(2)補助としたときの筋力・パワーへの効果

| 筆者 | 群 | 対象 n | 年齢 | 種目 | RT経験 | 期間・頻度 | 実施時期 | cuff pressure (mmHg) | location | 運動内容 | 主な結果 |
|---|---|---|---|---|---|---|---|---|---|---|---|
| (1)代用トレーニング |||||||||||
| Cookら[1] | BFR群 | 10 | 22±1 | ラグビー | 有 | 週3日×3週間 | オフシーズン | 180 | 下肢の基部 | SQ, BP, プルアップ5レップ×5セット 70%1RM | BP1RM BFR群, +5.4kg vs. 対照群, +3.3kg |
| | 対照群 | 10 | 21±1 | | | | | | | | SQ1RM BFR群, +7.8kg vs. 対照群, +4.3kg |
| (2)補助トレーニング |||||||||||
| Luebbersら[2] | BFR群 | 17 | 20+/-1 | アメリカンフットボール | 有 | 週4日×7週間 | オフシーズン | NM | 四肢の基部 | BP and SQ 30-20-20-20 reps (20% 1RM) | BP1RM BFR, +8.7% (123kg→132kg) vs. CON, +5.1% (137kg→144.1kg) SQ1RM BFR群, +13.0% (193kg→218kg) vs. 対照群, +7.1% (197kg→211kg) |
| | 対照群 | 15 | | | | | | | | | |
| Yamanakaら[3] | BFR群 | 16 | 19+/-2 | アメリカンフットボール | 有 | 週3日×4週間 | オフシーズン | NM | 四肢の基部 | BP and SQ 30-20-20-20 reps (20% 1RM) | BP1RM BFR群, +7.0% (129kg→138kg) vs. 対照群, +3.4% (116kg→120kg) SQ1RM BFR群, +8.3% (157kg→171kg) vs. 対照群, +5.3% (149kg→157kg) |
| | 対照群 | 16 | | | | | | | | | |

BP:bench press, MVC:maximum voluntary contraction, NM:not measured, RM:repetition maximum, SQ:squat, WBV:whole-body vibration

(文献1〜3より作表)

筋力向上効果を得ており，アスリートを対象にした BFR トレーニングの有用性が示唆される．もっとも，3 件のうち 2 件は，血流制限に関する客観的指標がなかったが，安全性や各トレーニング時の血流制限の程度を把握するためにも血流制限時の客観的指標が必要と考えられる．

## 2. WBV トレーニング(図 2)

WBV は周波数〜50Hz，振幅 5mm 前後までの振動の設定ができる専用機器を利用したトレーニング方法である．振動の発生仕様は機種によって異なり，主に矢状軸を中心にプラットホームがシーソーのように可動する(pivotal)型とプラットホーム全体が垂直方向に可動する(lineal)型がある．振動による加速度は，機器の種類および周波数・振幅の組み合わせ，利用者の体重に依存する[4]．

表 2 に WBV を用いた介入研究の結果をまとめた[5〜7]．いずれもオフシーズンの中で 4〜8 週間の範囲で実施されていた．運動中のバランス保持に配慮するために静的スクワットを運動内容とすることが多く，また，ウェイトもスミスマシンを使用するなどの特徴がある．

Wang らの介入研究では，WBV 群は介入前後で 21%向上したのに対して，対照群は介入前後で 1.5%の向上にとどまり，群間差を認めた[7]．また，3 件の研究対象者のストレングス・トレーニング経験の有無が明確ではなかったため，ストレングス・トレーニング経験豊富なアスリートが同様の効果が期待できるかは今後検討される必要がある．

## 3. EMS トレーニング(図 3)

EMS は電気刺激を与え，皮膚下の対象筋の不随意収縮を促すトレーニング方法であり，随意収縮によるストレングス・トレーニングと比べて，EMS による不随意収縮では，より大きな運動単位が動員され速筋線維へのトレーニング効果が期待できる[8]．1980 年以降からは筋力向上に効果が期待できるインパルスの特性も検討され，現在までに国内外で数多くの EMS 機器が市販されている．

表 3 にアスリートを対象に EMS による筋力・パワーへの効果を検討した研究成果を示す[9〜11]．Willoughby ら[10, 11]は 4 群を設置した介入研究を行っており(通常の練習のみ，EMS のみ，ストレングス・トレーニング，EMS ＋ストレングス・トレーニング)，このうち 2 群を比較することで代用トレーニング効果と補助トレーニング効果のそれぞれを検討できるため分けて表は記載した．EMS には，電極を皮膚に貼付して局所筋のみへの刺激を狙う方法と，ベルトなどを取りつけて，ある動作の主動筋だけでなく拮抗筋への刺激も狙う方法の 2 種類があ

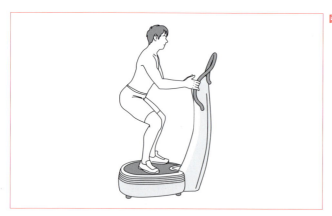

図2 ◆ WBVトレーニング

表2 ◆ Whole-body vibration (WBV) を通常のストレングストレーニングの (1) 代用, (2) 補助としたときの筋力・パワーへの効果

| 筆者 | 群 | 対象 ||||期間・頻度 | 実施時期 | WBV ||||主な結果 |
||| n | 年齢 | 種目 | RT経験 ||| 機種 | 周波数 (Hz) | 振幅 (mm) | 運動内容 ||
|---|---|---|---|---|---|---|---|---|---|---|---|---|
| (1) 代用トレーニング |||||||||||||
| Preatoniら[6] | WBV群 | 6 | 26±5 | サッカー, ソフトボール | 不明 | 週2日×8週間 | オフシーズン | Nemes | 35 | 4 | 30%体重SQから2週ごとに+3% | 等尺性膝伸展筋力 WBV群, +6% vs. 対照群, −3% |
|| 対照群 | 6 | 22±2 ||||| | — || 60%体重SQから2週ごとに+6% | 垂直跳び高 対照群 28.0→30.9cm* |
| (2) 補助トレーニング |||||||||||||
| Colsonら[5] | WBV群 | 10 | 20±2 | バスケットボール | 無‡ | 週3日×4週間 | オフシーズン | Silverplate | 40 | 4 | 静的SQ (1セッション20分間) | 等尺性膝伸展筋力 WBV群+5.0% (p<0.001) vs. 対照群−0.4% (p>0.05)* SQジャンプパフォーマンス WBV群+6.7% (p<0.05) vs. 対照群−1.5% (p>0.05)* |
|| 対照群 | 8 | 19±1 ||||| | — |||
| Wangら[7] | WBV群 | 7 | 21±1 | スプリント | 不明 | 週3日×4週間 | オフシーズン | Magtonic | 30 | 4 | 静的SQ (75%MVC) | 等尺性膝伸展筋力 WBV群, +21% vs. 対照群, +1.5% |
|| 対照群 | 7 | 21±1 ||||| | — |||

MVC: maximum voluntary contraction, SQ: squat, WBV: whole-body vibration
*介入前後で有意差あり (p<0.05), †WBV群, 対照群以外の設置群あり, ‡介入開始前3ヵ月間

(文献5〜7より作表)

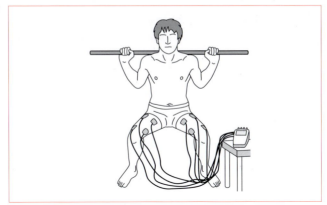

図3◆EMS トレーニング

り，表3に示した研究はいずれも局所筋のみを刺激した方法であった．Filipovicらは，アスリートやストレングス・トレーニング経験者を対象にした場合，局所筋のみへの刺激をする EMS のほうが高い効果を期待できると報告している[12]．

## 4. VRT（チェーンまたはエラスティック・バンドを併用した ST）（図4）

ストレングス・トレーニングでは関節可動域を大きくした動作が推奨されるが，動作中に最も力を発揮しにくい関節角度（スティッキングポイント）が存在し，設定重量に影響を及ぼす．関節可動域全体を通じて負荷を最大限にするために，バーベルの両側にチェーンやエラスティック・バンドを取りつけるトレーニング方法がある．表4に VRT とストレングス・トレーニングとを比較した研究成果を示す[13～15]．5～7 週間の介入研究のいずれの結果においても，VRT 群のほうがストレングス・トレーニング群と比較して高い改善率を認めている．ベンチプレスとバックスクワット時にエラスティック・バンドを使用しており，20 から 30%1RM の負荷となるようにバンドを調整していた．Joy らは，ベンチプレス中のエラスティック・バンドの相対負荷強度について，ボトムでは $5.2\pm0.2\%$ 1RM であり，トップでは $36.9\pm2.3\%$ 1RM だったと報告している[14]．運動動作中の各フェーズにおける相対負荷強度は未検討であり，今後検討される必要がある．

本項では，アスリートを対象に比較的目新しい筋力トレーニングの効果が従来のトレーニング方法と比較して優位性があるか，または補助トレーニングとして付加効果が期待できるかに着目した．いずれのトレーニング方法もアスリートを

**表3** Electromyostimulation（EMS）を通常のストレングストレーニングの（1）代用，（2）補助としたときの筋力・パワーへの効果

| 筆者 | 群 | n | 年齢 | 種目 | RT経験 | 期間・頻度 | 実施時期 | 機種 | タイプ | μs | Hz | 運動内容 | 主な結果 |
|---|---|---|---|---|---|---|---|---|---|---|---|---|---|
| **(1)代用トレーニング** | | | | | | | | | | | | | |
| Willoughbyら[†10)] | EMS群 | 6 | 20±2 | バスケットボール | 有 | 週3日×6週間 | シーズン中 | Dynatron500 | 電極 | 100 | 50 | 85%1RM×8〜10レップ×3セット（12分間）プリーチャーカール | 1RM（バーベルプリーチャーカール）EMS群，+27%（0.49±0.02→0.62±0.03kg/BW)* vs. 対照群，+21%（0.48±0.08→0.58±0.05kg/BW) |
| | 対照群 | 6 | | | | | | | — | | | | |
| Willoughbyら[†11)] | EMS群 | 5 | 20±1 | 陸上 | 有 | 週3日×6週間 | オフシーズン | Dynatron500 | 電極 | 100 | 50 | 85%1RM×8〜10レップ×3セット（12分間）ニーエクステンション | 1RM（ニーエクステンション）EMS群，+67.9%（71.9→120.7kg) vs. 対照群，+41.0%（78.1→110.2kg) |
| | 対照群 | 5 | | | | | | | — | | | | |
| **(2)補助トレーニング** | | | | | | | | | | | | | |
| Babaultら[5)] | EMS群 | 15 | 22±1 | ラグビー | 有 | 週3日×6週間 週1日×6週間（合計12週間） | オフシーズン | Complex Medical SA | 電極 | 400 | 100 | なし 合計12分間のEMS | SQ1RM EMS群，+15.0% vs. 対照群，ns[‡] SQジャンプ EMS群，+10%（33.5→36.7cm) vs. 対照群，+1%（37.9→38.1cm) ドロップジャンプ EMS群，+6.6%（34.6→36.7cm) vs. 対照群，+5.3%（41.6→43.8cm) |
| | 対照群 | 10 | | | | | | | | | | | |
| Willoughbyら[†10)] | EMS群 | 6 | 20±2 | バスケットボール | 有 | 週3日×6週間 | シーズン中 | Dynatron500 | 電極 | 100 | 50 | EMSを30秒×3セット | 1RM（バーベルプリーチャーカール）EMS群，+27%（0.46±0.05→0.53±0.06kg/BW)* vs. 対照群，+21%（0.47±0.03→0.48±0.07kg/BW) |
| | 対照群 | 6 | | | | | | | — | | | | |
| Willoughbyら[†11)] | EMS群 | 5 | 20±1 | 陸上 | 有 | 週3日×6週間 | オフシーズン | Dynatron500 | 電極 | 100 | 50 | EMSを30秒×3セット | 1RM（ニーエクステンション）EMS群，+31.5%（70.1→92.2kg) vs. 対照群，+10.3%（73.5→81.1kg) 垂直跳び高 EMS群，+2.3% vs. 対照群，+0.7% |
| | 対照群 | 5 | | | | | | | — | | | | |

BP：bench press，RM：repetition maximum，SQ：squat
*介入前後で有意差あり（p＜0.05），[†]4群設置

（文献9〜11より作表）

図 4 ◆ VRT

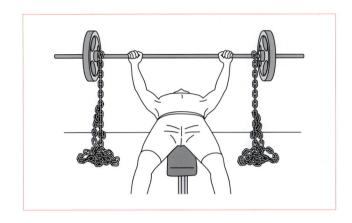

表 4 ◆ Variable resistance training (VRT) を通常のストレングストレーニングの代用トレーニングとしたときの筋力・パワーへの効果

| 筆者 | 群 | 対象 ||||期間・頻度 | 実施時期 | 運動内容 | 主な結果 |
||| n | 年齢 | 種目 | RT経験 ||||||

| 筆者 | 群 | n | 年齢 | 種目 | RT経験 | 期間・頻度 | 実施時期 | 運動内容 | 主な結果 |
|---|---|---|---|---|---|---|---|---|---|
| (1) 代用トレーニング |||||||||||
| Andersonら[13] | VRT群 | 22 | 20±1 | 男性:バスケットボール, レスリング 女性:バスケットボール, ホッケー | 有 | 週3日×7週間 | オフシーズン | 上肢および下肢のST種目を3~6セット, 2~10レップ, 72~98%1RMで実施 VRT群は, BPとSQの際に20%1RM相当の強度に設定したエラスティックバンドをバーベルに装着して対照群と同等負荷強度で実施 | BP1RM VRT群, +8.0% (80.7→87.4kg) vs. 対照群, +4.0% (81.1→84.4kg) SQ1RM VRT群, +16.0% (105.3→121.8kg) vs. 対照群, +6% (108.2→115.0kg) |
|| 対照群 | 22 |||||||||
| Joyら[14] | VRT群 | 7 | ? | バスケットボール | 有 | 週4日×5週間 | オフシーズン | 週4日のST日のうち, VRT群はパワー強化を目的とする日(40~60%1RMで3セット×3~5レップ)を30%1RM相当の強度に設定したエラスティックバンドをバーベルに装着して, SQおよびBPを実施. 対照群は, 同等負荷強度で実施 | BP1RM VRT群, +7.7% (214→230.7lb) vs. 対照群, +3.3% (241.7→248.3lb) SQ1RM VRT群, +26.6% (280.7→350.0lb) vs. 対照群, +20.0% (284.2→328.3lb) |
|| 対照群 | 7 |||||||||
| Riviereら[15] | VRT群 | 8 | 18±1 | ラグビー | 有 | 週2日×6週間 | シーズン中 | 上肢および下肢のST種目を2~4セット, 3~6レップ, 70~90%1RMで実施 VRT群は, BPとSQの際に20%1RM相当の強度に設定したエラスティックバンドをバーベルに装着して対照群と同等負荷強度で実施 | BP1RM VRT群, +5.2% (95.6→100.6kg) vs. 対照群, +4.7% (105.6→110.6kg) |
|| 対照群 | 8 |||||||||

BP : bench press, MVC : maximum voluntary contraction, NM : not measured, RM : repetition maximum, SQ : squat, WBV : whole-body vibration　　　　（文献 13~15 より作表）

対象にした研究成果が希少であり（対象者数も少ない），オフシーズン中に実施していた研究が多い．介入開始前に群間に筋力差（対照群の筋力が高値）であったために群間差を認めた報告もあり，ストレングス・トレーニングと比べて優位性があるトレーニング方法かの判断には慎重を要する．今後，アスリートの年間トレーニング計画を立てるうえで有用となる研究成果のさらなる蓄積が必要である．また，器具を用いた新しいトレーニング方法の場合，器具へのアクセス容易性が導入時の課題となる．

**Profile**

大澤祐介
博士（健康マネジメント）

National Institute on Aging, National Institutes of Health Visiting Fellow, 慶應義塾大学スポーツ医学研究センター研究員

**PART II** 部位別筋力トレーニング

# 頚部の筋力トレーニング

小山貴之

## パフォーマンスへの貢献

頚部筋力は，衝突を伴うようなコリジョンスポーツや格闘技，モータースポーツなどでは重要な筋力である．レスリングや総合格闘技ではテイクダウンや頭部で支えるブリッジ動作，ラグビーやアメリカンフットボールでは頭部への負荷に抗する頚部筋力が必要である．モータースポーツでは加速，減速による急激な加速度の変化に対し，頭部を安定させるために頚部筋力が必要となる．頚部筋の疲労とパフォーマンスの関係では，頚部筋疲労後に上肢の動作パターンが不良となることや[1,2]，立位重心動揺が増大すること[3,4]が報告されている．頚部筋力や持久力のトレーニングはこれらの運動機能を維持する点からも重要であるといえる．

## スポーツ外傷・障害との関係

Collinsら[5]は，脳震盪を発症したアスリートではプレシーズンの頚部筋力が11〜22％低く，頚部筋力の強化によりスポーツ関連脳震盪のリスクが減少したことを報告している．Naishらは，頚部筋力トレーニングにより試合中の頚部外傷が減少したことを報告している[6]．実験的な頭部衝撃時の動揺の程度と頚部筋力の関連について，頭部動揺が少ない者は等尺性頚部筋力が強く頭部衝撃時の頚部筋活動が高いことが報告されている[7]．一方で，頚部筋力トレーニングによる頚部筋力の向上にも関わらず，頭部衝撃時やタックル時の頭部角加速度に影響を及ぼさなかったとの報告もあり[8,9]，頚部筋力だけでなく衝撃を予測した頚部筋の先行収縮や，安全なタックル動作の習得など，頭頚部外傷の予防には多角的な対策が必要となる．

## トレーニング方法

頚部筋のトレーニングは，深層筋群を活性化させるトレーニングから開始する．次に，全運動方向における筋力強化を進め，上級では抗剪断力の強化を行う．

頚部の筋力トレーニング **89**

# 頚部深層屈筋群のトレーニング

　頭長筋，前頭直筋，外側頭直筋は，頭頚部の屈曲に関与する深層屈筋であり，いわゆる頭部のうなずき運動を起こす．頚長筋は頚椎椎体前面を覆うように位置し，頚部屈曲に関与する深層屈筋である．代表的な不良姿勢である頭部前方位姿勢では，これら深層屈筋群の弱化が指摘されている[10]．頚部痛や頚性頭痛患者では深層屈筋群の持久性低下が認められている[11, 12]．深層屈筋群のエクササイズは頚部周囲筋のトレーニング初期から行い，深層屈筋の機能向上が得られた後に表層筋群のトレーニングへと進めるとよい．

## 一般的な方法　（図1）

① 背臥位で頭頚部を中間位とし，胸鎖乳突筋の筋腹上に片手を当てておく．肩甲骨を後下方へ軽く引き下げることで，僧帽筋下部線維を働かせる（a）．

② 頭部のうなずき運動（頭頚部屈曲）を行う．実施者自身の手で胸鎖乳突筋の収縮をモニターしながら，胸鎖乳突筋の収縮が加わらないように注意する（b）．

③ 同様の運動に圧フィードバック装置（Stabilizer, インターリハ株式会社）を用いる．背臥位でマンシェットを頚部後面に入れ，マンシェットの圧を20mmHgとする．圧ゲージをみながら22mmHgになるように頭頚部を屈曲し，10秒間保持する．圧は22から30mmHgまで5段階設定し，表層筋群の収縮を抑制しながら10秒間保持が可能な段階を評価する．頚部障害者では，26mmHg以上の段階を保持できないことも多い[13]．保持できた最大の圧段階で10秒間保持を10回程度行う（c）．

## 誤った方法

① 後頭部がベッドから離れてしまう．頭部が挙上すると頚部屈曲運動となるため，表層筋群である胸鎖乳突筋や斜角筋が過剰に活動する（d）．

② 肩甲骨が前傾する．胸筋群が過剰に活動すると，肩甲骨が前傾してベッドと肩との距離が離れる（e）．

## 頸部深層屈筋群のトレーニング

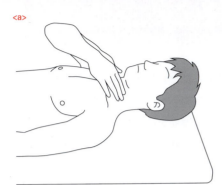

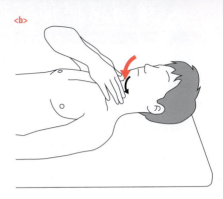

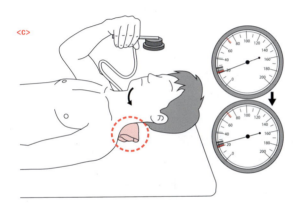

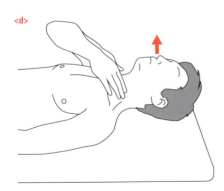

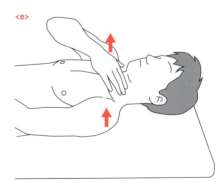

図1

# 頚部深層伸筋群のトレーニング

　頚部の代表的な不良姿勢である頭部前方位姿勢では，上位頚椎にある頭頚部深層伸筋群(大・小後頭直筋，上・下頭斜筋)が短縮しやすく，機能不全を呈し頚部痛や頚性頭痛の原因となりやすい[14]．また，深層筋を活動させずに大きなモーメントを有する表層筋の頚部筋運動を行わせると，頚椎局所の分節的不安定性を生じる[15]．そのため，表層伸筋である頭板状筋などの筋力トレーニングを開始する前に，深層伸筋群の機能を改善しておく必要がある．また，表層伸筋の活動を抑制しながら，中下位頚椎部で深層に位置する伸筋群(多裂筋，頚半棘筋)を動員させるトレーニングを行う．

## 一般的な方法　（図2）

① 四つ這い位で肩の直下に手をつき，股関節の直下に膝をついて脊柱は中間位姿勢を保つ(a)．

② 頚椎の左右回旋を40°程度までゆっくりと行う．顎を軽く引いた状態(軽度頭頚部前屈位)で頭頂部から尾骨まで1本の軸があるように意識する．環軸関節での回旋を強調することで，頭頚部深層伸筋群を動員させる(b)．

③ 顎を引いた状態を保ちながら頚椎の伸展を行う．頚部の深層伸筋群(多裂筋，頚半棘筋)を動員させることを目的とする(c)．

## 誤った方法

① 頭頚部回旋運動の際，過剰な伸展が起こる．頭頚部屈筋群の短縮に伴う環軸関節の可動域制限がある場合に代償的に生じやすく，筋短縮の改善に取り組むことで解消されることもある．また，頭頂部から尾骨にかけて1本の軸をつくること，頭頂部と尾骨の距離をより長くすることに焦点を当てることで，過剰な伸展を抑えることができる(d)．

② 頚部伸展運動の際に頭頚部の過剰な伸展が起こる．この代償運動は表層筋である頭板状筋が過剰に活動していることを示唆している．頭頚部を軽度屈曲位に保つように意識させることで，頭頚部の深層屈筋群を同時に収縮させながら，頚部深層伸筋群を活性化することができる(e)．

## 頚部深層伸筋群のトレーニング

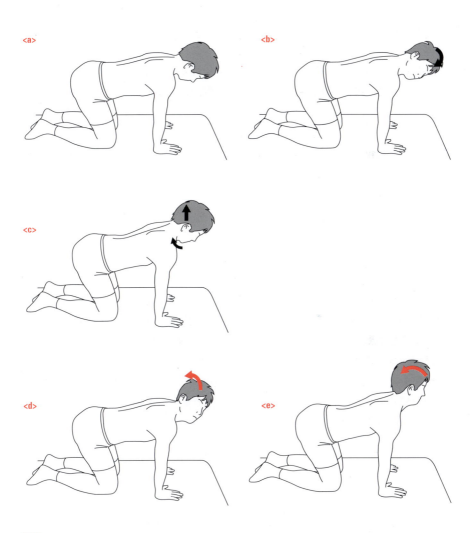

図2 ◆

# 頚部周囲筋の徒手抵抗トレーニング

　徒手抵抗トレーニングでは，屈曲，伸展，側屈の各方向に抵抗負荷を加え，等尺性，求心性，遠心性の各収縮様式を用いる．運動中に頚部痛が誘発されないように注意して負荷量を調整する．深層屈筋群を働かせて頚椎の分節的安定性を確保するため，頭頚部は軽く顎を引いた状態（頭頚部屈曲位）を保っておく．

## 一般的な方法　（図3）

① 頚部屈曲の徒手抵抗トレーニング（屈曲域）：背臥位で顎を軽く引いた状態を保ったまま，頭部挙上を行う．補助者は前額部に両手を当て，直上から垂直に抵抗を加える．中間位から屈曲域での頚部屈曲運動では，主に胸鎖乳突筋や斜角筋が作用する（a）.

② 頚部屈曲の徒手抵抗トレーニング（伸展域）：背臥位でベッド端から頭部を出した状態とし，補助者は頭部を支えておく．頭頚部屈曲位が保持可能な範囲で頚部を伸展位とする．等尺性トレーニングでは，頚部軽度伸展位を保持させる．求心性および遠心性トレーニングでは，頭頚部前屈位を保ったまま，伸展域から中間位までの屈曲・伸展を繰り返す．伸展域では胸鎖乳突筋の活動が抑制され，深層屈筋が伸展域中，緊張性に収縮する[16]. （b）.

③ 頚部伸展の徒手抵抗トレーニング：四つ這い位で脊柱は中間位姿勢を保つ．頚部伸展運動中，補助者は後頭部から垂直に抵抗を加える（c）.

④ 頚部側屈の徒手抵抗トレーニング：側臥位で脊柱は中間位姿勢を保つ．頭頚部屈曲位を保ったまま，側屈運動を行う．補助者は上側側頭部に両手を当て，直上から垂直に抵抗を加える（d）.

## 誤った方法

① 頭頚部深層屈筋群の弱化により頭頚部屈曲位を保てない場合や，頭頚部深層伸筋群が過剰に活動している場合，代償的に頭頚部伸展と中・下位頚部の屈曲が生じ，頭部が前方偏位する．顎が前に突き出される頭部前方位姿勢を呈する．深層筋群が十分に機能していない場合は，深層筋群のトレーニングから開始しなければならない．補助者による徒手抵抗が過剰な場合にも代償運動が生じるため，負荷量を注意深く調整する必要がある（e）.

## 頸部周囲筋の徒手抵抗トレーニング

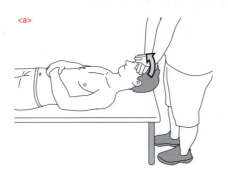

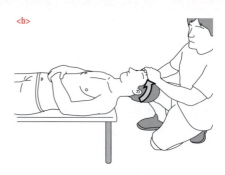

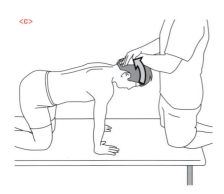

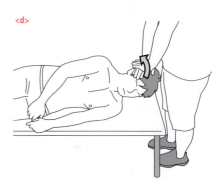

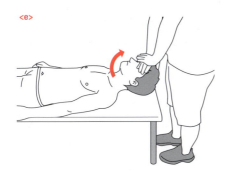

図3●

# 頚部のリズミックスタビライゼーション

　深層筋群の強化と各運動方向の徒手抵抗トレーニングに続いて，得られた筋力を用いてランダムな徒手抵抗を負荷量，運動方向，タイミングを調節しながら加えることで，筋収縮の反応性を引き出す．例として，伸展方向への徒手抵抗から屈曲方向への徒手抵抗へすばやく転換することで，拮抗筋間での収縮のタイミングの適正化や筋収縮力の増強が図れる．頚部には重要な神経系統や血管が存在することから，安全性を考慮して等尺性収縮を用いたリズミックスタビライゼーションとすることが望ましい．

## 👋 一般的な方法　（図4）

① 座位で顎を軽く引いた状態とし，脊柱中間位姿勢を保っておく．補助者は頭部を上からみて時計の0~6時（屈曲-伸展），3~9時（側屈）方向に対しそれぞれ交代に徒手抵抗を加え，頭部が動かないように等尺性に保持させる(a).

② 1~7時，4~10時など，斜め方向に対して交代に徒手抵抗を加え，頭部が動かないように等尺性に保持させる．最終的にランダムな方向の徒手抵抗を加える(b).

## ✂ 誤った方法

① 徒手抵抗に対し，中間位姿勢を保持できない．深層屈筋群の弱化がみられる場合には，頭頚部の伸展がみられる．軽度の徒手抵抗でも中間位姿勢を保持できない場合には，一般的な深層筋群や頚部周囲筋のトレーニングから開始すべきである(c).

② 徒手抵抗の負荷が強すぎる場合や，抵抗方向を交代する速度が急激であると体幹の動揺が強くなったり，頚部痛を誘発したりする場合がある．抵抗負荷量や抵抗方向，速度などを調整し，頚部筋の収縮反応を引き出しながら徐々に難易度を上げていくことが重要である(d).

## 頚部のリズミックスタビライゼーション

<a>
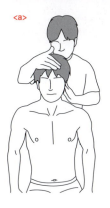 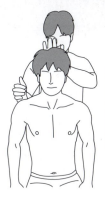 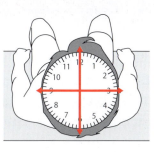

<b>
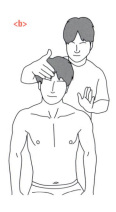 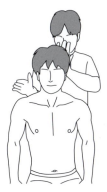 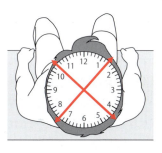

<c>
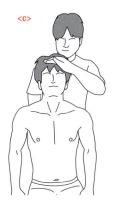

<d>
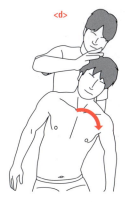

図4◆

頚部の筋力トレーニング

# 頚部と肩甲帯・体幹の協調性トレーニング

　肩甲帯や体幹部は頚部の土台となっており，頚部の安定した筋力発揮には肩甲帯・体幹部との協調性が欠かせない．特に，胸背部では僧帽筋下部線維がヨットの帆のような役割を果たし，頚部の中間位姿勢を保つのに役立っている．体幹部では，胸椎の後弯の増強や腰椎の前弯の消失により，容易に頭部前方位姿勢をとるようになる．このため，頭部から骨盤に至るまでの脊柱全体の静的および動的アライメントを調整しながら，各部位が良好なアライメントで協調的に機能するように強化を図る．

## 🖐 一般的な方法　（図5）

① 両肘支持位で両肩甲骨を後下方へ引き下げ，耳と肩との距離を長く保つようにする．頭部に対して各方向から徒手抵抗を加える．この間，頭頚部から胸部まで中間位姿勢を維持させる（a）．

② プランクポジションで両肩甲骨を後下方へ引き下げ，耳と肩の距離を長く保つようにする．頭部に対して各方向から徒手抵抗を加える．頭部−体幹−下肢が一直線となるように保持する（b）．

③ 同様に，サイドブリッジにて頭部に徒手抵抗を加える．すべてのエクササイズで等尺性課題から開始し，安定性が得られたら求心性および遠心性課題へと進める（c）．

## 🚫 誤った方法

① 徒手抵抗に対し，頭頚部を保持できず頭頚部の伸展がみられる．軽度の徒手抵抗でも頭頚部が伸展する場合，一般的な深層筋群や頚部周囲筋のトレーニングから開始すべきである（d）．

② 体幹を一定姿勢に保持できない．脊柱全体が中間位姿勢を保持できない場合，頚部の筋力トレーニングとは別に体幹の安定化を図るトレーニングを行う必要がある（e）．

98　PART II　部位別筋力トレーニング

## 頸部と肩甲帯・体幹の協調性トレーニング

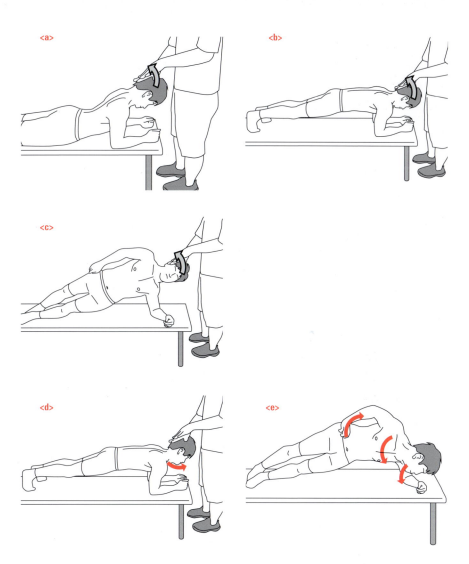

図5

# 頚部の上級トレーニング

スポーツ活動中に頚部に加わる負荷は，主に頭部への外力によって生じる剪断力である．このため，徒手抵抗トレーニングやリズミックスタビライゼーションでは，抗剪断力の強化を主体としている．高負荷に耐える必要のあるコリジョンスポーツや格闘技，モータースポーツなどでは，さらに抗剪断力を強化していく必要がある．上級トレーニングは強度の高いエクササイズとなるため，疼痛や疲労の状態，適切な負荷量の調整など，リスク管理を十分に行うことが重要である．

## 一般的な方法　（図6）

① 四つ這い姿勢でバランスボールに前額部を当てておく．片手を挙上して頭側へ伸ばす．前額部に加わる荷重に対し，頭頚部が動かないように保持する．片手挙上が可能であれば，両手挙上へと進める（a）．
② 四つ這い姿勢でバランスボールに前額部を当てておく．両膝を2〜3cm挙上し，両手両足支持を保持する．前額部に加わる荷重に対し，頭頚部が動かないように保持する（b）．
③ 四つ這い姿勢でバランスボールに前額部を当てておく．両膝を2〜3cm挙上し，両手両足支持を保持する．片手を挙上して頭側へ伸ばす．前額部に加わる荷重に対し，頭頚部が動かないように保持する．片手挙上が可能であれば，両手挙上へと進める（c）．

## 誤った方法

① バランスボール上で頭頚部を保持できない．体幹が動揺して偏位することで，頭頚部への荷重負荷を軽減させるような代償運動がみられる．頚部周囲筋力がこのトレーニングの負荷強度に達しており，かつ体幹部との協調性が得られていなければ，頭頚部の保持は困難である（d）．

## 頚部の上級トレーニング

<a>

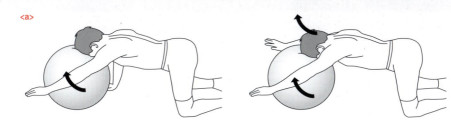

<b>

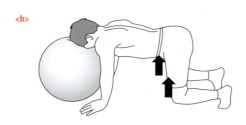

<c>

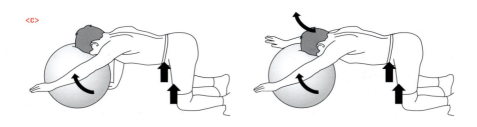

<d>

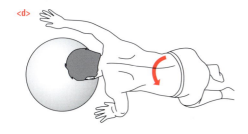

図6◆

## PICK UP EVIDENCE

Schieppati M, et al：Neck muscle fatigue affects postural control in man. Neuroscience 121：277-285, 2003

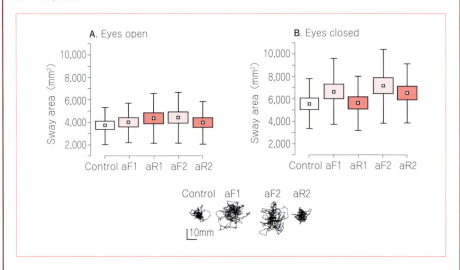

　Schieppatiらは，健常者を対象として，頸部筋の疲労が姿勢制御に及ぼす影響について検証している．筋疲労課題は，5分間の頸部伸展抵抗運動を5分間の休息を入れて2回実施した．開始前(control)，1回目の筋疲労課題後(aF1)，1回目の休息後(aR1)，2回目の筋疲労課題後(aF2)，2回目の休息後(aR2)において，静止立位中の重心動揺を開眼および閉眼条件にて計測した．結果，閉眼条件において頸部伸展筋の疲労に伴う重心動揺の特徴的な変化がみられた．開始前に対して，1回目の筋疲労課題後では約120％，2回目の筋疲労課題後では約130％，重心動揺が有意に増大した．2回目の5分間の休息後では，開始前のレベルまで重心動揺が回復することはなかった．頸部の筋疲労は立位重心動揺を増大させ，平衡機能に影響を及ぼすことが証明された．

### Profile
小山貴之
PT, 日本理学療法士協会認定PT（スポーツ），JSPO-AT，博士（理学療法学）

日本大学文理学部体育学科准教授，日本大学アメリカンフットボール部トレーナー

**PART II** 部位別筋力トレーニング

# 腹筋群の筋力トレーニング

吉田 真

## パフォーマンスへの貢献

　パフォーマンスにおいて，上肢および下肢の筋群は動きを生み出すのに対して，体幹の筋群は体全体の動きを制動し調整する方が多い．例えば，投球動作では，股関節や膝関節でパワーを生み出して，体幹はそのパワーを上肢へ伝達する．投球動作において，体幹における力伝達が効率的になされず遅延すると，その伝達損失分を肩関節外旋角度の増加により補完しようとする．その結果，肩関節には大きな力が余分に発生し，投球障害肩の発生リスクを高めてしまう[1]．また，Saeterbakken ら[2]によると，女子ハンドボール選手を対象に週2回6週間のスタビライゼーションエクササイズを介入したところ，約5%球速の向上が認められた．したがって，体幹で力をいかに効率的に伝達するかは，投球障害を予防するとともにパフォーマンス向上において重要なポイントになる．

## スポーツ外傷・障害との関係

　脊柱の安定性は，他動組織と自動組織を基本的な構造体として，神経系が自動組織を制御することにより得られる．これら脊柱安定化機構のうち，自動組織を構成する筋と神経系の制御による機能不全が，競技特性や競技レベルに応じたアスリート特有の腰痛を招くケースが多い．

　腰痛症患者は，腹筋群を収縮させて筋横断面積を変える能力に劣り，これはトレーニングをしているアスリートにもいえる[3,4]．

　腹筋群の機能レベルの低さは，腰痛発症のみならず，下肢における傷害発生の危険因子になりうる．具体的には，Zazulak ら[5]は，大学アスリート277名を対象に，体幹の神経筋制御能を評価し膝外傷・障害発生について3年間の追跡調査を行った．その結果，女子選手において，体幹の神経筋制御能が低いと約3倍の高さで膝外傷・障害が発生することを報告した．

腹筋群の筋力トレーニング　**103**

## トレーニング方法

アスリートにおける外傷・障害予防と競技力向上のための体づくりは，競技特性や競技レベルを考慮してトレーニング要素を含めたプログラム立案が求められる．パフォーマンスの体軸となる腹筋群の筋力トレーニングでは，大きな力を生み出すパワーよりも，四肢が力強く速い動きを発揮するための土台として繰り返される動作において，脊柱が安定する中間位を保持調節する筋持久力が重要になる．

筋持久力の向上を目的としたプログラミングは，低負荷高回数が基本となる．負荷としてまずは自重から開始し，回数は1セットあたり20回を目安とする．1回あたりの運動持続時間は7〜8秒を上限として，比較的短い持続時間で正しい運動を多回数繰り返す．運動の持続時間が長すぎると，酸素動態が滞り，運動を反復するためのエネルギーが供給されなくなる[6]．腹筋群の筋持久力を向上させるためには，筋収縮時間を長くするよりも，反復回数を増やすことが望ましい．回数は1セット目を最多とし，セット数を重ねるごとに回数を減らす逆ピラミッド形式で設定する．

脊柱を安定化させる方法として，ホローイングとブレーシングの2種類がある[7]（図1）．ホローイングは，ドローインとも呼ばれ，ヘソを脊柱に近づけるようにして腹壁を引き込むように腹横筋を中心に筋を収縮させる方法である（図1a）．ホローイングでは腹腔の体積を減少させる．一方で，ブレーシングは，外腹斜筋，内腹斜筋，腹横筋の3つの筋を同時収縮させて，腹壁全体を硬くする（図1b）．この時，腹腔の形状を変化させることなく3つの筋を均等に収縮させることがポイントであり，腹腔の体積は一定を保つことになる．ブレーシングは腹腔の体積を一定に保ち，ホローイングよりも長い筋長で力発揮がしやすいことから，脊柱の安定性はブレーシングの方が30％ほど効率的である[8]．

また腹筋群は努力性呼気の補助筋として作用する．呼気運動において可能な限り速く吹き出すようにすると，内腹斜筋と腹横筋が高く活動する[9]．

ブレーシング習得の基本エクササイズとして，カール アップ，サイド ブリッジ，バード ドッグの3つがある（図2〜4）[10]．

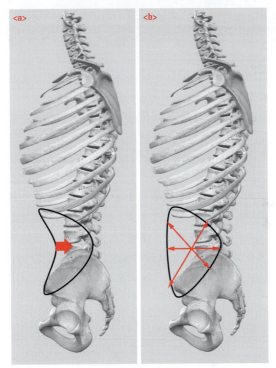

**図1 ◆ ホローイングとブレーシング**
a　ホローイング：ヘソを脊柱に近づけるように，腹壁を引き込むように腹横筋を中心に筋を収縮させる方法．ドローインとも呼ばれる．
b　ブレーシング：外腹斜筋，内腹斜筋，腹横筋の3つの筋を同時収縮させて，腹壁全体を硬くする．この際，腹腔の形状を変化させることなく3つの筋を均等に収縮させることがポイントである．

# カール アップ

　カール アップは，腹筋群の筋力トレーニングにおいて基本となるブレーシングを習得する重要なエクササイズである（図2）．背臥位になり，両手を腰部におき，腰椎は生理的前弯を保つ．初期の段階では，過度な腰椎の前弯を防ぐために両膝を屈曲位とし，次に一方の下肢を伸展位とし，そして両下肢伸展位へと段階的に姿勢を変化させる（図2a）．開始姿勢が整ったら，実際に腹筋群を軽く収縮させて，ブレーシングを行う．ブレーシングをしながら，頭部と両肩を床から少しだけ持ち上げる．ただし頚椎を屈曲させないことが留意点である．頚椎の屈曲やシット・アップのように上体を起こすような腰椎の屈曲運動を伴う動作は，椎間板に対して圧迫ストレスが生じる．腰椎の屈曲運動の反復回数は，脊柱長軸に対する圧迫力の強さよりも大きな負荷となり，腰椎椎間板ヘルニアの誘因となる[11]．発展的な方法として，ブレーシングをしながら深呼吸をする，上肢あるいは下肢を挙上させることにより，ブレーシングを維持すると難易度が高まる（図2b）．

## 🤟 一般的な方法 （図2）

① 背臥位で，両手を腰部にあてる．
② 腹筋群を軽く収縮させて，ブレーシングを行う．
③ ブレーシングをしながら，頭部と両肩を少しだけ持ち上げる（a）．

## 🤟 発展的な方法

① ブレーシングしながら深呼吸をする．
② 上肢あるいは下肢を挙上させる（b）．

## 💬 注意点

① 頭部と両肩を床から少しだけ持ち上げる際に，頚椎を屈曲させない（c）．
② 頭部と両肩を持ち上げる際に，一方の手で床と腰背部のスペースが一定の距離を保っているかを確認しながら，腰椎の過度な前弯が起きていないかを確認する．
③ ブレーシング中，呼吸を止めない．

## カール アップ

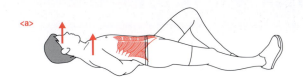

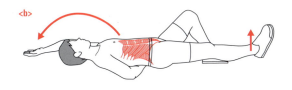

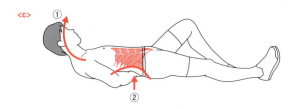

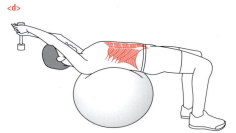

図2←

① 両足を床につけて，体幹をバランスボールにのせる(d)．
② 両手でダンベルを持ち，肘伸展位で肩90°屈曲位を開始肢位とする．
③ ブレーシングをする．
④ ブレーシングをしながら，上肢が床と平行になるまでダンベルを頭の方へゆっくりと下げ，その後，開始肢位に戻す．

# サイド ブリッジ

　サイド ブリッジは，脊柱長軸に圧迫力をかけずに，ブレーシングによる腹筋群の収縮とともに，脊柱の安定化に寄与する腰方形筋や広背筋を活動させるエクササイズである（図3）．開始姿勢は側臥位で膝を90°屈曲位とし，下側になる膝と肘で支持し，下側の肩に上側の手を置く（図3a）．脊柱を中間位のままブレーシングを行い，骨盤を引き上げてブリッジ姿勢になる．留意点は，腰椎前弯の増強や脊柱の側屈を伴うことなく，脊柱中間位を維持するようにブレーシングすることである．次の段階では，膝伸展位で足部を支持点としてブリッジする（図3b）．発展的な方法として，体全体を前後に回転させるとブレーシングを維持する難易度が高まる（図3c）．

### 一般的な方法 1　（図3a）

① 側臥位にて膝を90°屈曲位とし，下側になる膝と肘を支点とする．
② 脊柱を中間位のままブレーシングを行う．
③ 骨盤を引き上げてブリッジ姿勢になる．

### 一般的な方法 2　（図3b）

① 次の段階では，膝伸展位で足部を支持点としてブリッジする．

### 発展的な方法　（図3c）

① 体全体を前後に回転させる．

### 誤った方法　（図3d）

① 矢状面から見たときに，腰椎が過度に前弯している．

## サイド ブリッジ

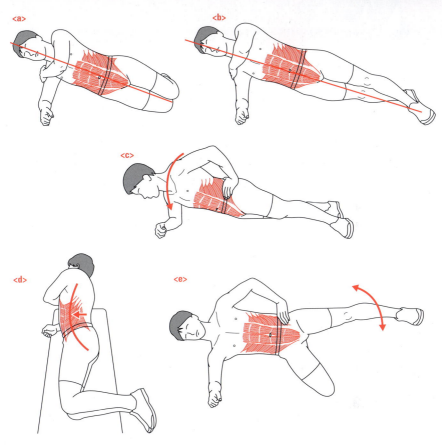

図3◆

（図3e）

① ブレーシングをしたまま体幹と上側の下肢が床と平行になるように挙上する．
② 開始姿勢を崩さないように，ブレーシングを行うとともに，下側の股関節外転筋で体幹の挙上を支える．
③ 上側の股関節をゆっくりと側方挙上（股関節外転）させ，最大挙上位でいったん停止する．その後，ゆっくりと下肢が床と平行になるまで下ろす．

# バード ドッグ

　バード ドッグは，脊柱中間位を保持したまま上肢と下肢の挙上運動を伴うエクササイズである（図4）．開始姿勢は，四つ這い位で，両膝を股関節の下に，両手を肩の下に置き，脊柱の生理的弯曲を保持調整する（図4a）．初期の段階では，開始姿勢でブレーシングを行う．次に，ブレーシングを維持できるようになったら，片手のみを挙上する．手を挙上する際に，体幹を伸展させることなく肩関節の挙上運動となるように留意する．発展的な方法として，上肢の挙上とともに，下肢を伸展挙上させる．支持点を減らし，上肢と下肢を同時に挙上しながら脊柱中間位を維持することにより，ブレーシングの難易度を高める（図4b）．

## 一般的な方法　（図4a）

① 四つ這い位で，両膝を股関節の下に，両手を肩の下に置いて，肩・手・股・膝の4関節で直方体をつくり，脊柱を生理的前弯となるように保持調整する．
② 初期の段階では，開始姿勢でブレーシングを行う．
③ ブレーシングを維持できるようになったら，片手あるいは片脚を挙上する．

## 発展的な方法　（図4b）

① 四つ這い位から上肢と下肢を同時に挙上する．

## 誤った方法

① 四つ這い位になるとき，肩・手・股・膝の4関節でつくった四角形が歪まないように直方体をつくる（図4c）．
② 体幹の伸展，特に過度な腰椎前弯の増強に留意する（図4d）．

110　PART II　部位別筋力トレーニング

## バード ドッグ

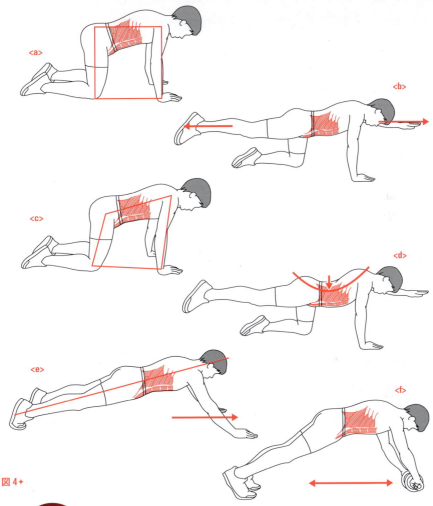

① ハンド・ウォークは，プッシュ・アップを開始肢位として，手を交互に前へ移動させる（図 4e）．
② ローラーを用いて，不安定な条件下でバランスをとりながら，ゆっくりと手を最大限前へ移動させ，その後，ゆっくりと元の位置に戻る（図 4f）．

図 4+

# 応用編

ブレーシング習得の基本エクササイズでは，脊柱への圧迫力を小さくするとともに，重力負荷の影響を軽減するために臥位を基本姿勢とした．段階的なプログラムの展開として，重力負荷が加わる立位を基本姿勢とし，上肢や下肢の動きを伴い腹筋群の活動を刺激するエクササイズを導入することにより，ブレーシングの難易度を高める[12]．上肢の素早い運動は，姿勢動揺に対する体幹安定化のために，腹横筋の収縮が上肢の運動に先行して活動する[13]．このメカニズムを利用して，基本エクササイズを習得した後の応用編として次のようなエクササイズがある．シングル・アーム・オーバーヘッド・プレスは，立位でダンベルを頭上に持ち上げる（図5a）．オーバー・ヘッド・スクワットは，立位でバーを持ったまま頭上に上肢を挙上した姿勢から，スクワットを行う（図5b）．これら2つのエクササイズでは，ブレーシングをしながらの多関節運動であり，ダンベルやシャフトを体幹上部もしくは頭上に持つことで，質量中心は体の上方に位置するため不安定な条件となることからバランス調節の難易度も高まる．ダンベルもしくはシャフトの左右への傾きや回転を制御して体の正中位を保つために腹斜筋群が活動する．また，体幹上部に位置するダンベルやシャフトの重量は，体幹へ軸圧を加えることになるため，この軸圧を緩衝するために腹腔内圧をより発揮する必要がある．

空中動作を想定したトレーニングとして，パワーラックや鉄棒などのバーにぶら下がった状態でブレーシングを行い，体幹を回旋させる，下肢で円を描くように動かす方法もある（図5c）．ハンギング・ヒップ・フレクションは，バーにぶら下がった状態から股関節を屈曲させる（図5d）．さらに負荷を高めたければ，足に重錘バンドを巻く，両足でプレートを挟み体幹や下肢を動かすとよい．

すべてのエクササイズにおいて，ブレーシングを維持して脊柱中間位を保持調節しながら，上肢もしくは下肢の運動となるように留意する．

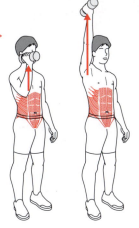
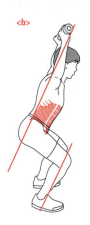
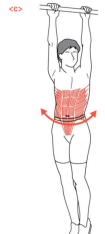
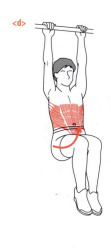

（a）シングル・アーム・オーバーヘッド・プレス
（b）オーバーヘッド・スクワット
（c）ハンギング・トランク・ローテーション
（d）ハンギング・ヒップ・フレクション

図5✦

# PICK UP EVIDENCE

Grenier SG, et al：Quantification of lumbar stability by using 2 different abdominal activation strategies. Arch Phys Med Rehabil 88：54-62, 2007

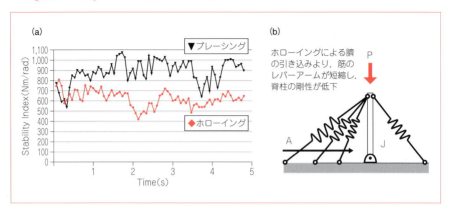

　Grenierらは，健康な男性8名を対象に脊柱の安定性についてブレーシングとホローイングを比較検討した．その結果，ブレーシングは，ホローイングよりも脊柱の安定化指数が32％増加，軸圧が15％増加することを明らかにした(a)．ホローイングは，臍を脊柱側に引き込むことにより筋のレバーアームが短縮し，脊柱の剛性に対する筋の貢献度を減少させてしまう(b)．

### Profile

吉田　真
PT，JSPO-AT，博士(理学療法学)

北翔大学生涯スポーツ学部スポーツ教育学科教授，日本オリンピック委員会情報・医・科学専門部会医学サポート部門部門員，全日本スキー連盟競技本部情報・医・科学部委員

**PART II** 部位別筋力トレーニング

# 背筋群の筋力トレーニング

鈴川仁人・中田周兵

## パフォーマンスへの貢献

体幹の動的安定性に関与する筋群は，グローバル筋とローカル筋の2種類に分類することができる[1]．背筋群では，最長筋や腸肋筋（合わせて脊柱起立筋群），広背筋がグローバル筋に分類され，多裂筋や半棘筋，回旋筋などがローカル筋に分類される．これらが相互に作用することにより，脊柱の安定性が増加し体幹の剛性が高まるとされる[2]．

グローバル筋の中でも広背筋は，投球動作や懸垂動作における大きな力源として重要な役割を有しており，パフォーマンスへの貢献度は高い．投球動作において広背筋は，後期コッキング〜加速期での高い筋活動によって肩関節内旋トルクを発揮しボールに速度を与える[3]．広背筋を含めた肩周囲筋筋力と球速の関連については，いくつかの先行研究によって調査されているが，一定のコンセンサスは得られていない[4〜6]．

一方，ローカル筋の中でも多裂筋は，腰椎−骨盤の安定化機能を有しており，姿勢の制御や筋力発揮の効率化という形でパフォーマンスに貢献している．姿勢の制御に関して，多裂筋は腹筋群のローカル筋（腹横筋，腹斜筋群）と同様に身体への外的もしくは内的な動揺に先行して筋活動を起こすとされている[7]．また，スクワットなどのスポーツ動作において，多裂筋の機能低下は骨盤後傾を誘導するため，大殿筋など股関節伸展筋群が短縮位となり筋力発揮に不利な状態に陥る．さらに大殿筋の一部は多裂筋に筋膜を介して連結しており，大殿筋の筋収縮が起こる際に多裂筋と連動している様子がエコーで観察できることから[8]，多裂筋が大殿筋の筋力発揮効率を向上させる機能を有していることが推察される．

## スポーツ外傷・障害との関係

スポーツ外傷との関係としては，野球の投手において広背筋損傷に関する報告

はいくつか存在する[9~13]．治療方針については，観血的治療を要したという報告もあるが[9]，基本的には保存療法が第一選択とされており，元のレベルへの競技復帰率は高い[10~13]．広背筋損傷の発症メカニズムについては，後期コッキング期から加速期にかけて肩関節回旋運動方向の切り替え（外旋→内旋）のために，広背筋を含めた肩関節内旋筋群に対して高い遠心性負荷が加わることが要因と考えられている．そのため，広背筋の遠心性機能を十分高めることが，外傷・障害予防の観点から重要であるといえる．

　一方，障害との関係では，慢性腰痛症患者において健常者と比較して多裂筋が著明に萎縮していることが報告されている[14]．特に片側性の腰痛患者では，患側の多裂筋の横断面積が有意に低下していると報告され[15, 16]，慢性腰痛症との関連性が示唆されている．多裂筋の萎縮する要因は明らかではないが，椎間板病変や神経根障害，椎間関節包の外傷などによって引き起こされている可能性を示唆する報告が散見される[17, 18]．病期との関連については，腰椎椎間板ヘルニアの急性期群（発症1ヵ月以内）に比べて亜急性期群（発症3ヵ月以降）で多裂筋の萎縮が著明であったとの報告[19]から，多裂筋の萎縮は原因因子というよりも結果因子として捉える必要があることを示唆している．しかし，多裂筋の機能低下が残存している場合には，スポーツ動作時に腰椎の生理的前弯位が保持できず，ヘルニア症状の増悪因子になりかねないため，スポーツ復帰に向けたリハビリテーションにおいて，多裂筋機能の回復を十分評価する必要がある．エコーにおいて多裂筋の筋厚を評価する方法も報告されている[20]．

　我々は剪断波エラストグラフィ（SWE）技術搭載の超音波画像診断装置（AixPlorer, SuperSonic Imagine 社製）を用いて，腰椎分離症患者の硬性コルセット除去直後の多裂筋の組織弾性を評価した（図1）．その結果，健常者に比べて腰椎分離症患者では，安静時および股関節伸展運動中の多裂筋の組織弾性が低値を示す傾向があり，特に多裂筋表層線維の収縮能低下を示唆した所見が認められた．多裂筋表層線維は，四肢の運動に際して姿勢を安定化する機能を有していると報告されているため[7]，腰椎分離症に対するリハビリテーションにおいては，骨癒合の確認と合わせて多裂筋による姿勢安定化機能を十分評価する必要があると考えている．

## トレーニング方法

　広背筋トレーニングでは，肩関節伸展と肩甲骨下方回旋を両立させることが重

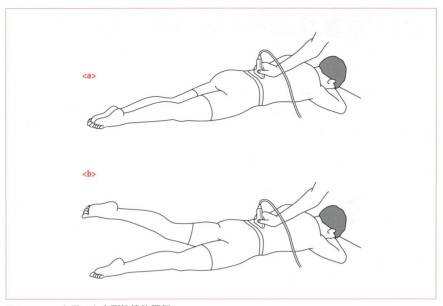

**図1 ◆ エコーを用いた多裂筋機能評価**
a　腹臥位・安静時，b　腹臥位・股関節伸展運動時

要である．肩関節伸展運動が優位となると三角筋後部線維が主動作筋となってしまうため，必ず肩甲骨下方回旋が同時に行われているか確認しながら行う．また，過度な腰椎伸展や肩甲骨挙上などの代償が出現しないよう意識させる．

　多裂筋トレーニングでは，腰椎の生理的前弯の保持を常に意識させることが重要である．その際に，高負荷のトレーニングでは脊柱起立筋などグローバル筋の活動が優位となってしまうため，軽～中等度の負荷のトレーニングが効果的である．効果的な多裂筋トレーニングを行うには，①多裂筋の適切かつ効率的な収縮を得ること(グローバル筋優位とならないこと)，②腹横筋など腹筋群のローカル筋との共収縮を得ること，③腰椎の生理的前弯を維持した状態で四肢運動を獲得すること，を段階的に進めていく必要があり，そのためにはメニューの選択や難易度の調整が求められる．

# 懸垂運動

　バーにぶら下がり，あごを引いた状態で肩甲骨内転・下方回旋を意識して身体を引き上げる．あごが上がったり肩甲骨が挙上したりしないよう注意する．上級者は，両膝の間にタオルなどを挟み，股関節・膝関節屈曲位で行う．

## 一般的な方法　（図2）

① あごを引いた状態で肩甲骨内転・下方回旋を意識して行う．
② あごが上がったり肩甲骨が挙上したりしないよう注意する．

118　PART II　部位別筋力トレーニング

懸垂運動

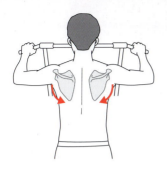 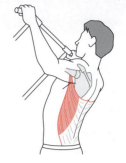

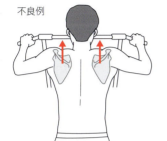
不良例

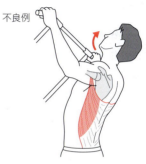
不良例

図2◆

上級者向け

① 上級者は，両膝の間にタオルなどを挟み，股関節・膝関節屈曲位で行う．

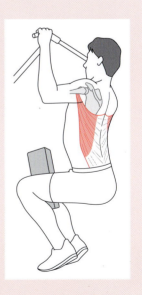

背筋群の筋力トレーニング 119

# ラットプル ダウン

　シートの位置を調整し（足裏が床につき，膝関節が90°になるように），肩幅よりもやや広めにバーを持つ．胸を張って肩甲骨の内転・下方回旋を意識してバーを胸のあたりまで引く．腕で引く意識だと肩関節伸展が優位になり，三角筋後部線維が主動作筋となるため，広背筋のトレーニング効果は減少してしまう．肩甲骨が挙上したり腰椎伸展が増強したりしないよう注意して行う．

## 一般的な方法 （図3）

① 肩甲骨の内転・下方回旋を意識してバーを胸のあたりまで引く．
② 腕で引く意識だと肩関節伸展が優位になり，三角筋後部線維が主動作筋となるため注意する．
③ 肩甲骨が挙上したり腰椎伸展が増強しないよう注意する．

## ラットプル ダウン

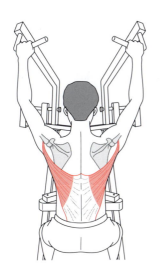
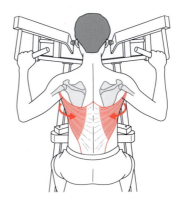

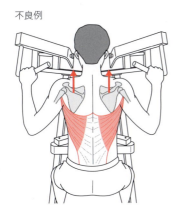
不良例

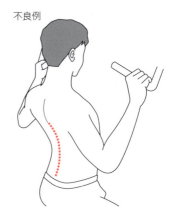
不良例

図3

# ワンハンド ローイング

　片手・片足をベンチに乗せ，体幹は正中位に保つ．体幹側屈や回旋に注意して行う．肩甲骨内転・下方回旋を意識して，ダンベルを側腹部近くまで持ち上げる．肩関節伸展筋や肘関節屈曲筋が優位とならないよう注意する．

## 一般的な方法　（図4）

① 片手・片足をベンチに乗せ，体幹は正中位に保つ．体幹側屈や回旋に注意して行う．

② 肩甲骨内転・下方回旋を意識して，ダンベルを側腹部近くまで持ち上げる．

③ 肩関節伸展筋や肘関節屈曲筋が優位とならないよう注意する．

## ワンハンド ローイング

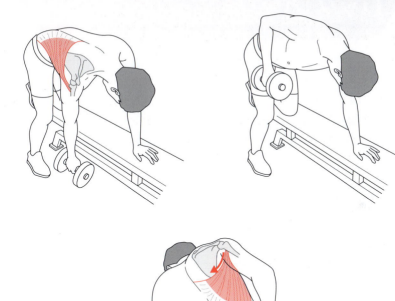

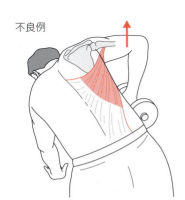

不良例

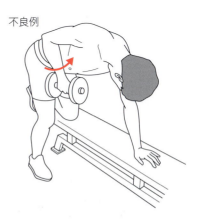

不良例

図4◆

# ロック バック

　四つ這い位となり，腰椎を生理的前弯位に保持しながら股関節屈曲・伸展を繰り返すことで，下部体幹(腰椎)の固定力を獲得させる．股関節運動に伴って背中が丸くならないよう注意する．上級者は，殿部でバランスボールを壁に向かって押し込み，さらに上肢を挙上したり両膝を浮かせたりする．

### 🖐 一般的な方法　（図5）

① 四つ這いの姿勢から股関節を屈曲していく．
② 常に腰椎の生理的前弯を保持するよう意識し，背中が丸くならないようにする．

① 上級者は，殿部でバランスボールを壁に向かって押し込み，さらに上肢を挙上したり両膝を浮かせたりする．

# ロック バック

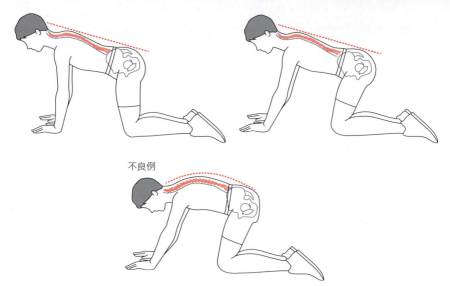

不良例

 図5

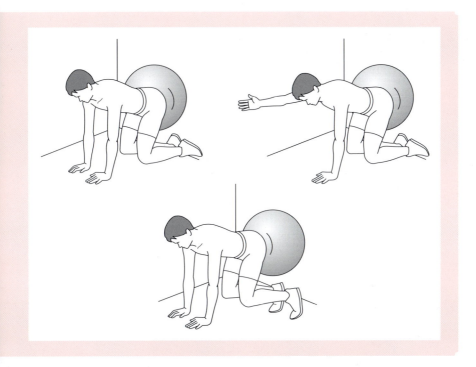

背筋群の筋力トレーニング

# バード ドッグ

　四つ這い位となり，まずは片側の下肢を挙上（伸展）させる．その際に，下肢を床と平行の高さまで挙げることを目標とするが，骨盤の回旋や腰椎の過度な伸展などの代償動作が生じる場合には，腰椎の生理的前弯を保持できる範囲で下肢を挙上させる．その次の段階として，対側の上肢を床と平行の高さまで挙上させる．このエクササイズによって，下肢挙上側の多裂筋の筋活動が高まる[21]うえに，腹筋群と背筋群それぞれのローカル筋の共収縮が獲得できるとされている[22]．上級者には，バランスディスクなど不安定面で行ったり，体幹を固定したまま上下肢を動かしたりさせる．

## 一般的な方法　（図6）

① 四つ這い位となり，片側の下肢と対側の上肢を床と平行の高さまで挙上させる．

② 骨盤の回旋や腰椎の過度な伸展などの代償動作に注意する．

## バード ドッグ

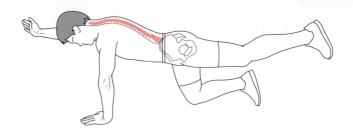

図 6 ◆

 上級者向け

① 上級者は，バランスディスクなど不安定面で行ったり，体幹を固定したまま上下肢を動かしたりする．

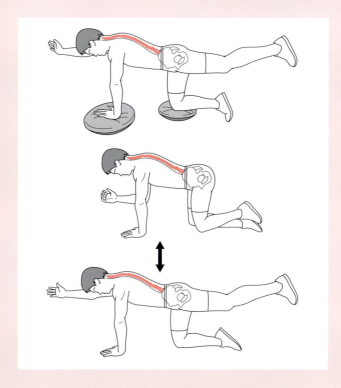

背筋群の筋力トレーニング　127

# ブリッジ エクササイズ

　背臥位となり足を肩幅に広げ，両膝を立てた状態を開始肢位とする．腹部を軽く引き込むように意識した状態で殿部を床から持ち上げて，肩−股関節−膝関節が一直線になったところでキープする．この際に，腰椎を過度に伸展しないよう注意する．さらに負荷を上げる方法としては，片脚を挙上し肩−股関節−膝関節−足関節が一直線になるようにキープする．このエクササイズによって，背筋群のローカル筋とグローバル筋の共働収縮が獲得できるとされている[21]．さらに，腰椎−骨盤に対して回旋負荷が生じ腹斜筋群の筋収縮を獲得できるうえに，股関節伸展筋群(特に大殿筋)の高い筋活動を引き出すことができる．

## 一般的な方法 （図7）

① 背臥位となり，足を肩幅に広げ両膝を立て，殿部を床から持ち上げて，肩−股関節−膝関節が一直線になったところでキープする．

128　PART II　部位別筋力トレーニング

## ブリッジ エクササイズ

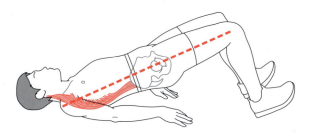

図7+

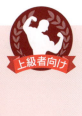

① 上級者は，片脚を挙上させる．

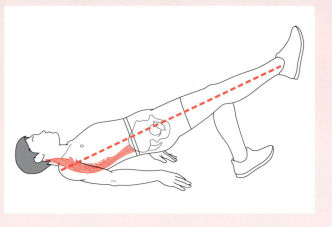

背筋群の筋力トレーニング

# ボックス・ステップアップ

　30cm 程度の高さのボックスに片脚を乗せ，体重を前方に移動させながらボックスに上がり，片脚立ちの状態でキープする．片脚をボックスに乗せた際の確認すべき点として，後方からは骨盤が床と平行であることと体幹が直立しているか（側屈していないか），側方からは骨盤が後傾し腰椎が屈曲していないかを確認する．ボックスに上がる段階では，重心を十分に前足に移動させて股関節伸展筋の収縮を意識しながら前上方に体を持ち上げていく．その際には，膝を後方に引くことで重心を前方に移動させていないか，腰椎が屈曲したり体幹が側屈したりしていないかを注意する．さらに，重りを胸に抱えたり開始位置をボックスからやや遠ざけたりすることで負荷や難易度を上げる方法がある．

## 🖐 一般的な方法 　（図 8）

① 30cm 程度の高さのボックスに片脚を乗せ，体重を前方に移動させながらボックスに上がり，片脚立ちの状態でキープする．
② 骨盤が後傾し腰椎が屈曲してしまわないように注意する．

130　PART II　部位別筋力トレーニング

## ボックス・ステップアップ

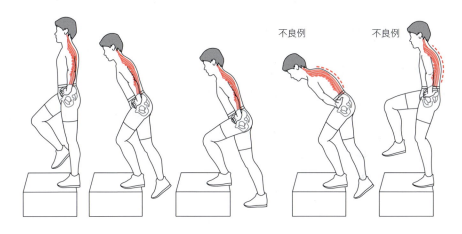

不良例　　不良例

図8◆

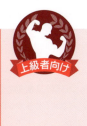

① 上級者には胸に重りを抱えさせる．

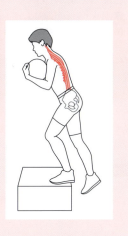

背筋群の筋力トレーニング　131

## PICK UP EVIDENCE

Okubo Y, et al：Electromyographic analysis of transversus abdominis and lumbar multifidus using wire electrodes during lumbar stabilization exercises. J Orthop Sports Phys Ther 40：743-750, 2010

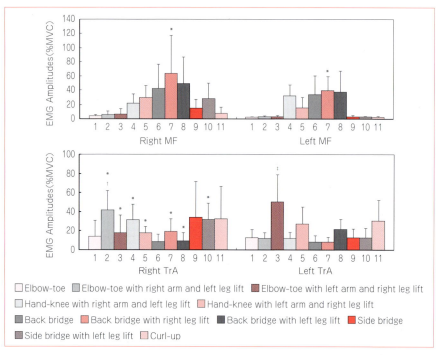

　Okuboらは，一般的に行われている11種類の体幹安定化エクササイズ中の体幹筋活動を調査した．その結果，多裂筋の筋活動が高いエクササイズはブリッジエクササイズ（グラフ内の6〜8）とバードドッグエクササイズ（グラフ内の4, 5）であったと報告した．また，バードドッグエクササイズは腹横筋の筋活動も高いことが示された．この結果より，大久保[22]はブリッジエクササイズは背筋群の共収縮を獲得するのに有効であり，バードドッグエクササイズは腹筋・背筋群の共収縮を獲得するのに有効であると考察している．

### Profile

鈴川 仁人

PT，修士（保健医療学），日本理学療法士協会専門PT（運動器），日本理学療法士協会認定PT（スポーツ），JSPO-AT

横浜市スポーツ医科学センターリハビリテーション科科長

**PART II** 部位別筋力トレーニング

# 骨盤底筋群の筋力トレーニング

成田崇矢

## パフォーマンスへの貢献

　1）骨盤底筋群：四肢の運動に先行して骨盤底筋群が活動する[1]ことや骨盤底筋群は腹横筋とシナジー関係にある[2]と報告されていることから，運動時の体幹部の安定性に寄与していると考えられる．しかしながら，骨盤底筋群のパフォーマンス時の評価は困難であり，パフォーマンスへの影響は明らかになっていない．

　また，骨盤底筋のトレーニングを出産前に行うと尿失禁のリスクが50%，出産後に行うと35%低下すると報告されており[3]，運動中の腹圧性尿失禁を防ぐ機能を担っている．

　2）腰方形筋：両側性に働くと腰椎を伸展，片側性に働くと体幹の同側側屈，収縮側の骨盤を持ち上げる作用[4]があり，抗重力位では主に体幹，骨盤部の側方方向の安定性を担っている．

## スポーツ外傷・障害との関係

　1）骨盤底筋群：ジャンプ，着地動作とバルサルバ法を行っている場合を比較した場合，ジャンプ，着地動作の方がバルサルバ法よりも腹腔内圧(intra-abdominal pressure：IAP)は高く，骨盤底に大きな圧力をかける．アスリートは，トレーニング中にIAPの増加に継続的にさらされるため，腹圧性尿失禁(stress urinary incontinence：SUI)のリスクが高くなる[5]．

　2）腰方形筋：他の筋の傷害と同様に，長時間の同姿勢，アライメント不良は筋損傷や障害につながる．また，腰方形筋損傷のリスクとして脚長差があげられる[6]．

## トレーニング方法

　これから紹介するトレーニングをする際には，骨盤帯や腰痛が出現しないように注意して行う．

### ◆骨盤底筋群

### 随意収縮

　骨盤底筋群のエクササイズをする際には，随意収縮をコントロールできることが重要である．前述したように，骨盤底筋群は腹横筋とシナジー関係にあるため，腹横筋を軽く収縮（ドローイン）をした状態で行うと収縮が起きやすい．また，他のトレーニングと同様に骨盤底筋群のトレーニングにおいてもトレーニング姿位を考慮することは重要である．背臥位と比較し，立位では3〜5倍，骨盤底筋群の活動が高まり，腰椎後弯位（hypo-lordosis）は，過剰な腰椎前弯位（hyper-lordosis）や中間位（normal）と比較し，筋活動が高いことが報告されている[7]．また，呼吸を止めた状態よりも，強制呼気時の方が筋活動は高まる[7]ことを考慮し，トレーニング姿位や方法を選択するとよい．

　アスリートに，肛門や腟を閉じて，排便や排尿を止めることを想像してもらい，骨盤底筋を前部と後部に分けて随意的に収縮する．この時のポイントは全力で行うのではなく，30%程度の力で行うことである．また，過度な収縮は，不快感や他の筋の過剰な収縮につながるため，注意が必要となる．

① 速い収縮：主に骨盤底筋群の賦活化が目的となる．
　・筋の収縮と弛緩を10回程度繰り返す．この時，持続収縮は促さない．
② 遅い収縮：筋の持久力と強さ向上が目的となる．
　・筋を10秒間収縮した後，完全にリラックスする．これを10回程度繰り返す．持続時間を徐々に伸ばしていくことも効果的である．

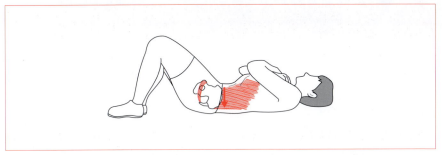

**図1◆ドローイン**
息を吐きながら，腹部を凹ます．この時，他の腹斜筋部が収縮しないように，30％程度の力で行うと良い．また，やり方がわからない者は，1m先の目標物に持続的に息を吹きかけることを指示すると，自然に腹横筋の収縮を促すことが可能である．

**図2◆骨盤底筋群エクササイズの1例（骨盤後傾位でのアーム カールトレーニング）**
重りを持ち上げる際，息を吐きながら，腹部を凹ませ，腹横筋を収縮させて行うと効果が高まる．

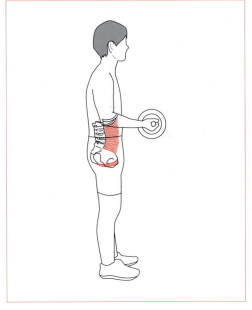

## ◆骨盤底筋群
# 骨盤後傾エクササイズ/ボール潰しエクササイズ

### 🖐 一般的な方法　（図3）

① 骨盤底筋群を30％程度の収縮を意識しながら骨盤を後傾させる（a）．その際，骨盤底筋群の後方から前方へ収縮部を変化させながら行うとよい．

### 🖐 発展的な方法

① 股関節のポジションを変え，ささまざまな位置での練習も効果的である（b）．さらに，臥位で収縮感をマスターしたら，立位で壁に寄りかかり同様の運動をするとより効果的である．

### 🖐 一般的な方法　（図4）

① 腹横筋を収縮し，内転筋でボールを軽く挟みながら，骨盤底筋群を30％程度収縮させる．ボールを軽く挟む時には，大腿遠位では無く大腿近位内側を意識して挟むと良い．

## 骨盤後傾エクササイズ / ボール潰しエクササイズ

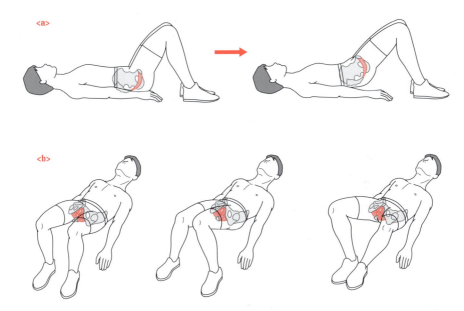

**図 3**
左：股関節中間位．中央：股関節内旋位．右：股関節外旋位

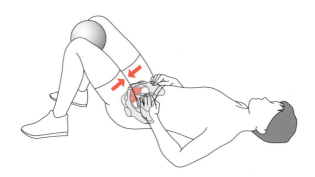

**図 4**

骨盤底筋群の筋力トレーニング　137

◆腰方形筋

# サイド ブリッジ

　床に横になり，腕を伸ばして，上半身を地面から持ち上げ，保持する．保持することが目的のため，主に筋持久力が改善する．さらに上方の下肢を外転することで負荷が高まる．また，この方法は腰方形筋だけでなく，下方側の体幹筋群の共働収縮である（図5）．

## 一般的な方法　（図5）

① 体幹を一直線上に保持し，支持側の股関節は外転位で保持する（a）．

## 誤った方法

① 支持側の股関節が内転位にある場合，上肢の筋活動が高まり，腰方形筋の活動は小さくなる（b）．

② 股関節屈曲位，骨盤が後方に回旋する場合，腹筋群の活動が高まる（c）．

サイド ブリッジ

<a>

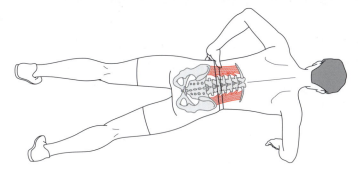

<b>

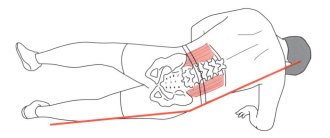

<c>

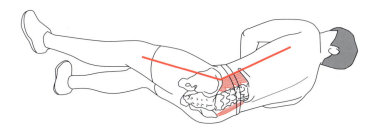

図 5 ◆

骨盤底筋群の筋力トレーニング　139

# 横向き両下肢上げ

　側臥位から両下肢を床に浮かすように上げることを繰り返す．特に骨盤の安定性を高めたい場合有効である．前方線維を意識する場合，体幹部をより屈曲位，後方線維を意識する場合より伸展位で行うとよい(図6)．

## 🖐 一般的な方法　(図6)

① 体幹，股関節を一直線上にして骨盤部から挙上するように両下肢を挙上させる(a)．

## ✋ 誤った方法

① 股関節を中心に挙上すると腰方形筋の活動は少なくなる(b)．
② 体幹伸展が強いと背筋群の活動が高くなる(c)．

## 横向き両下肢上げ

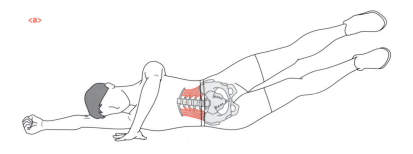
&lt;a&gt;

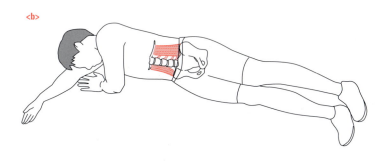
&lt;b&gt;

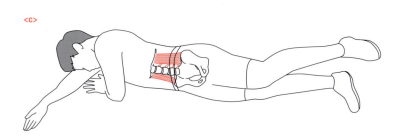
&lt;c&gt;

図6

# ダンベルサイドベンド

より強い負荷をかけ筋力向上を図りたい場合には有効なエクササイズである．重りを持った反対側の腰方形筋が強化される．特に腰椎の動きを伴うため可動性の向上と動きを伴ったモーターコントロールエクササイズにもなる．重りを持った側へゆっくり下ろしていくと遠心性収縮トレーニング，挙げていく際には求心性収縮トレーニングになるため，選手の運動様式を考え，両方の要素を入れながらエクササイズを行うとよい（図7）．

## ダンベルサイドベンド

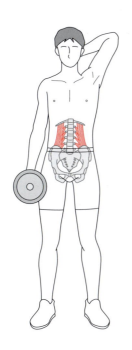
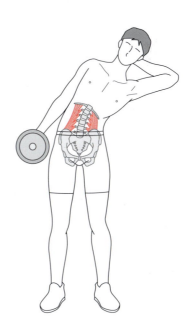

図7+

骨盤底筋群の筋力トレーニング

# PICK UP EVIDENCE

Dias N, et al：Pelvic floor dynamics during high-impact athletic activities：A computational modeling study. Clin Biomech 41：20-27, 2017

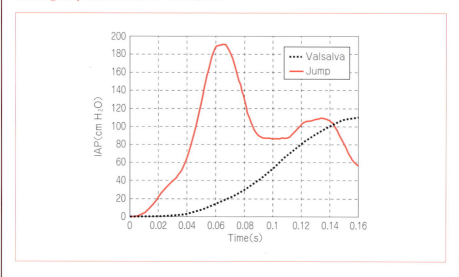

　Diasらは，高解像度MRIスキャンにより骨盤モデルを開発し，バルサルバ法とジャンプ着地動作とバルサルバ時の骨盤底筋への負荷をシミュレーションにより検討した．結果，バルサルバ法と比較し，ジャンプ着地時の方が骨盤底への圧が高いことが明らかになった．このことから，骨盤底筋に障害がある場合，ジャンプ着地動作はリスクになると結論づけている．

## Profile

成田崇矢
PT，JSPO-AT，博士(スポーツ科学)，NSCA-CSCS

桐蔭横浜大学スポーツ健康政策学部スポーツテクノロジー学科教授，日本水泳連盟医事委員・科学委員，日本オリンピック委員会強化スタッフ

**PART II** 部位別筋力トレーニング

# 肩関節インナーマッスルと肩甲骨周囲筋の筋力トレーニング

堀　雅隆・松岡俊介・村木孝行

## パフォーマンスへの貢献

　スポーツ動作においては，投球動作やテニスのサーブなど，オーバーヘッド動作を行うスポーツで肩関節の筋力は重要である.

　オーバーヘッド動作を行う際には，肩甲骨周囲筋群・腱板筋群・それ以外の肩関節周囲筋群(三角筋・広背筋・大胸筋・大円筋など)の協調的な運動が要求される．さらに，体幹・下肢で生成された力を上肢まで効率的に伝達するための，肩甲胸郭関節や肩甲上腕関節の運動およびそれらを動かす筋群の筋力が必要となる.

　オーバーヘッドスポーツのうち，投球動作はワインドアップ・ストライド・コッキング・加速・減速・フォロースルーの6つの相に分類することができる[1].　バレーボールのスパイク動作や，テニスのサーブ動作など他のオーバーヘッドスポーツにおいても，コッキングからフォロースルーまでの動作は共通した肩関節運動になる．オーバーヘッドスポーツの筋活動に関する報告によると，投球動作では，コッキング期，加速期，減速期に各筋の活動のピークが生じている[2].　バレーボールのサーブ動作・テニスのサーブ動作でも同様に，コッキング期・加速期において肩関節周囲筋の非常に高い筋活動が認められる[3,4].

　コッキング期においては，棘上筋・棘下筋を中心とした腱板の筋活動が高い.これは，素早い外旋により生じる上腕骨頭の前方変位に対して腱板の張力により上腕骨頭の変位を制動するためである．また，前鋸筋もこの位相で筋活動が高く，重要な肩甲骨の上方回旋や内転および外転に大きく寄与している．一方で，加速期には肩甲上腕関節の内旋筋である，肩甲下筋・大円筋・大胸筋・広背筋の筋活動が高くなる．さらに，ボールリリース後は僧帽筋の遠心性収縮が高まり，上肢運動の制動に働く．これらの筋の活動により，下肢・体幹により生成された力を利用して，強力な肩内旋トルクを発生することが可能となり，高いスポーツ

肩関節インナーマッスルと肩甲骨周囲筋の筋力トレーニング　　**145**

パフォーマンスを発揮することが可能となる．

## スポーツ外傷・障害との関係

オーバーヘッドスポーツでは，肩関節の痛みが問題となることが多い．本来であれば，体幹・下肢により生成された力を上肢へ効率的に伝達することが望ましい．この下肢から上肢まで生じる各セグメントの協調的な運動は運動連鎖(kinetic chain)と呼ばれている[5]．肩甲胸郭関節の機能低下が生じると，この体幹から上肢にかけての運動連鎖が破綻する．運動連鎖の破綻により特定の組織への過剰なストレスが生じると，結果的に肩関節に痛みを生じると考えられている[6]．痛みの原因は，組織への過剰な圧迫ストレスにより生じるものと，過剰な牽引ストレスが原因となって生じるものの2種類が存在する．

圧迫ストレスにより生じる肩関節障害の代表的な例としては，インピンジメント症候群が挙げられる．インピンジメント症候群は肩峰と上腕骨頭の衝突により生じる肩峰下インピンジメントと，関節窩後上縁と上腕骨頭が衝突して生じる関節内(インターナル)インピンジメントの2種類に大別することができる．肩峰下インピンジメントは肩関節の外転運動，あるいはそれに回旋運動が組み合わされることで生じ，肩峰下滑液包や腱板の炎症の原因となる．インターナルインピンジメントは肩関節の水平外転が生じた際に肩甲骨の外旋(内転)・上方回旋・後傾が減少することで助長され，上方関節唇損傷 superior labrum anterior and posterior lesion (SLAP 損傷)や腱板断裂の原因となる[7, 8]．

SLAP 損傷は牽引ストレスによっても生じる障害である．肩甲上腕関節における過剰な外旋により，上腕二頭筋長頭腱が捻れて牽引され，上腕二頭筋長頭腱と連結している上部の関節唇が剥がれる SLAP 損傷が生じる．

以上の障害を予防するためには，オーバーヘッド動作における肩甲上腕関節のみの過剰な圧迫ストレスや牽引ストレスを減少させることが必要と考えられる．

肩峰下インピンジメントに関する検査が陽性である者は，前鋸筋・僧帽筋下部線維の筋活動が低下している[9, 10]．さらに，僧帽筋上部線維に対して，僧帽筋の下部線維の筋活動が低下しているとの報告もある[11]．前鋸筋・僧帽筋下部線維は，僧帽筋上部線維と共同して肩甲骨の上方回旋に寄与しており，これらの筋の活動が減少し，投球時に肩甲骨上方回旋角度が不足すると，肩甲上腕関節に加わるストレスが増大する可能性がある．

このような肩甲胸郭関節の機能低下に着目して，肩甲骨周囲筋の筋力増強訓練

を4〜8週間行った結果，肩甲骨の運動や筋活動が向上し，機能障害も改善したという報告が多数ある[12〜15]．そのため，肩甲骨周囲筋の筋活動のバランスを修正することは，インピンジメント徴候が陽性となる選手の疼痛改善に重要な役割を担っている．

さらに，ラグビーなどのコンタクトスポーツでは，肩関節が外転，外旋位を強制されることで肩関節の前方脱臼が生じる．脱臼の際に前方の関節唇損傷を合併することで，肩関節における前方の構造的な安定性が損なわれる．その構造的破綻により，一度肩関節を脱臼すると，再脱臼を生じやすくなることが広く認識されている．再脱臼予防の戦略として，脱臼の際に損傷しやすい前方の関節唇の表層に付着する肩甲下筋の筋力増強を図る．過去の報告では肩甲下筋腱の張力の増大により肩関節の前方の安定性を得られることが示されている[16]．そのため，肩関節脱臼を生じ，関節唇の損傷を伴う症例においては，再脱臼予防のために肩甲下筋の筋力トレーニングを実施する．

## トレーニング方法

以下に実際のトレーニング方法について紹介する．選択的に腱板筋・肩甲骨周囲筋をトレーニングする運動と肩甲上腕関節・肩甲胸郭関節を複合的にトレーニングする訓練方法に分けて述べる．

# Empty can エクササイズ

　肩関節の挙上運動である．肩関節内旋位で上肢挙上させることで，棘上筋だけでなく棘下筋もトレーニングすることができる[17]．棘上筋を選択的にトレーニングしたい場合は母指を上にして行う(full can エクササイズ)．ゴムバンドやチューブがない場合は500g〜1kg程度の軽い重錘などを用いてもよい．負荷が強すぎると，棘上筋や棘下筋ではなく三角筋や僧帽筋上部線維の活動が大きくなり過ぎる場合があり，肩甲骨の過度な挙上や体幹の反対側への側屈が生じないように負荷を調整する．

## 一般的な方法　(図1)

① ゴムバンドを同側の足に巻く，あるいは足で踏んで固定する(a)．
② 親指を下にし，小指を上にした状態でゴムバンドを握る．
③ 肩関節をやや水平屈曲させた位置(肩甲骨面)から90°まで挙上する．

## 誤った方法

① 僧帽筋上部線維の代償による肩甲骨の挙上(b)
② 体幹の側屈による見かけ上の肩関節外転(c)

## Empty can エクササイズ

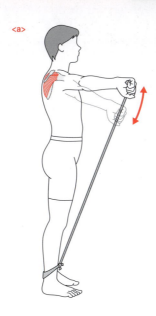

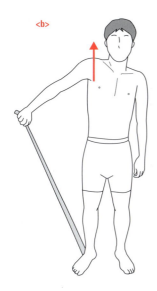
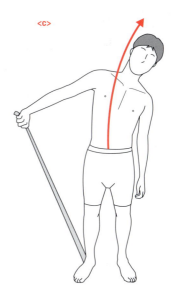

図1
肩関節インナーマッスルと肩甲骨周囲筋の筋力トレーニング

# Belly press エクササイズ

　ゴムバンドを用いて肩関節を内旋させる運動であり，内旋筋群の中でも肩甲下筋を優位に活動させることができるトレーニングである[18]．セラバンドを引く際には，肘を後ろに引いて肩関節の伸展運動で代償したり，肘の屈伸で代償したりすることがないように，肘の位置と角度を一定にして行うように注意する（図2a）．また，肩甲骨の外転による代償運動を避けるため，肩甲骨を内転させ，少し胸を張った状態で行う（図2b）．ゴムバンドがない場合はトレーニング側の手と腹部の間にゴムボールを挟み，そのボールを押すことで肩関節の内旋運動を行う．

## 一般的な方法　（a）

① ゴムバンドを臍の高さで柱などに縛って固定させ，その反対側を握る．
② 臍の位置から拳1～2個分前に手を位置させ，前腕，手関節は中間位に維持する．
③ ゴムバンドを握った手を臍に押しつけるように手前に引き，肩関節を内旋させる．

## 誤った方法

① 肩関節の伸展（c）
② 肩甲骨の外転（d）

# Belly press エクササイズ

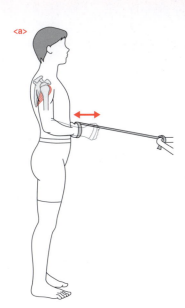

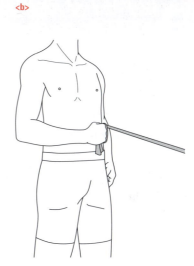

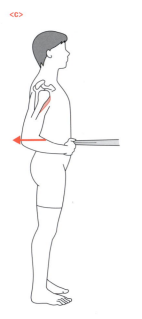

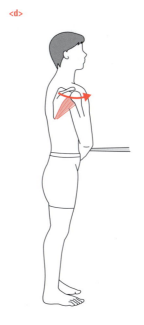

図2

肩関節インナーマッスルと肩甲骨周囲筋の筋力トレーニング

# 腹臥位外転位外旋

　腹臥位になり，肩関節外転位で上腕を外旋する運動である．外転位での外旋運動は小円筋を収縮させることに適している[19]．肩甲棘の長軸上に上腕骨が位置するように肩関節を100〜120°程度外転させるが，各競技のオーバーヘッド動作を想定してそれに近い位置にするとよい．手が床に着いた状態から前腕をできるだけ高く持ち上げることで肩関節を外旋させる．また代償的に肩甲骨が下制や下方回旋しないよう注意する．自重で外旋が最終域まで行える場合は500g〜1kgの重錘を把持して行う．反対に自重で外旋が行えない場合は介助者に外旋してもらい，外旋最終域を保持するようにする．

### 一般的な方法 （図3a）

① 腹臥位になり，トレーニング側の肩関節を100〜120°外転させる．
② 肘関節を90°に屈曲させ，肘を支点にして肩関節の外旋を行う．
③ この時に肘が尾側に動き，肩関節が内転しないように注意する．

### 誤った方法

① 肘関節の屈曲（b）
② 肩関節の内転（c）
③ 肩甲骨の下制と後傾（d）

① 肘を浮かせた状態で代償動作が生じないよう行う（e）．
② 上腕二頭筋による肘関節屈曲の代償動作を抑制するため，チューブで肘関節伸展位を保持した状態のまま外旋動作を行う（f）．

腹臥位外転位外旋

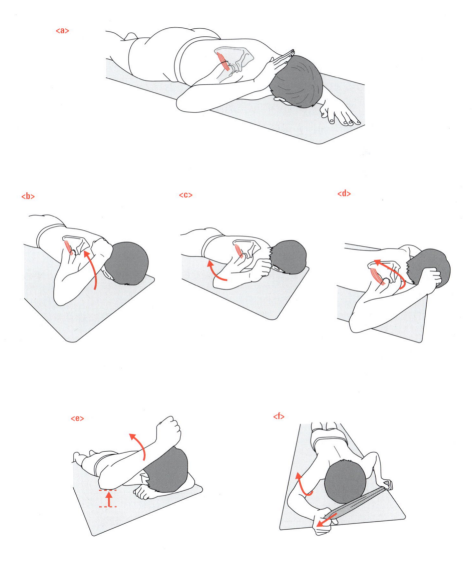

図3◆

肩関節インナーマッスルと肩甲骨周囲筋の筋力トレーニング 153

# 腹臥位屈曲エクササイズ

　腹臥位で肩関節外転位から抗重力に屈曲を行う運動である．肩関節を145°程度外転させ，僧帽筋の下部線維の線維方向に上肢を挙上する．肩甲骨を後傾するよう誘導することで僧帽筋下部線維を最も活動させることができる[20]．僧帽筋下部に筋力低下があると，肩甲骨を後傾位で保持しておけないため，上肢の挙上範囲が小さくなる．また，肩関節の内転，肘関節の屈曲といった代償運動が生じるので注意する．自重で屈曲が最終域まで行える場合は500g〜1kgの重錘を把持して行う．反対に自重で屈曲が行えない場合は介助者に屈曲してもらい，屈曲最終域を保持するようにする．

## 一般的な方法　（図4）

① 腹臥位になり，トレーニング側の肩関節を145°程度外転させる（a）．
② 肘関節を伸展させ，母指を上に向けた状態で肩関節を屈曲（上肢を挙上）する（b）．
③ この時に肩関節が内転したり，肘関節が屈曲したりしないように注意する．

## 誤った方法

① モーメントアームを短縮させるような，肘関節の屈曲（c）
② 肩関節の内転（d）

## 腹臥位屈曲エクササイズ

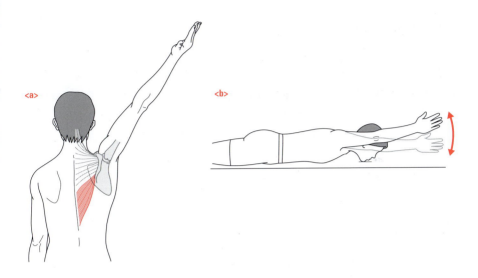

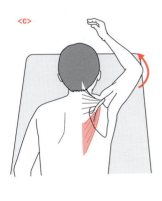

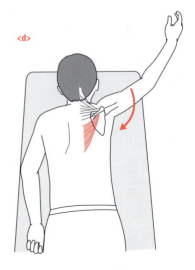

図4 ◆

肩関節インナーマッスルと肩甲骨周囲筋の筋力トレーニング

# Push up plus

　腕立て伏せの肢位で行う肩甲骨の内転・外転運動である．腕立て伏せの開始肢位から肩甲骨だけを外転させることで前鋸筋の活動を高めることができる[21]（図5a）．前鋸筋に筋力低下があると，肩甲骨が十分に外転できず，肩甲骨内側縁が背部に浮き上がってみえる（翼状肩甲）．前鋸筋の筋力低下がある場合は四つ這い位となり，負荷を軽くして行う（図5b）．バランスクッションなど不安定なものの上に手を置いて行う方法もあるが，僧帽筋上部線維の筋活動が高まりやすく，前鋸筋の高い筋活動が得られにくいとされている[22]．肩甲骨を固定するトレーニングとして行うのか，前鋸筋のトレーニングとして行うのか目的を明確にして選択すべきである．

## 一般的な方法　（図5）

① 両手を肩幅程度に開いて床面に着き，肘および下肢・体幹を伸ばして身体を支える（a）．
② 肘を伸展させた状態で胸部が床から離れていくように床を押し，肩甲骨を外転させる．
③ この時に骨盤が上がったり，逆に下がったりしないよう，体幹を固定して行う．

## 誤った方法

① 体幹を屈曲させることによる，見かけ上のpush up（c）

肘立て位となり，ゴムバンドを用いて肩関節を外旋させた状態で行うことで，大胸筋を抑制させた状態で行うことが可能となる（d）．

# Push up plus

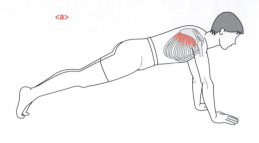
<a>

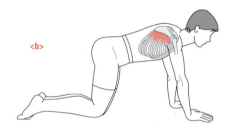
<b>

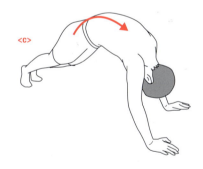
<c>

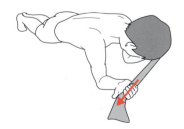
<d>

図 5+

肩関節インナーマッスルと肩甲骨周囲筋の筋力トレーニング　157

# 水平内転位屈曲

　座位もしくは立位にて両肘を接触させた状態を維持したまま，肩甲骨の外転と上方回旋を伴いながら実施する屈曲運動である．必要に応じて重錘を使用して負荷量の調節を行いながら実施する（図6）．挙上角度が小さい状態で行うと肩甲挙筋の筋活動が大きくなる可能性があり[23]，肩甲骨が内転した状態で行うと菱形筋の筋活動が大きくなる可能性があるため[23]，肩甲骨外転を意識させて90°以上の挙上角度で実施することが効果的である．

### 一般的な方法　（a）

① 座位もしくは立位となり，両肘を接触させる．
② 両肘を接触させた状態を維持したまま，肩甲骨の外転および上方回旋を伴いながら挙上動作を実施する．
③ 肘が離れて肩甲骨が内転してしまわないように，注意して行う．

### 誤った方法

① 肘が離れてしまうことによる肩甲骨の内転（b）
② 肩甲骨の内転に伴う菱形筋や肩甲挙筋による肩甲骨挙上，下方回旋の代償（b）

上級者向け　重錘を使用して負荷を大きくして行う（c）．

## 水平内転位屈曲

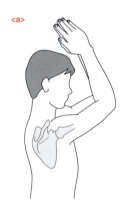

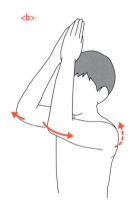

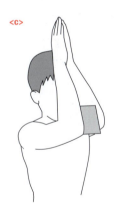

図6+

肩関節インナーマッスルと肩甲骨周囲筋の筋力トレーニング

# PICK UP EVIDENCE

Digiovine NM, et al：An electromyographic analysis of the upper extremity in pitching. J Should Elbow Surg 1：15–25, 1992

**表◆Muscle activity during pitching***

| | No. of pitchers | Windup | Early cocking | Late cocking | Acceleration | Deceleration | Follow-through |
|---|---|---|---|---|---|---|---|
| Scapular muscles | | | | | | | |
| Upper trapezius | 11 | 18 ± 16 | 64 ± 53 | 37 ± 29 | 69 ± 31 | 53 ± 22 | 14 ± 12 |
| Middle trapezius | 11 | 7 ± 5 | 43 ± 22 | 51 ± 24 | 71 ± 32 | 35 ± 17 | 15 ± 14 |
| Lower trapezius | 13 | 13 ± 12 | 39 ± 30 | 38 ± 29 | 76 ± 55 | 78 ± 33 | 25 ± 15 |
| Serratus anterior (sixth rib) | 11 | 14 ± 13 | 44 ± 35 | 69 ± 32 | 60 ± 53 | 51 ± 30 | 32 ± 18 |
| Serratus anterior (fourth rib) | 10 | 20 ± 20 | 40 ± 22 | 106 ± 56 | 50 ± 46 | 34 ± 7 | 41 ± 24 |
| Rhomboids | 11 | 7 ± 8 | 35 ± 24 | 41 ± 26 | 71 ± 35 | 45 ± 28 | 14 ± 20 |
| Levator scapula | 11 | 6 ± 5 | 35 ± 14 | 72 ± 54 | 77 ± 28 | 33 ± 16 | 14 ± 13 |
| Glenohumeral muscles | | | | | | | |
| Anterior deltoid | 16 | 15 ± 12 | 40 ± 20 | 28 ± 30 | 27 ± 19 | 47 ± 34 | 21 ± 16 |
| Middle deltoid | 14 | 9 ± 8 | 44 ± 19 | 12 ± 17 | 36 ± 22 | 59 ± 19 | 16 ± 13 |
| Posterior deltoid | 18 | 6 ± 5 | 42 ± 26 | 28 ± 27 | 68 ± 66 | 60 ± 28 | 13 ± 11 |
| Supraspinatus | 16 | 13 ± 12 | 60 ± 31 | 49 ± 29 | 51 ± 46 | 39 ± 43 | 10 ± 9 |
| Infraspinatus | 16 | 11 ± 9 | 30 ± 18 | 74 ± 34 | 31 ± 28 | 37 ± 20 | 20 ± 16 |
| Teres minor | 12 | 5 ± 6 | 23 ± 15 | 71 ± 42 | 54 ± 50 | 84 ± 52 | 25 ± 21 |
| Subscapularis (lower third) | 11 | 7 ± 9 | 26 ± 22 | 62 ± 19 | 56 ± 31 | 41 ± 23 | 25 ± 18 |
| Subscapularis (upper third) | 11 | 7 ± 8 | 37 ± 26 | 99 ± 55 | 115 ± 82 | 60 ± 36 | 16 ± 15 |
| Pectoralis major | 14 | 6 ± 6 | 11 ± 13 | 56 ± 27 | 54 ± 24 | 29 ± 18 | 31 ± 21 |
| Latissimus dorsi | 13 | 12 ± 10 | 33 ± 33 | 50 ± 37 | 88 ± 53 | 59 ± 35 | 24 ± 18 |

　Digiovine らは，56 名の大学野球選手とプロ野球選手について，投球動作中の筋活動について計測した．その結果，Early cocking phase（コッキング前期）では肩関節外転，肩甲骨挙上，上方回旋に関わる棘上筋，僧帽筋上部線維の活動が高く，Late cocking phase ～ Acceleration phase（コッキング後期～加速期）では肩関節最大外旋位からの肩関節内旋，肩甲骨挙上，上方回旋に関わる肩甲骨周囲筋および肩関節内旋筋の活動が高く，Decceleration phase（減速期）では肩関節の内旋を制動する小円筋と三角筋後部線維，肩甲骨上方回旋を保持する僧帽筋下部線維の筋活動が高いことを明らかにした．

### Profile

堀　雅隆
PT，修士(障害科学)

東北大学大学院医学系研究科肢体不自由学分野，JCHO 仙台病院非常勤 PT

**PART II** 部位別筋力トレーニング

# 肩関節周囲筋の筋力トレーニング

坂田　淳

## パフォーマンスへの貢献

　大胸筋や三角筋に代表される肩関節周囲筋力の一般的な指標として，ベンチプレスが多く使用される．野球のスウィングスピードとベンチプレスの挙上重量との関連が報告されているほか[1]，水球[2]などのオーバーヘッドスポーツや，ラグビー[3]などのコンタクトスポーツにおいても，そのパフォーマンスとの関連が報告されている．

## スポーツ外傷・障害との関係

　スポーツ外傷・障害との関係は議論が分かれる．大胸筋や三角筋の過度の筋肥大は肩関節の可動性を低下させ，オーバーヘッドスポーツにおける肩関節障害を引き起こす可能性がある．また三角筋は肩外転60°までにおいて，大胸筋は肩外転60°以上において骨頭を挙上させる作用を持つとされ[4, 5]，インピンジメントの要因にもなる．骨頭を下げる作用を持つ筋として棘上筋，棘下筋，小円筋，大円筋などの肩回旋筋腱板が挙げられるが，特に60°以上の挙上位では棘下筋や肩甲下筋の役割が大きいとされ[5]，周囲筋との協調性が重要となる．一方，コンタクトスポーツにおいて，大胸筋は僧帽筋や前鋸筋など肩甲骨周囲筋との共同収縮により，肩関節の安定性に寄与する．三角筋もその骨頭を取り囲む構造から，骨頭安定化機構としての役割が注目されており[6]，特に上肢挙上位での活動が高まることもいわれている[7]．ラグビー選手の肩関節脱臼術後では，ベンチプレスで体重と同負荷の挙上を可能にしたうえでのコンタクト動作を推奨しており，外傷予防においては重要な役割を持つ．大胸筋や三角筋のトレーニングでは，過度の筋肥大を避け，腱板や肩甲骨周囲筋との筋間コーディネーションを向上させることが重要であるといえる．

肩関節周囲筋の筋力トレーニング　161

## トレーニング方法

### 1. 大胸筋

　大胸筋のトレーニングは多関節トレーニングを重要視する．大胸筋単独のトレーニングを避け，前鋸筋や上腕三頭筋など周囲筋との協調性を向上させることが重要である．

　ベンチプレスの導入としてダンベルベンチプレスを行う（図1）．ダンベルベンチプレスを実施する際にはまず軽負荷(2〜3kg)のダンベルを用い，全可動域で動作をコントロールできることを目指す．コントロールできたうえで負荷を漸増していく．

　ベンチプレスは大胸筋だけでなく，前鋸筋，上腕三頭筋も含めた複合トレーニングとなる（図2）．バーのみで動作を習得した後，負荷を漸増していく．負荷の増大に伴う肩甲骨の挙上・前傾などの代償動作に注意し，動作を正確に行うことができるよう，留意しながら行う．

　プッシュアップは特別な器具などが必要なく大胸筋を鍛えることができる（図3）．一方，ベンチプレスよりも体幹筋の活動が高まるとされ[8]，体幹を安定させた上で肩甲帯を含めた動作を行う必要があるため，難しい動作となる．

　ダンベルを用いたチェストプレスを立位で行う（図4）．立位で行うことで，プッシュアップ同様，ベンチの上で行うより体幹筋の活動が高まる．加えて，屈曲方向の抵抗が加わることで，前鋸筋の活動が必要となる．コンタクト動作に近い動きになることから，競技への移行するトレーニングとしても選択される．軽負荷(2〜3kg)のダンベルから行い，代償動作に注意しながら負荷を漸増していく．

### 2. 三角筋

　三角筋のトレーニングも大胸筋同様，多関節のトレーニングを行うことが重要であり，ショルダープレスを用いる．ショルダープレスには，ダンベルショルダープレスとバーベルショルダープレスがあり，一般的に負荷の大きさを重視する場合にはバーを用い，可動範囲を大きく使用する場合にはバーベルを用いる．さらにバーベルショルダープレスは，バーが頭部後方に位置するビハインドネックと，バーが顔の前にあるフロントプレスに分かれるが，安全面を考慮しフロントプレスが推奨されている．機能的な観点からも，フロントプレスの場合，顔前方にバーがくるため，より胸椎の伸展が必要になり，かつダンベルプレスよりも

肘の位置が前方にあるため，より肩外旋位保持が必要となる．

ショルダープレスの導入としてバーのみを用い，フロントプレスを行う（図5）．これにより胸椎を伸展させたアップライト姿勢を学習し，かつ肩外旋位を保持することで大胸筋を抑制させつつ，棘下筋や小円筋の活動を促し，回旋筋腱板との協調性を獲得させる．この際，胸椎および胸郭の可動性が低いと腰椎の過伸展が起こり，腰痛のリスクが高まるため留意する．また肩外旋が不足することで，肩関節への過剰な回旋ストレスが生じるため注意する．フォームを保つことができた上で負荷を漸増するが，過剰な負荷により三角筋よりも大胸筋を使って挙げようとすると，体幹を伸展させる代償動作となりうるため，負荷量も検討する必要がある．

次にダンベルショルダープレスを行う（図6）．三角筋は挙上位で活動が高まり，最終域まで活動が持続するため，全可動域で動作をコントロールできることを目指す．まず軽負荷(2〜3kg)のダンベルを用い，肩甲骨や体幹の代償運動に注意しながら負荷を漸増していく．軽負荷でも肩甲骨の代償運動がみられる際には棘上筋などの機能不全も疑う必要がある．他に技術的な側面として，肩甲骨の内転や肩外旋ではなく肩の水平外転増大により肘を後方に引きすぎることで，ダンベルと肘の位置が垂直でなくなる場合が多く，注意する．

## 3. 上級者向けトレーニング

上級者向けの大胸筋トレーニングとして，デプスプッシュアップ(図7)を行う．伸張反射を用いたプライオメトリックトレーニングを行うことで，短時間に最大筋力発揮を達する能力を習得する．

また，上級者向けの三角筋トレーニングとして，逆立ちプッシュアップ(図8)を行う．不安定な姿勢で強い強度のトレーニングを行うことで，バランスを取りながら力を発揮する能力を習得する．

# ダンベル ベンチプレス

ベンチプレスの導入として行う.

ダンベルを用いることで，可動範囲を大きく，かつ肩関節周囲筋（前鋸筋，腱板）との協調性を向上させることが可能となる（図1）.

## 一般的な方法

① 5ポイントコンタクト（頭，肩甲骨・背中，殿部，左足，右足）で，5点をしっかりと接地させた状態で行う（a）.
② 常にダンベルの下に肘があるように，上下に動かす（b）.
③ ダンベルがハの字にならないように注意する（c）.

## 誤った方法

① ダンベルの下に肘がなく，肩が外旋（あるいは内旋）してしまう（d）.
② ダンベルがハの字となり，肩関節前方への負荷が高まる（e）.

## ダンベル ベンチプレス

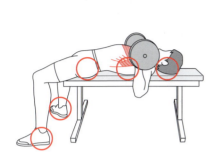 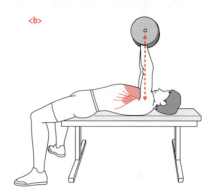

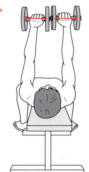

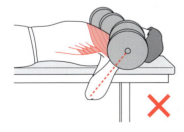 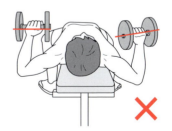

図1◆

肩関節周囲筋の筋力トレーニング　165

# ベンチプレス

　大胸筋，前鋸筋，上腕三頭筋の複合トレーニングとして行う．

　肩甲帯，代償動作に注意をしながら，負荷を漸増させることで，筋力向上が可能となる（図2）．

## 一般的な方法

① ダンベルベンチプレス同様，5ポイントコンタクトで身体を支え，バーを握る．

② バーの下に肘があるようにバーを挙げる（a）．

③ 乳頭を結んだラインにバーを降ろす（b）．

## 注意点

① 肩と肘の高さが同じ高さになった際，肘の角度が90°となる幅で握る（c）．

② 肩がすくまないように注意する（d）．

ベンチプレス

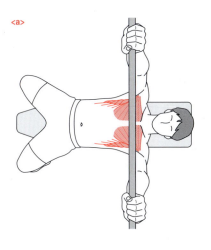

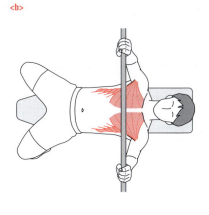

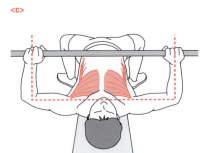

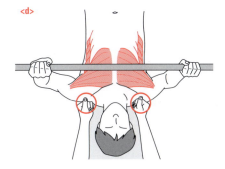

図2

# プッシュアップ

体幹筋も含めた大胸筋，前鋸筋，上腕三頭筋の複合トレーニングとして行う．
器具や場所を選ばない一方，体幹による代償動作も出現しやすく難しい動作となる（図3）．

## 🖐 一般的な方法

① 両肩と同じライン上に手をつき，腹部・背部を共同収縮させる（a）．
② 体幹を地面と平行に保ったまま，上下動する（b）．
③ 体幹の上下動に伴い，肩甲骨の内転・外転も連動して行う（c）．

## ✍ 誤った方法

① 腹部のみが緊張し，骨盤が後傾しないようにする（d）．
② 頭が下がったり，腰部のみで起き上がったりしないように注意する（e）．

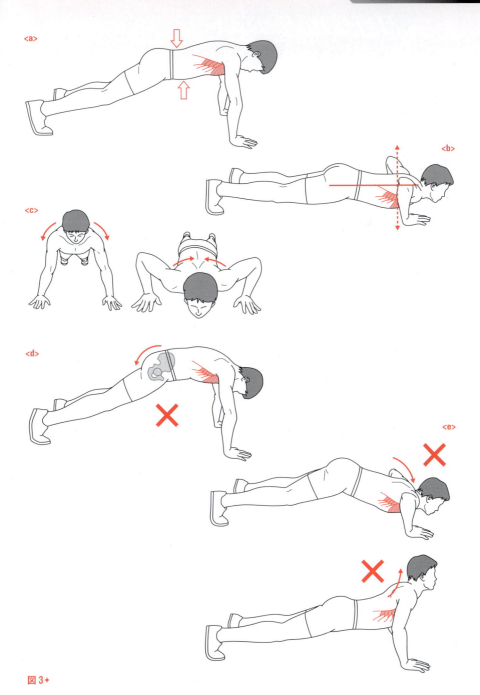

図3

肩関節周囲筋の筋力トレーニング

# ダンベル チェストプレス(立位)

大胸筋,前鋸筋,三角筋の複合トレーニングとして行う.

正確な動作を習得することで,コンタクト競技への移行が可能となる(図4).

### 一般的な方法

① ダンベルを握り,肩甲骨を内転させる(a).

② 肩甲骨を下制させ,脇を締める(b).

③ 肩甲骨を前傾させないよう,ダンベルを前方に挙上する(c).

### 注意点

① 大胸筋のみでなく,前鋸筋の収縮を意識して行う.

## ダンベル チェストプレス（立位）

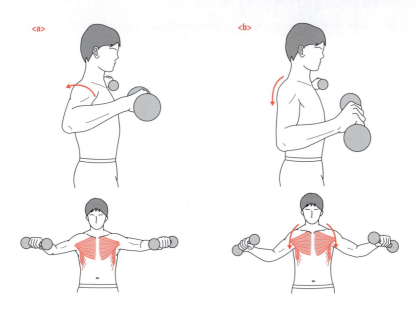

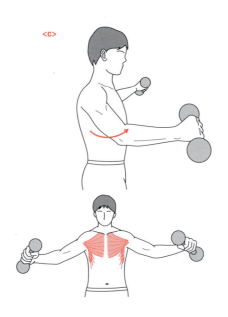

図 4

# バーベル ショルダープレス（フロント）

　三角筋，前鋸筋，上腕三頭筋の複合トレーニングとして行う．

　バーを用いることで動作が安定し，負荷を漸増させ，筋力向上が可能となる（図5）．

### 一般的な方法

① 足を肩幅程度に開き，バーは肩幅寄りに若干広く握り，鎖骨の上にくるようにする（a）．

② 常にバーの下に肘があるように，押し上げる（b）．

③ 肩の真上にバーがくるようにする（c）．

### 誤った方法

① バーの下に肘がなく，肩外旋位を保持できていない（d）．

② 腰を反った状態でバーを上げてしまう（e）．

③ バーを肩より前に上げてしまう（f）．

## バーベル ショルダープレス（フロント）

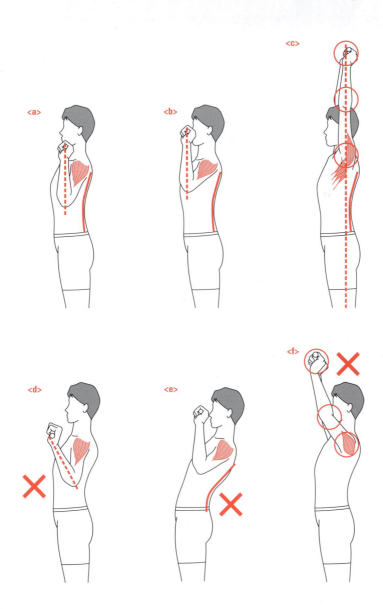

図5+

# ダンベル ショルダープレス

　三角筋，前鋸筋，上腕三頭筋の複合トレーニングとして行う．

　ダンベルを用いることで可動範囲を大きく使用し，回旋筋，腱板との協調性も向上可能となる（図6）.

## 一般的な方法

① 足を肩幅程度に開き，肩甲骨を寄せ，肘の真上にダンベルがくるように構える（a）.

② 常にダンベルの下に肘があるように，押し上げる（b）.

③ 上腕が耳に近づくよう，またダンベルがハの字にならないよう最大挙上する（c）.

## 誤った方法

① 正面あるいは側方より観察した際，ダンベルの下に肘がない（d）.

② 肩甲骨内転位が保持できず，肩甲骨が挙上してしまう（e）.

## ダンベル ショルダープレス

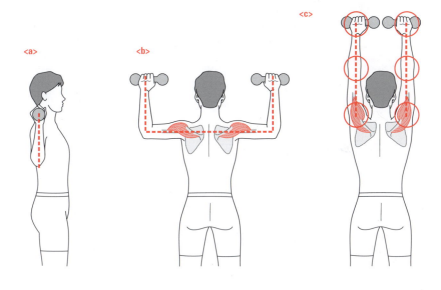

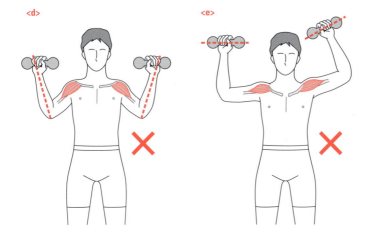

図6

# デプスプッシュアップ

プッシュアップのプライオメトリックトレーニング．大胸筋，前鋸筋，上腕三頭筋の爆発的な力を向上させることが可能となる（図7）．

### 一般的な方法

① 15cm から 20cm ほどの高さの台を側方に置き，手を置く（a）．
② 軽く両手でジャンプをし，台の中心に両手を落とし，体を下げる（b）．
③ 勢いよく体を押し上げてジャンプし，両手を台の上に戻す（c）．

### 誤った方法

① プッシュアップと同様，骨盤後傾（図3d），頭部下制（図3e），腰椎過伸展（図3e）に注意する．

## デプスプッシュアップ

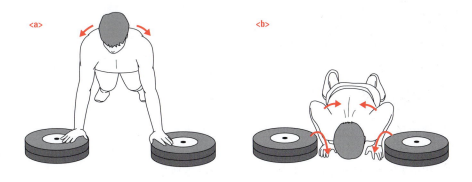

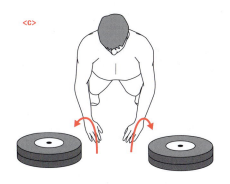

図7

# 逆立ちプッシュアップ

 **上級者向け** 強度の高いプッシュアップ．肩甲骨運動から行い，徐々に肘を曲げ，逆立ち肢位でのプッシュアップへと移行する（図8）．

## 一般的な方法

① 壁に向くように逆立ちをし，肘を伸ばしたまま肩甲骨を寄せ，体を下げる（a）．
② 肩甲骨を地面に突き出すようにしながら地面を押し，体を上げる（b）．
③ ①↔②が問題なくできるようになった後，壁に背を向けて逆立ちをし，肩甲骨運動に加えて肘の屈伸をしながら体を上下する（c）．

## ポイント

① しっかりと前を向き，頭を地面につけない．
② 真下ではなく手指先端より前に頭を下げ，最下点で前腕が地面と垂直になるように行う．

# 逆立ちプッシュアップ

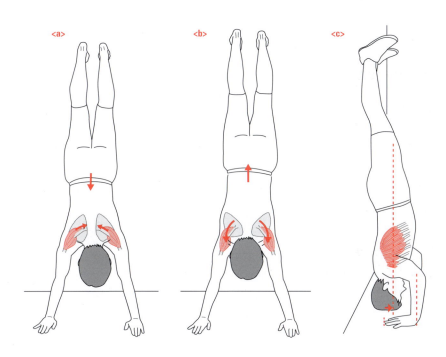

図 8 ◆

肩関節周囲筋の筋力トレーニング　179

# PICK UP EVIDENCE

Calatayud J, et al：Muscle activity levels in upper-body push exercises with different loads and stability conditions. Phy Sportsmed 42：106-119, 2014

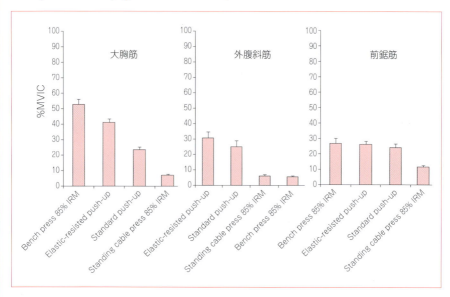

　Calatayudらは，大胸筋トレーニング中の筋活動をさまざまな肢位，運動様式で比較検討した．29例の若い男性を対象とし，外腹斜筋，大胸筋，前鋸筋の筋電図を測定した．大胸筋はベンチプレスで最も活動が高まり，プライオメトリックプッシュアップ，プッシュアップで活動が高まった．外腹斜筋はプライオメトリックプッシュアップ，プッシュアップで活動が増大した．前鋸筋はベンチプレスやプライオメトリックプッシュアップ，プッシュアップで活動が増加したのに加え，立位でのプレス動作でも活動が高まった．つまり，ベンチプレスが大胸筋の活動を最も高めるのに対し，プッシュアップ肢位は体幹筋の活動が高まることが明らかになった．また立位でのプレス動作では，大胸筋に対し，前鋸筋の活動が高まることがわかった．

### Profile
坂田　淳
PT，日本理学療法士協会認定PT（スポーツ），日本理学療法士協会専門PT（運動器），博士（スポーツ科学），JSPO-AT

トヨタ自動車株式会社トヨタ記念病院リハビリテーション科

**PART II** 部位別筋力トレーニング

# 肘関節周囲筋の
# 筋力トレーニング

石井　斉・梅村　悟

## パフォーマンスへの貢献

　投球動作における肘関節運動の役割は，動作の準備，直接的力源，関節制御機構への貢献からなる．上腕三頭筋は，投球コッキング後期から加速期における肘関節伸展に関与しており，その筋力が投球スピードに貢献することも示唆されている[1~4]．一方で，運動連鎖，遠心力などによっても肘関節の伸展が引き起こされているため上腕三頭筋活動が肘関節伸展のすべてではない[4]．全身運動の結果として肘関節伸展動作が生じるため，単に上腕三頭筋の筋力向上だけに頼ることは注意が必要と思われる．上腕二頭筋は投球時コッキング前期の肘をたたむ動作，フォロー期に肘の伸展に対する制御機構として働き，直接的な貢献よりも準備，制御といった働きがメインとなっている．また，ソフトボール投手におけるウィンドミル投球では，オーバーハンド投球に比較し上腕二頭筋長頭の活動が高く[5]，非投球側と比較しても投球側の上腕二頭筋筋力が高いことが報告されている[6]．

　テニス動作においては，手関節伸筋群と共にサーブ，フォアハンド動作において上腕二頭筋，上腕三頭筋が高い筋活動を示している．サーブ動作では，加速期において肘伸展と前腕回内動作が行われ，上腕三頭筋，円回内筋の筋活動が高まる．フォアハンド動作では，加速期からフォロー期に上腕二頭筋の高い活動がみられる[7]．

　ゴルフ動作においては，クラブのヘッドスピードに対して右肘関節屈曲筋力の関連が報告されている[8]．

　スポーツ動作における上肢の運動は，単関節の運動から成されるものではなく全身運動から引き出されることが多い．肘関節のトレーニングだけでパフォーマンスの向上を図ろうとするのには注意が必要であろう．また，下半身・体幹・肩甲帯の筋力向上に伴ったパフォーマンスの向上に見合った肘関節の制御機構とし

肘関節周囲筋の筋力トレーニング　**181**

ての筋力も重要である.

## スポーツ外傷・障害との関係

投球動作においては肩関節最大外旋に伴う肘外反ストレスに対する動的制御機構として肘周囲筋が関与している.主な動的制御機構として働く筋は浅指屈筋,尺側手根屈筋とされているが[9~11],加えて円回内筋による動的制御機構も重要であると報告されている[9, 12, 13].また上腕三頭筋・肘筋・上腕筋は,関節運動中に関節に軸圧を加え関節の安定性を高めるとの報告がある[14].一方,肘内側側副靱帯損傷患者に上肢の筋力強化を行った報告では,42%しか元の競技レベルに復帰できなかったとの報告もある[15].

パフォーマンス同様に肘関節周囲筋力のみを指標とするのではなく,肩甲帯・体幹・骨盤体・股・膝・足部といった全身の機能に着目しつつ外傷・障害の予防と改善を図る必要性がある.また肘関節の筋力不足によって肩関節・肩甲胸郭関節・手関節への代償運動を誘発し,近隣関節への障害誘発因子になることも念頭に入れておくべきである.

## トレーニング方法

肘関節は単関節筋,二関節筋の影響を考慮すること,体幹などの代償運動を抑えることが重要となる.そのため①肩関節周囲筋との協調した運動を目的とするか,肘関節筋単独での運動を目的とするか考慮すること,②肩関節の位置を変え単関節筋優位ポジションや二関節筋であれば伸張性の変化を考慮した運動を行うこと,③負荷を段階的に上げ代償運動に注意する,④中枢部の固定がしっかりとなされているか確認しながらメニューを実行していく.

バーベル カール(図1)は肘をやや前方に出すことによって上体の後傾動作を抑制する.プリーチャー ベンチカール(図2),コンセントレーション カール(図3)においては,上腕部を安定させることによってより反動動作を抑制し上腕二頭筋,上腕筋の収縮を強調して行える.プリーチャー ベンチカール(図2)は肘関節屈筋の能力と負荷の作用を一致させることができる.台を水平から60~70°傾斜させて行う[16].インクライン ダンベルカール(図4)は肩関節が伸展位になることで上腕二頭筋が伸張位からのスタートになり,より上腕二頭筋長頭を動員することになる[17].

プロネーション(図5)はダンベルの把持を小指と環指中心に行うようにする.

肘の位置がぶれないように代償運動に注意する.

　トライセップス キックバック(図 6)は肩関節が伸展位にあることから，上腕三頭筋長頭はあまり作用せず内・外側頭が強く働く[16]．負荷が強すぎると肩関節の伸展や体幹の回旋などの代償運動が発生しやすいので注意を要する．オーバーヘッド ダンベル トライセップス エクステンション(図 7)は肩関節屈曲位で行い，肘の位置を変えずに行う．オーバーヘッドスポーツ動作に近似した優位性がある．ライイング トライセップス エクステンション(図 8)は肩関節の屈曲角度を変えることによって，内・外側頭と長頭の優位性を変えていく．プローント トライセップス エクステンションは上腕三頭筋内側頭の終末伸展域トレーニングとして，回内位で肘関節の自動運動[18](図 9)，肩関節軽度伸展位となる腹臥位にて枕つぶしエクササイズ[19]が上腕三頭筋内側頭機能改善に優位な方法としてあげられる(図 9).

# バーベル カール

　バーベル カールは上腕二頭筋を中心とした肘関節屈筋の強化を目的としたトレーニングである．体幹の代償運動が起こらない範囲で負荷をかけていくことが重要である．

### 🖐 一般的な方法　（図1）

① 肘は体側よりやや前方に置く（a）．
② 体幹，肩関節の位置を保持したまま肘関節を屈曲させる（b）．
③ 体幹が伸展しないように注意する．

### 🚫 誤った方法

① 体幹が伸展してしまう（c）．

### ⚠ 注意点

① バーベルをおろす際，急におろさない．

バーベルをゆっくりおろすことで，遠心性収縮を強調する．

## バーベル カール

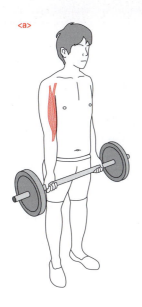
<a>

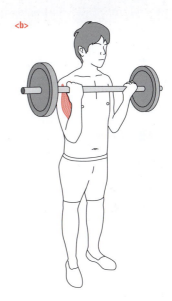
<b>

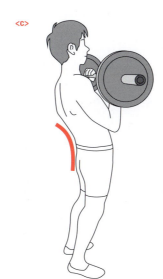
<c>

図1

# プリーチャー ベンチカール

プリーチャー ベンチカールは，反動を抑制することで上腕二頭筋，上腕筋をより強調してトレーニングが行える．

## 🤚 一般的な方法　（図2）

① 上肢を60〜70°に傾斜したベンチなどの台に乗せる(a)．
② 肘関節を屈曲させる(b)．
③ 強い反動動作の抑制と肘関節屈筋の負荷の作用を適切なものにさせる．

## 💊 注意点

① 肩，肘がぶれないように．
② 肘の過伸展に注意する．

① 肘を伸展する際，ゆっくり動かすことで遠心性収縮を強調する．

## プリーチャーベンチカール

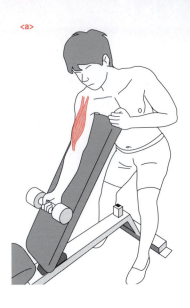

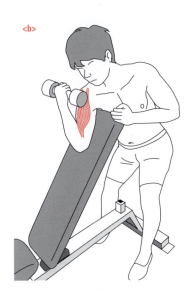

図2◆

肘関節周囲筋の筋力トレーニング

# コンセントレーション カール

コンセントレーション カールは，大腿部で肘関節を固定することで反動動作を抑制した上腕二頭筋を中心とした肘関節屈筋のトレーニングである．

## 一般的な方法 （上腕二頭筋を強調する方法）（図3）

① 肘関節を大腿部内側部で支える（a）．
② 肘関節を屈曲させる（b）．
③ 肩関節に屈曲が入らないように注意する．

## 注意点

① 肘を屈曲させる際，反動をつけないようにする．
② 体幹を伸展しないようにする．

## コンセントレーション カール

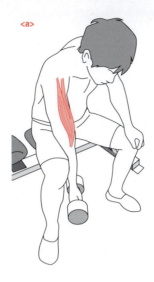

<a>

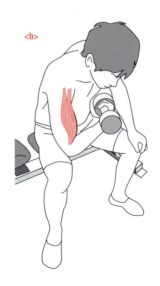

<b>

図 3 +

肘関節周囲筋の筋力トレーニング

# インクライン ダンベルカール

インクライン ダンベルカールは，肩関節伸展位でスタートするため，上腕二頭筋長頭をより意識したトレーニングである．

## 一般的な方法　（図4）

① 体幹が後傾した姿勢からスタートする(a)．
② 肩関節伸展位から肘関節を屈曲させる(b)．
③ 上腕二頭筋長頭がより強調される．

## 注意点

① スタートポジションで肩関節伸展角度が大き過ぎると，結節間溝部での上腕二頭筋長頭腱負荷が強くなるので注意する(c)．

## インクライン ダンベルカール

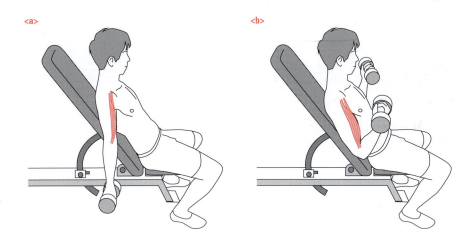

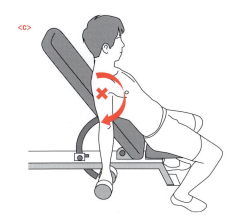

図 4 ◆

肘関節周囲筋の筋力トレーニング

# プロネーション

プロネーションは，前腕の回内筋の強化を目的したトレーニングである．

## 一般的な方法 （図5）

① 前腕回外にて小環指を中心としてダンベルを把持する(a)．
② 前腕の位置がぶれないように直角まで回内運動させる(b)．
③ ゆっくりと回外位まで戻す．

## 誤った方法

① 前腕回内に伴い体幹の回旋，肩関節の内旋を誘発してしまう(c)．
② 前腕回内の代償運動として手関節の掌屈・尺屈をしてしまう．

プロネーション

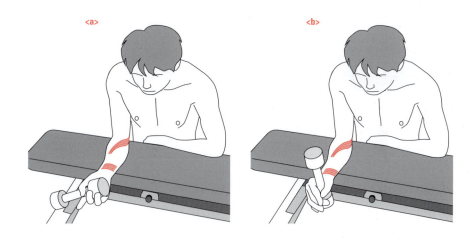

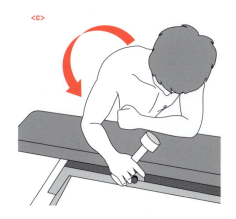

図 5

# トライセップス キックバック

トライセップス キックバックは，上腕三頭筋内側頭と外側頭の強化を目的としたトレーニングである．

## 一般的な方法 （図6）

① 対側の膝と手掌をベンチにつく．
② 体幹を前傾し肘を屈曲させる（a）．
③ 体幹に平行なラインまで肘を伸展させる（b）．

## 誤った方法

① 肘を伸展せず，肩を伸展してしまう（c）．
② 体幹を回旋してしまう（d）．
③ 反動をつけ肩を過伸展してしまう（e）．

## トライセプス キックバック

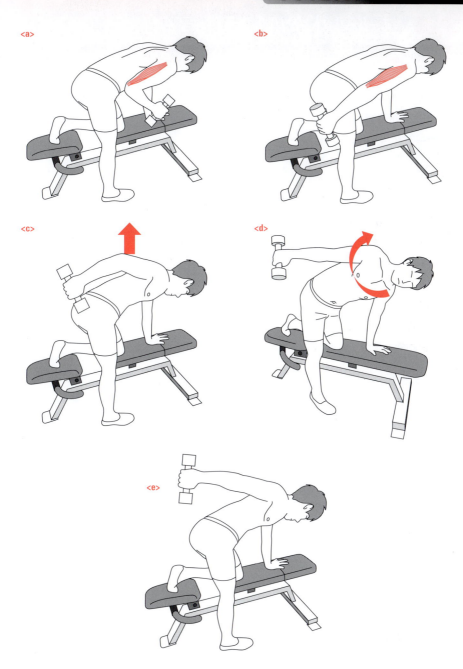

図6+

肘関節周囲筋の筋力トレーニング

# オーバーヘッド ダンベル トライセップス エクステンション

　オーバーヘッド ダンベル トライセップス エクステンションは上腕三頭筋の長頭・内外側頭の強化を目的とし，オーバーヘッドスポーツ動作に近似したトレーニングである．

## 🕐 一般的な方法　（図7）

① ダンベルが頭頸部後方に位置するよう肩肘を屈曲する．胸郭は開大し肩甲骨後傾位となる(a).
② 胸郭開大，肩甲骨後傾位のまま，肩の屈曲角度を変えずに肘を伸展させる(b).

## 誤った方法

① 肩甲骨が前傾し肩屈曲位が保持できず，肘が下がってしまう(c).

## 注意点

① 負荷をあげる際には，肘のみならず，肩の安定性にも留意する．

## オーバーヘッド ダンベル トライセップス エクステンション

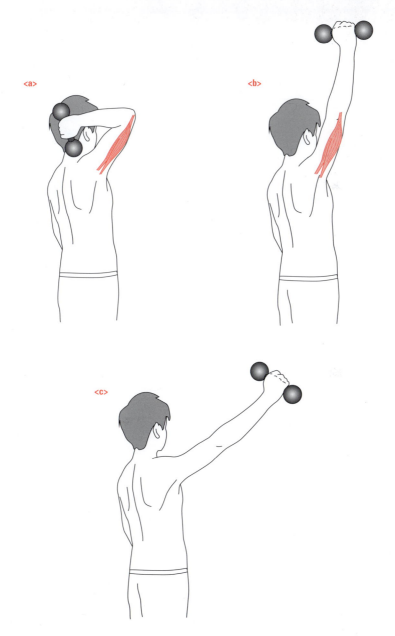

図7+

# ライイング トライセップス エクステンション

　ライイング トライセップス エクステンションは，肩関節の屈曲角度を変えることによって，上腕三頭筋の長頭と内・外側頭のトレーニング効果を目的に合わせ変化させることができる．

### 👋 一般的な方法 （内・外側頭を意識した方法）（図8）

① バーを肩幅で握り，額に近づける（a）．
② 肩の屈曲角度を変えずに肘を伸展させバーを挙上する（b）．

### 👋 一般的な方法 （長頭を意識した方法）

① バーを頭頂部に近づける（c）．
② 肘を伸展しながら肩90°屈曲位までバーを挙上する（d）．

### 🗨 誤った方法

① 背筋優位となり殿部が挙上してしまう（e）．
② 肘を伸展する際に，肩の伸展を強めてしまう（f）．

## ライイング トライセプス エクステンション

内・外側頭を意識した方法

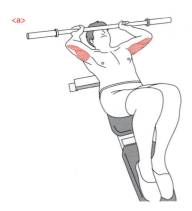
<a>

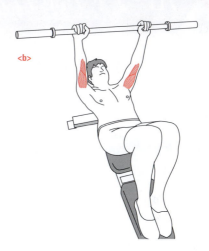
<b>

長頭を意識した方法

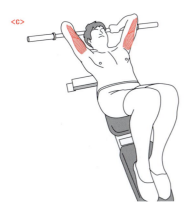
<c>

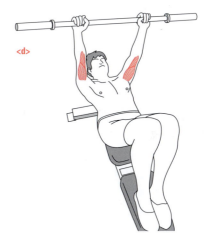
<d>

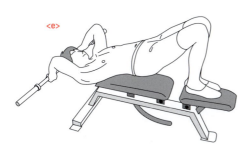
<e>

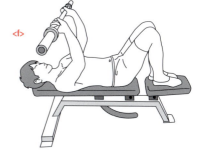
<f>

図8◆

肘関節周囲筋の筋力トレーニング　199

# プローン トライセップス エクステンション

　プローン トライセップス エクステンションは，上腕三頭筋の内側頭を中心に強化することを目的としたトレーニングである．

## 🖐 一般的な方法　　（図9）

（上腕三頭筋内側頭を意識した方法）
① 腹臥位でベッドから前腕を降ろす（a）．
② 前腕回内位で肘を伸展させる（b）．
（上腕三頭筋内側頭に筋収縮が入りずらい場合）
① 肩関節内転位にて肘下に枕をつぶしながら肘関節を伸展させる（c）．

## 💬 注意点

① 肘を伸展する際，肩の水平伸展や肩甲骨の内転が起こらないようにする．

## プローン トライセップス エクステンション

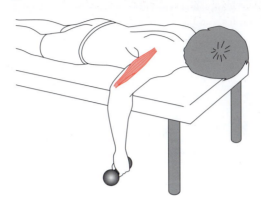

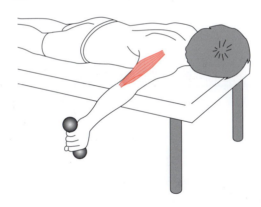

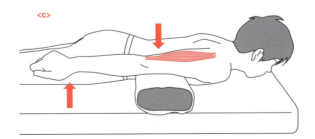

図 9

## PICK UP EVIDENCE

Rojas IL, et al：Biceps activity during windmill softball pitching：injury implications and comparison with overhand throwing. Am J Sports Med 37：558-565, 2009

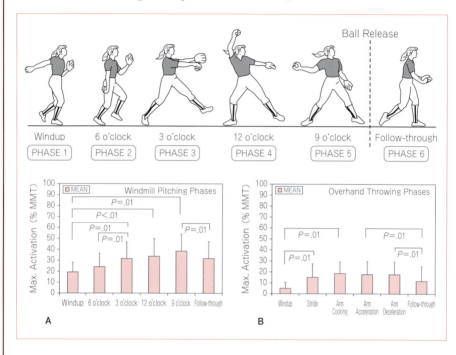

　Rojas らは，7名の女性ソフトボール投手について，ウィンドミル投法とオーバーハンドスロー時の上腕二頭筋の筋活動を表面筋電図にて測定を行った．その結果，球速は同等であったが，上腕二頭筋の筋活動はウィンドミルが優位に高い値を示した．ウィンドミルにて最も高い上腕二頭筋の筋活動は，遠心性収縮を起こしている PHASE5（9時）に生じた．反復的な上腕二頭筋の遠心性収縮は，ウィンドミル投法のエリート投手に高く発生する肩関節前部痛を説明できるかもしれない．また，外傷・障害の予防と治療は筋活動が最も高いフェーズに焦点を合わせるべきである．

### Profile

石井　斉

PT，日本理学療法士協会専門 PT（運動器），日本理学療法士協会認定 PT（スポーツ），修士（保健医療学）

東京明日佳病院リハビリテーション科スポーツリハ主任，東京都立小山台高校硬式野球班トレーナー，東芝ラグビー部サポートスタッフ

**PART II** 部位別筋力トレーニング

# 手関節・手指に関連する筋群の筋力トレーニング

中田周兵

## パフォーマンスへの貢献

握力とスポーツパフォーマンスの関連については，テニスや野球で検討されている．

テニスにおいては，サービススピードに影響する身体機能を明らかにするため，筋力テスト(握力，背筋力など)やパフォーマンステスト(メディシンボール投げ，垂直跳び，スプリント能力など)とサービススピードの関連が検討され，握力とメディシンボール投げの成績がサービススピードの速さへ影響する因子として抽出された[1]．一方，野球においては，身体機能のパラメーターと投球時の球速およびバッティング時の打球スピードとの関連が検討され，球速への影響因子として握力とスプリント能力，立ち幅跳び距離が抽出されたが，打球スピードとは関連が認められなかった[2]．

しかしこれらの研究デザインは，握力が直接的にスポーツパフォーマンスに影響しているかを明らかにするものではないため結果の解釈には注意を要する．

## スポーツ外傷・障害との関係

手部・手関節のスポーツ外傷・障害は，テニスやフィールドホッケーなどグリップ動作を伴う競技や，体操競技など床に手をつく競技において多く発生する[3]．臨床的に多く遭遇する外傷・障害の一つが手関節尺側部痛である[4]．その病態としては，三角線維軟骨複合体(triangular fibrocartilage complex：TFCC)損傷や尺側手根伸筋腱炎が多くを占める．また，床に手をつく競技においては，手関節背屈時の橈側のつまり感(インピンジメント)の訴えも多くみられ，成長期には橈骨遠位端部の骨端症に至るケースもある[5]．

テニスなどグリップ動作を伴う前腕回内外運動において，短橈側手根伸筋は前腕回内運動時には手関節の安定化作用として機能する一方で，前腕回外運動時に

手関節・手指に関連する筋群の筋力トレーニング　**203**

は主動作筋として働く[6]．そのためラケット競技では常に筋活動を要求されることになり，橈側筋群(短橈側手根伸筋・腕橈骨筋など)の筋タイトネスが生じやすい．それによって尺骨に対する橈骨の可動性が低下し，前腕回内外の可動域制限が生じる．また，橈側筋群タイトネスは肘関節外反アライメント(carrying angle の増加)の原因となり，肘内側(尺側)に位置する筋群(浅指屈筋や尺側手根屈筋など)の機能不全を引き起こす．結果として，手関節尺側の安定性を担保できなくなることで代償的な過可動性を引き起こし，TFCCや尺側手根伸筋腱への慢性的なストレスにつながると推測される．メインとなる問題は，小指・環指による握り(尺側でのグリップ動作)が十分に行えないことであり，トレーニングによって尺側の内在筋(短小指屈筋・小指対立筋)と外在筋(浅指屈筋・尺側手根屈筋など)を協調的に活動させることができるかがポイントとなる．

　一方，体操競技のように床に手をつくような競技では，手部アーチ構造の破綻が問題となることが多い．体操選手は一般成人よりも橈骨手根関節の可動性が低下していると報告されており[7]，代償的に手根中央関節の過可動性や中手指節関節(MP 関節)の過伸展を引き起こす．これによって，手部横アーチ構造は破綻し内在筋の機能不全が生じやすいと考えられる．一方で，体操競技の競技特性として，平行棒やあん馬のポメル(把手)など手関節回内位で強く握る動作が多い[8]ために，橈側手根屈筋や長母指屈筋のタイトネスが生じやすく，手関節橈側の背屈可動域制限が引き起こされやすい．これによって，床に手をついた際には荷重が尺側へ偏位してしまうため，尺側縦アーチの平坦化と舟状骨の橈屈強制が生じ，橈骨遠位端との衝突(インピンジメント)が引き起こされる．トレーニングでは，尺側縦アーチ保持を目的として，小指球筋と尺側手根伸筋の筋機能・協調性改善がポイントとなる．

## トレーニング方法

　握力・ピンチ力のトレーニングでは，無目的にハンドグリップを繰り返すのではなく，過可動性や筋機能不全が生じやすい部位に対して，合目的的にトレーニングを進めていく必要がある．特に手関節尺側の過可動性と手部アーチ保持機能の低下は，さまざまな手部・手関節のスポーツ外傷・障害に共通で生じる問題であるため，これらに対する筋力トレーニングを中心に述べていく．臨床上重要なアーチ構造として，舟状骨・月状骨・三角骨からなり月状骨を頂点として円弧を描く近位手根横アーチ，三角骨・有鈎骨・第5中手骨からなり掌側に軽い凹を

### 図1 ✦ 手根骨アーチ

①近位手根横アーチ
舟状骨・月状骨・三角骨からなり，月状骨を頂点として円弧を描く．

②尺側手根縦アーチ
三角骨・有鈎骨・第5中手骨からなり，掌側に軽い凹を呈する．

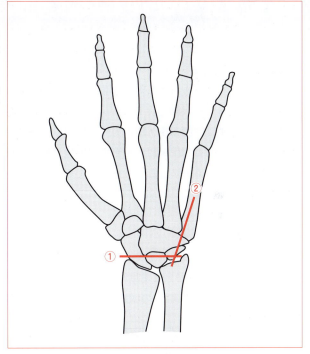

呈する尺側手根縦アーチがある(図1)．効果的に握力・ピンチ力のトレーニングを行うには，① 内在筋と外在筋の作用の違いを十分に理解すること，② それらを単独でトレーニングするだけでなく協働収縮によって相補的に機能させること，③ 各種スポーツ動作に求められる動的安定性を獲得すること，を意識したトレーニング処方が求められる．

# 短小指屈筋トレーニング

　短小指屈筋は，手部尺側縦アーチの保持に必要な筋である．小指MP関節の屈曲に作用する筋であるため，対側の手指で基節骨に抵抗を加えながらMP関節を屈曲させることで筋収縮を促していく（図2）．外在筋（深指屈筋・浅指屈筋）との協働収縮を促す目的でDIP・PIP関節を屈曲させる方法や，内在筋である虫様筋の活動を促す目的でDIP・PIP関節を伸展位に保つ方法もあり，目的に応じてトレーニング方法を工夫することも重要である．

## 一般的な方法 （図2）

対側の手指で基節骨に抵抗を加えながらMP関節を屈曲する．
① 外在筋との協働収縮を促す目的でDIP・PIP関節を屈曲させる方法（a）．
② 内在筋（虫様筋や骨間筋）の収縮を促すためにDIP・PIP関節は伸展位（b）．

短小指屈筋トレーニング

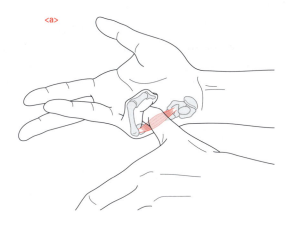

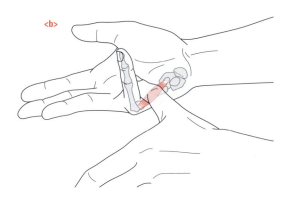

図2

手関節・手指に関連する筋群の筋力トレーニング

# 小指外転筋＋尺側手根屈筋トレーニング

　小指外転筋も，手部尺側縦アーチの保持に必要な筋である．効率よく小指外転筋を収縮させるためには，同じく豆状骨に付着する尺側手根屈筋を同時に収縮させるとよい．輪ゴムを小指から示指まで引っ掛け，対側の手で示指から環指までを押さえて，小指を単独で外転させる（図3）．それと同時に手関節をやや尺屈・掌屈させ尺側手根屈筋を収縮させる．尺側手根屈筋腱を触診することで収縮できているかを確認するとよい．

## 一般的な方法　（図3）

輪ゴムを小指から示指まで引っ掛け，対側の手で示指から環指までを押さえる．
① 小指を単独で外転させる（a）．
② 手関節を尺屈・掌屈させて尺側手根屈筋を同時に収縮させる（b）．

## 注意点

① 尺骨神経障害を有している選手は小指外転筋の筋萎縮や収縮不全を呈しているため代償動作に十分注意する．触診にて筋の収縮を確認するとよい．

## 小指外転筋＋尺側手根屈筋トレーニング

<a>

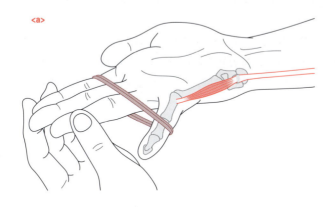

<b> 応用例

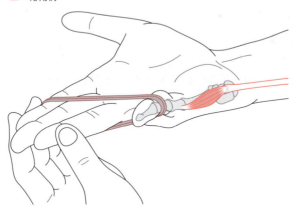

図 3 ◆

手関節・手指に関連する筋群の筋力トレーニング

# 母指・小指対立筋トレーニング

　母指・小指対立筋は，手部横アーチ保持に必要な筋であるため，グリップ・ピンチ動作や床に手をつく競技において重要な役割を担う．対立筋のトレーニングは，母指と小指でゴムボールなどを挟むようにして行うが，母指・小指対立筋は基節骨ではなく中手骨に付着しているため，MP関節やIP関節をできるだけ屈曲させず，第1・5中手骨を近づけるよう意識させる（図4a）．別法として，1kg程度の軽いダンベルを母指と小指で挟んで持つ方法もある（図4b）．いずれの方法においても，対立筋を効果的に作用させるためには，指尖つまみではなく指腹つまみで行うようにする．

### 一般的な方法　（図4）

第1・5中手骨を互いに近づけるよう意識し，指腹つまみで行う．
① ゴムボールを母指と小指で挟む（a）．
② 1kg程度のダンベルを母指と小指で持ち上げる（b）．

第1・第5中手骨を近づけたまま，DIP・PIP関節の屈伸運動を行う（c）．

## 母指・小指対立筋トレーニング

<a>

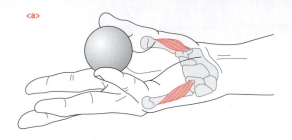

<b> 応用例

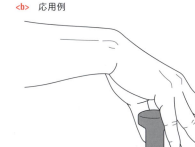

<c>

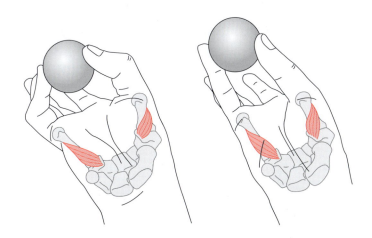

図4

手関節・手指に関連する筋群の筋力トレーニング 211

# 浅指屈筋トレーニング＋前腕回内外

　テニスなどグリップ動作を伴うスポーツでは，橈側筋群の筋タイトネスにより肘関節外反位となりやすく，それに拮抗する尺側手根屈筋や浅指屈筋の機能は重要と考えられる[9]．特に浅指屈筋は前腕回内外時の手関節尺側の安定性改善にも貢献すると考えられ，手関節尺側の過可動性によって生じるTFCCや尺側手根伸筋腱への慢性的なストレスを軽減することが期待できる．浅指屈筋のトレーニングは，DIP関節も伸展位に保ちつつ，PIP関節(特に環指・小指)を屈曲させゴムボールなどを握るように行う(図5a)．浅指屈筋の収縮が十分得られているかを触診で確認したうえで，ゆっくりと前腕を回内外させる(図5b)．

## 一般的な方法 　（図5）

DIP関節を伸展位に保持しつつ，PIP関節(特に環指・小指)を屈曲させる．
① 上腕骨内側上顆のやや遠位で筋収縮を触知しながら前腕回内外運動を行う（a）．
② テニスラケットを把持し浅指屈筋を収縮させつつ，前腕回内外運動を行う（b）．

## 注意点

① ラケットを把持する際には，示指や中指で強く握らないようにする．また橈側筋群が優位となるため，手関節が橈・背屈位にならないよう注意する．

212　PART II　部位別筋力トレーニング

## 浅指屈筋トレーニング＋前腕回内外

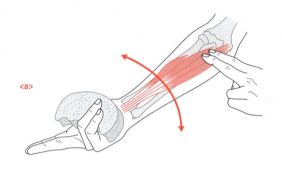

‹a›

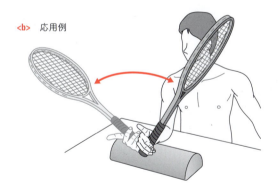

‹b› 応用例

図 5 +

手関節・手指に関連する筋群の筋力トレーニング

# 小指球筋(短小指屈筋)＋尺側手根伸筋トレーニング

　床に手をついた際の手関節橈側のインピンジメントに対しては，手部尺側アーチの保持と近位手根骨列のアライメント改善が重要である．小指MP関節の屈曲によってスポンジを握って短小指屈筋を収縮させつつ，手関節尺側を背屈させて尺側手根伸筋の収縮を促すことで，間接的に近位手根骨列(三角骨-月状骨-舟状骨)の橈側への移動を誘導する(図6)．

## 一般的な方法　（図6）

① 前腕回内位で小指MP関節を屈曲させる(a)．
② 尺側アーチを持ち上げるように尺側手根伸筋を収縮させる(b)．

## 小指球筋（短小指屈筋）＋尺側手根伸筋トレーニング

<a>

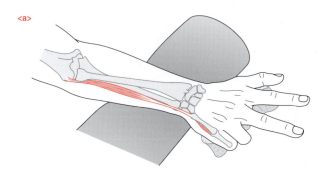

<b>

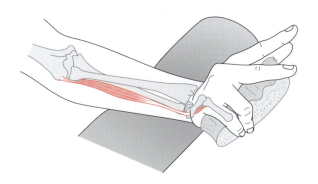

図6◆

手関節・手指に関連する筋群の筋力トレーニング

## PICK UP EVIDENCE

Nakata H, et al：Relationship between performance variables and baseball ability in youth baseball players. J Strength Cond Res 27：2887-2897, 2013

| | Coefficients | β | ρ |
|---|---|---|---|
| Pitching (J) | | | |
| Constant | 12.045 | | |
| Age (mo) | 0.159 | 0.246 | 0.000* |
| Experience (mo) | 0.014 | 0.021 | 0.568 |
| BMI[†](kg・m⁻²) | 0.511 | 0.109 | 0.006* |
| Jump (cm) | 0.069 | 0.131 | 0.046* |
| Side steps (n) | 0.051 | 0.023 | 0.696 |
| Sit-ups (n) | −0.018 | −0.008 | 0.824 |
| Sprint (s) | −12.500 | −0.169 | 0.000* |
| TF[†](n) | −0.098 | −0.054 | 0.176 |
| Back (kg) | 0.047 | 0.088 | 0.171 |
| Grip (kg) | 0.535 | 0.341 | 0.000* |
| Batting (J) | | | |
| Constant | −26.429 | | |
| Age (mo) | 0.125 | 0.170 | 0.011* |
| Experience (mo) | 0.011 | 0.015 | 0.694 |
| BMI[†](kg・m⁻²) | 1.494 | 0.279 | 0.000* |
| Jump (cm) | 0.146 | 0.245 | 0.000* |
| Side steps (n) | 0.036 | 0.015 | 0.813 |
| Sit-ups (n) | 0.093 | 0.038 | 0.339 |
| Sprint (s) | −5.871 | −0.070 | 0.139 |
| TF[†](n) | −0.040 | −0.019 | 0.644 |
| Back (kg) | 0.105 | 0.172 | 0.011* |
| Grip (kg) | 0.237 | 0.133 | 0.116 |

\* $p < 0.05$.
[†] BMI = body mass index；TF = trunk flexion.

Nakata らは小・中学生の野球選手を対象に，身体機能と野球でのパフォーマンスとの関連を調査した．

身体機能の評価項目
・立ち幅跳び・反復横跳び・上体起こし
・10m スプリント・長座体前屈・背筋力・握力
パフォーマンスの評価項目
・投球時の球速
・バッティング時の打球スピード

投球時の球速に影響する因子は，立ち幅跳び，10m スプリント，握力であり，バッティング時の打球スピードに影響する因子は，立ち幅跳びと背筋力であった．

特に年齢が若い群（平均 9.4 歳）において投球時の球速と握力に有意な相関関係にあると報告された．

### Profile

中田周兵
PT，修士（理学療法学），日本理学療法士協会認定 PT（スポーツ），JSPO-AT

横浜市スポーツ医科学センターリハビリテーション科，B. LEAGUE 横浜ビー・コルセアーズメディカルトレーナー

**PART II** 部位別筋力トレーニング

# 股関節屈筋と内転筋群の筋力トレーニング

見供　翔

## パフォーマンスへの貢献

　スポーツパフォーマンスにおいて，股関節屈筋・内転筋群の重要な役割は，下肢の振り出し機能や引き上げ機能である．スポーツ場面において，股関節屈筋群や内転筋群は疾走動作やランニング動作，自転車ペダリング動作[1, 2]，キック動作[3, 4]といった動作において重要な役割を果たす．本項では，多くのスポーツに必要である疾走動作やスプリント能力との関連性について解説する．

　約 7.0m/s の速度を超えるスプリント動作では，股関節屈筋群が後方にスイングした脚を前方および上方に引きつける下肢の振り出しに重要な役割を担う[5~10]．スプリント中の接地動作について，きわめて短時間のバリスティックな伸長-短縮サイクル運動を遂行することによって生み出される前方推進力が重要であり，この前方推進力は股関節屈曲運動によって達成される[8]．スプリント中の股関節屈曲運動には股関節屈筋群が貢献し，股関節屈筋群の筋量や股関節屈曲筋力はスプリント能力やレースタイムと相関関係することが示されている[11~13]．トレーニングによって得られた股関節屈曲筋力の増加は，スプリント能力やアジリティ能力（俊敏性）を改善させることも示されている[14]．

　内転筋群は，スプリント走時の股関節屈曲・伸展運動に関与し，股関節内転筋群の筋量は股関節屈筋群と同様にスプリントパフォーマンスと強く関連する[11]．スプリント動作時における股関節内転筋群の筋活動は筋によって異なる．長内転筋は，股関節伸展域から浅屈曲域では股関節屈曲モーメントアームを有し，屈曲角度の増加に伴いモーメントアームが屈曲から伸展へと変換する[15]ことから，立脚後期から遊脚初期において屈曲モーメントの生成に関与する．一方，大内転筋（特に後部線維）の筋活動は股関節屈曲角度に依存せず，股関節伸展モーメントを有する[15]ため，スプリント走時の遊脚後期から支持期全般にわたって活動する[16]．また，股関節内転筋群は股関節屈曲および伸展モーメントの発揮だけでは

股関節屈筋と内転筋群の筋力トレーニング　**217**

なく，拮抗筋である股関節外転筋群と共同して前額面上での骨盤と大腿骨のアライメントを調整する役割を担い，股関節屈伸方向を調整する[16]．

スポーツ種目別では，短距離走，サッカー，ラグビー，アイスホッケー，自転車ロードレースなど様々な競技で，股関節屈筋群や内転筋群は重要な役割を果たし，筋力トレーニングが積極的に行われている．

## スポーツ外傷・障害との関係

股関節屈筋群や内転筋群は鼡径部痛や大腿骨寛骨臼インピンジメント[17]などの股関節疾患のみならず，慢性腰痛[18, 19]などのスポーツ外傷・障害との関連性について報告されている．本項では，スポーツ動作において，広範囲かつ多様な症状を呈し，再発によってスポーツ復帰が長期的に困難となる鼠径部痛および内転筋損傷について解説する．

鼡径部痛や内転筋損傷は，急激な加速や減速およびカッティング，キック動作を繰り返すスポーツにおいて発症頻度が高い[20]．鼡径部痛は，内転筋関連鼡径部痛と腸腰筋関連鼡径部痛および鼡径管関連鼡径部痛，恥骨関連鼡径部痛に分類される[21]．鼡径部痛や内転筋損傷はキック動作と関連し，キック動作を繰り返すサッカー選手において発生頻度が高い．キック動作において，鼡径部痛は蹴り足に多く認め[22]，蹴り足の股関節周囲筋が瞬発的かつ高負荷で遠心性収縮を強制されるバックスイング相とレッグコッキング相で引き起こされる[23]（図 1）[24]．また，カッティング動作や急激な方向転換といったスポーツ動作において，内転筋群には遠心性収縮によって高い負荷が生じ[25, 26]，内転筋関連鼠径部痛や内転筋損傷の起因となる[27]．他にも鼡径部痛は長距離走などの繰り返しの股関節屈伸運動を行う持久性競技にも発症する[28]．

股関節内転筋群（等速性・遠心性筋力）の筋力低下や内転/外転筋トルク比の減少は内転筋関連鼡径部痛や内転筋損傷のリスクファクターである[29~31]．鼡径部痛は，オフシーズンで生じた活動性の欠如や筋力低下によってシーズン中よりもプレシーズンに発生頻度が高く[32]，プレシーズンの股関節内転筋力値が低い選手はシーズン中に鼡径部痛や内転筋損傷を発症するリスクが高い[33]．そのため，股関節内転筋群に対する筋力トレーニングは内転筋関連鼡径部痛や内転筋損傷の予防およびスポーツ復帰に重要である[34~38]．実際に，鼡径部痛を有する選手に対して，受動的なプログラム（ストレッチングやマッサージ，物理療法など）よりも体幹・股関節周囲筋の段階的なトレーニングプログラムの方が症状の改善やス

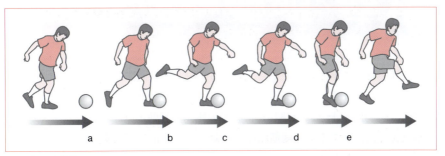

**図 1 ◆ キック動作**
キック動作において，鼠径部痛はバックスイング相とレッグコッキング相で引き起こされる．
a 準備期：軸足の接地から蹴り足の踵離地まで．
b バックスイング期：蹴り足の踵離地から股関節最大伸展位まで．
c レッグコッキング期：蹴り足の股関節最大伸展位から膝関節最大屈曲位まで．
d アクセレレーション期：蹴り足の膝関節最大屈曲位からボールインパクトまで．
e フォロースルー期：蹴り足のボールインパクトからつま先の速度が減少するまで．
（文献 24 より引用）

ポーツ復帰に有効であったことも報告されている[37]．

　一方で，鼠径部痛を有する選手の腹横筋の筋の収縮のタイミングの遅延[39]が示され，体幹筋群の筋機能低下が鼠径部痛のリスクファクター[40,41]であることも示されている．体幹筋群の筋機能低下は動作パターンに影響を与えるため，体幹筋群に対するトレーニングも重要である[41]．また，長期的な鼠径部痛を有する選手において，片脚着地動作時の骨盤と股関節に不良なキネマティクスが観察され[42]，股関節運動時の動的な腰椎骨盤アライメント不良を認めた[43]ことも報告されている．そのため，腰椎骨盤部の動的アライメントや安定性の改善を目的とした神経筋トレーニングやモーターコントロールトレーニングもスポーツ復帰や予防に重要である[44]．

## トレーニング方法

　トレーニングを処方する際には，競技特性やスポーツパフォーマンスとの関連性を考慮しながら，肢位や回数とセット数，スピード，収縮様式（等尺性・等張性・遠心性）の要素を調整する．股関節屈筋群や内転筋群のトレーニング中に骨盤や腰椎の代償的な動作が観察されやすい．そのため，可能な限り骨盤や腰椎の代償的な動きを抑制し，体幹安定化を図りながら股関節運動に注力させたトレーニングがパフォーマンスの改善や向上につながる．

# 座位での股関節屈曲トレーニング

　股関節屈筋群の筋力強化が主目的である．股関節屈筋群である腸腰筋は，股関節屈曲角度が増加するに従い筋活動が増大する[45]．そのため，腸腰筋のトレーニングは，股関節を十分に屈曲した状態での股関節屈曲運動を行う（図2）．チューブや重錘を用いることで股関節屈筋群に対して負荷量を漸増する．

## 一般的な方法

① 骨盤中間位での座位肢位を開始肢位とする（a）.
② 骨盤の後傾運動が出現しない範囲で股関節屈曲運動を行う（b）.

## 注意点

① 両手で上前腸骨棘から腸骨稜を触知し，骨盤の動きをモニタリングしながら骨盤の後傾運動が出現しない範囲で運動を行う（a, b）.

## 誤った方法

① 骨盤の後傾運動や腰椎の屈曲運動が生じる（c）.
② 過剰な膝関節の屈曲運動や股関節の外旋運動により代償する（c, d）.

## 座位での股関節屈曲トレーニング

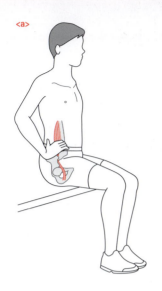
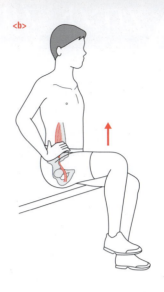
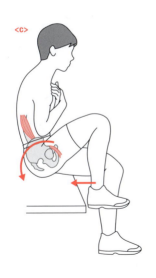
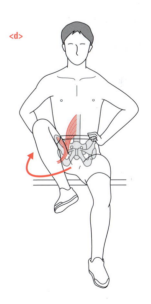

図2

股関節屈筋と内転筋群の筋力トレーニング　221

# フロント ブリッジ

　股関節屈筋群の中でも特に大腰筋の筋力強化が主目的である．フロント ブリッジを行う際は，体幹を正中位に保持した状態で一側上肢と対側下肢を挙上する（図 3）．このトレーニングでは，支持側の大腰筋の高い筋活動が報告され[46]，支持脚（図では右側）の大腰筋の筋力向上が期待できる．上下肢の挙上運動に伴う体幹の回旋運動や腰椎前弯運動が出現しないように留意してトレーニングを行う．

## ✋ 一般的な方法

① 体幹を正中位に保持した状態で一側上肢と対側下肢を挙上する（a）．

## 🚫 誤った方法

① 過度に腰椎が伸展してしまう（b）．
② 過度に腰椎が回旋してしまう（c）．

## フロント ブリッジ

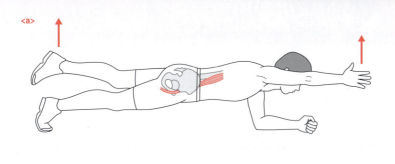

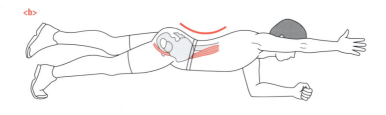

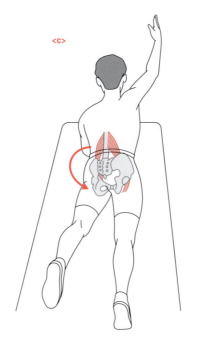

図3

股関節屈筋と内転筋群の筋力トレーニング　223

# 立位での股関節屈曲トレーニング①

　股関節屈筋群の筋力強化が主目的である．立位で股関節屈曲運動を行う（図4）．股関節運動に伴う腰椎屈曲運動や骨盤後傾運動，体幹側方傾斜を抑制して股関節屈曲運動を行う．足部に巻いたセラバンドやゴムチューブの張力を変更して股関節屈筋群に対して負荷量を漸増する．

## 一般的な方法

① 立位肢位を開始肢位とし，足部にチューブを巻いた状態で股関節を屈曲する（a）．

② 脊柱が正中化した状態で股関節の屈曲運動を行う（a）．

## 注意点

① 股関節屈曲運動中に腰椎の屈曲運動や骨盤の後傾運動，体幹の側方傾斜運動が出現しない範囲で行う（a）．

## 誤った方法

① 腰椎屈曲運動によって代償する（b）．

② 脊柱を正中位に保持できず，体幹の過剰な側方傾斜運動が出現する（c）．

224　PART II　部位別筋力トレーニング

## 立位での股関節屈曲トレーニング①

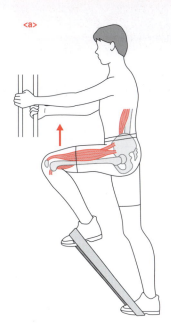

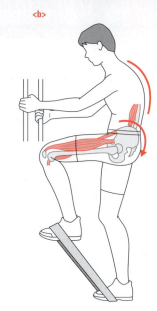

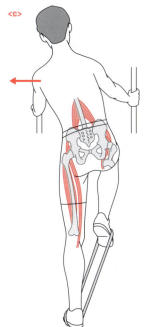

図4

股関節屈筋と内転筋群の筋力トレーニング

# 立位での股関節屈曲トレーニング②

　股関節屈筋群の筋力強化が主目的である．走動作を想定して，股関節伸展域からの股関節屈曲運動を行う（図5）．足部に巻いたセラバンドやゴムチューブの張力を変更して股関節屈筋群に対して負荷量を漸増する．

## 一般的な方法

① ランジ肢位を開始肢位とし，足部にチューブを巻いて股関節を屈曲する（a）.
② 脊柱正中化を図りながら股関節の屈曲運動を行う（b）.

## 注意点

① 股関節屈曲運動中に腰椎の屈曲運動や骨盤の後傾運動，体幹の側方傾斜運動が出現しない範囲で行う（a）.

## 誤った方法

① 腰椎の過剰な屈曲運動によって代償する（c）.
② 脊柱を正中位に保持できず，体幹の過剰な側方傾斜運動が出現する（d）.

## 立位での股関節屈曲トレーニング②

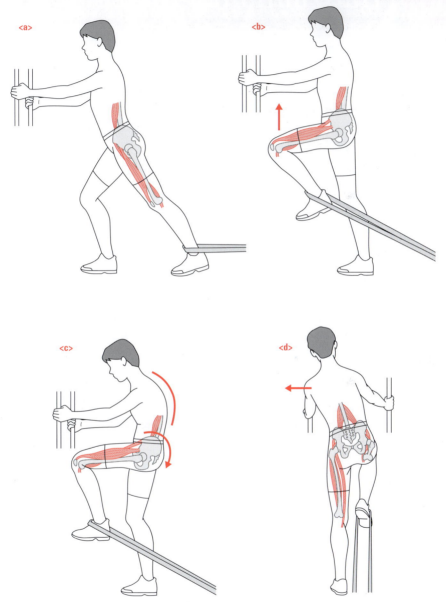

図 5

股関節屈筋と内転筋群の筋力トレーニング

# Horizontal leg raise

　horizontal leg raise は股関節屈筋群の筋力強化が主目的である．腰椎屈曲運動や骨盤後傾運動が出現しない範囲で，可能な限り両側の股関節を十分に屈曲させることが重要である（図 6）．両側の股関節屈曲運動が股関節屈筋群に対して負荷が高く，腰椎や骨盤の代償動作を認める場合は，一側の股関節屈曲運動を行う方が望ましい．

## 一般的な方法

① 開始肢位は両股関節伸展位・膝関節伸展位とする背臥位とする（a）．手を腰部に挿入して腰部の沈み込みを触知することで，腰椎の代償運動をモニタリングしながら行う（a）．
② 下腿部が地面と平行になるまで股関節と膝関節を屈曲させた（b）後に，股関節と膝関節を伸展して，開始肢位へ戻る（a）．
③ 膝関節伸展位で股関節屈曲運動を行うことで，股関節屈筋群に対して負荷を高めることができる（c）．

## 注意点

① 股関節屈曲運動中に腰椎や骨盤の屈曲運動や頸部屈曲運動が出現しない範囲で行う（a, b）．

## 誤った方法

① 過剰な骨盤後傾運動・脊柱屈曲運動（特に腰椎や胸椎）・頸部屈曲運動・頭部前方変位によって代償する（d, e）．

# Horizontal leg raise

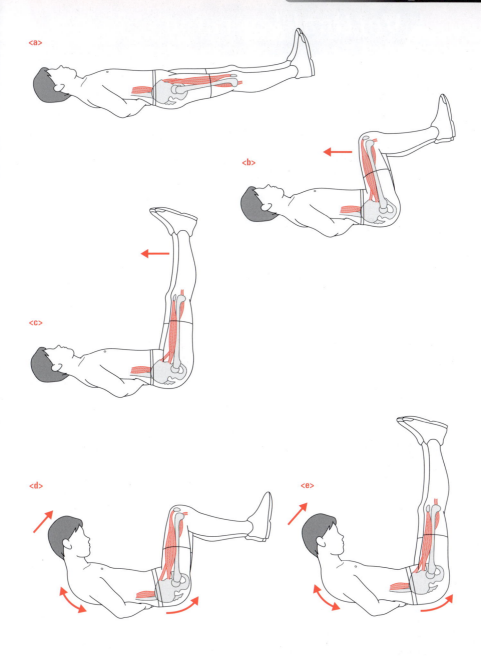

図 6◆

股関節屈筋と内転筋群の筋力トレーニング 229

# Vertical leg raise

vertical leg raise は股関節屈筋群の筋力強化が主目的である．vertical leg raise は前腕のみで身体を支持した肢位で股関節屈曲運動を行う（図7）．そのため，股関節屈筋群だけでなく，体幹筋や肩甲帯周囲筋も含めた複合的なトレーニングである．負荷の増大に伴う脊柱や骨盤の代償動作に注意して，股関節屈曲運動が正確に行うことができるように留意する．両側の股関節屈曲運動が股関節屈筋群に対して負荷が高く，腰椎や骨盤の代償動作を認める場合は，一側の股関節屈曲運動を行う方が望ましい．

## 一般的な方法

① 懸垂マシンを用いて，前腕と手で身体を保持した肢位を開始肢位とする（a）．
② 背部と上腕部を固定した状態で大腿部が地面と平行になるまで股関節と膝関節の屈曲運動を行う（b）．
③ 大腿部が地面に垂直となるように開始肢位に戻る（a）．
④ 膝関節伸展位で股関節屈曲運動を行うことで，股関節屈筋群に対して負荷を高めることができる（c）．

## 注意点

① 股関節屈曲運動中に腰椎や骨盤の屈曲運動や頚部屈曲運動が出現しない範囲で行う．

## 誤った方法

① 過剰な骨盤後傾運動や脊柱屈曲運動（腰椎や胸椎）および頚部屈曲運動による頭部前方変位によって代償する（d）．

## Vertical leg raise

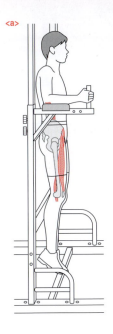
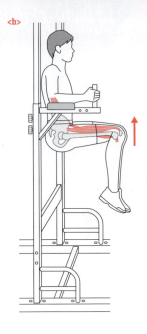
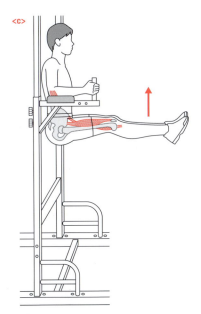
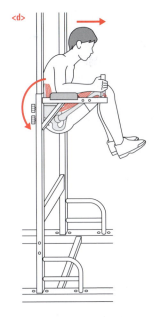

図7+

股関節屈筋と内転筋群の筋力トレーニング

# 側臥位での股関節内転トレーニング

　股関節内転筋群の筋力強化が主目的である．側臥位での股関節内転運動を行う（図8）．股関節内転運動に伴う代償的な骨盤の挙上運動が生じていないか骨盤を触知しながら運動を行う．チューブや重錘などを用いて股関節内転筋群に対して負荷量を漸増する．

## 🖐 一般的な方法

① 上側下肢を屈曲位とした側臥位を開始肢位とする（a）．
② 上側の腸骨稜を触知して股関節内転運動に伴う骨盤の挙上運動が起こらないかモニタリングする（a）．
③ 股関節内転運動を行う（b）．

## 注意点

① 手で腸骨稜を触知し，骨盤の挙上運動が出現しない範囲で運動を行う（a, b）．

## 誤った方法

① 股関節内転運動時に膝関節の屈曲運動や骨盤の挙上運動によって代償する（c）．

## 側臥位での股関節内転トレーニング

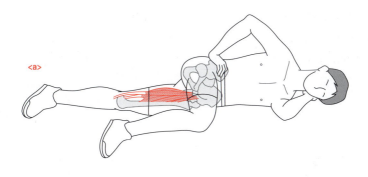

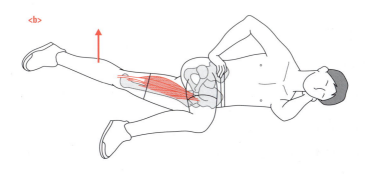

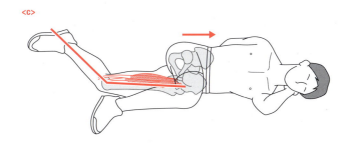

図8

股関節屈筋と内転筋群の筋力トレーニング

# ボールを使用した股関節内転トレーニング

　股関節内転筋群の筋力強化が主目的である．挙上した両大腿部でボールをつぶすように股関節内転運動を行う（図9）．股関節屈曲角度の違いによって各内転筋群の筋活動が異なる．股関節屈曲90°位での股関節内転運動は恥骨筋の筋活動が高く，股関節屈伸中間位もしくは屈曲45°位での股関節内転運動は長内転筋や薄筋および大内転筋の筋活動が高い[47]．目的とした筋の選択的トレーニングを行う場合には，股関節屈曲角度を変更して行うことが望ましい．

## 一般的な方法

① 背臥位で，両股関節・膝関節屈曲90°位として両膝の間にボールを挿入した肢位を開始肢位とする（a）．
② ボールを潰すようにして股関節内転運動を行う（b）．
③ 長内転筋や薄筋，大内転筋の筋力強化を主目的とする場合は，股関節屈伸中間位もしくは股関節屈曲45°位での股関節内転トレーニングを行う（c, d）．

## 注意点

① 下腿部を体幹と平行に保持したまま内転運動を行う（b）．

## 誤った方法

① 股関節内旋運動によって代償する（e）．

# ボールを使用した股関節内転トレーニング

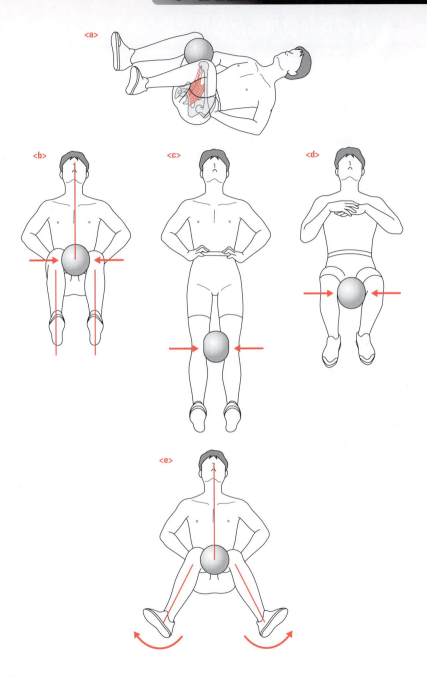

図9+

股関節屈筋と内転筋群の筋力トレーニング

# バンドを使用した股関節内転トレーニング

　股関節内転筋群に対する筋力強化が主目的である．足関節にバンドを巻いて股関節内転運動を行う（図10）．足部に巻いたセラバンドやゴムチューブの張力を変更して負荷量を漸増する．

## 一般的な方法

① 立位で，足関節にバンドを巻いた肢位を開始肢位とする（a）．
② バンドを引くように股関節内転運動を行う（b）．
③ バンドを引く際には，体幹の側方傾斜運動が生じない範囲で内転運動を行う（b）．

## 注意点

① バランスを崩さないように上肢で支持する（a, b）．その際に，過剰な上肢の支持をしないように留意してトレーニングを行う．
② 股関節内転運動に伴う体幹の側方傾斜運動や骨盤の側方移動が生じないように体幹を正中位に保持してトレーニングを行う（a, b）．

## 誤った方法

① 股関節内転運動時に体幹の側方傾斜運動や支持脚側への過度な骨盤の側方移動によって代償する（c, d）．

## バンドを使用した股関節内転トレーニング

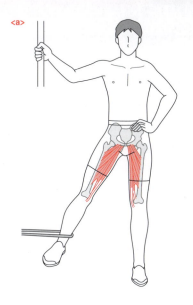

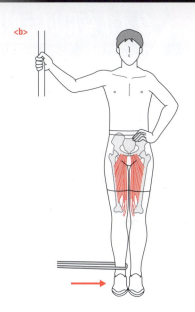

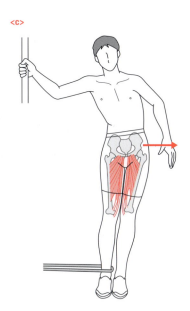

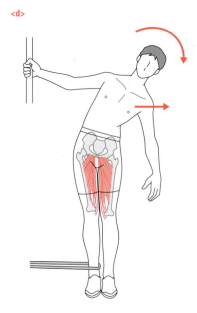

図 10 +

股関節屈筋と内転筋群の筋力トレーニング　237

# タオルを用いた股関節内転トレーニング

　股関節内転筋群の筋力強化が主目的である．一側下肢(図では右側)の下にタオルを挿入した立位で，タオルをスライドさせて股関節内外転運動を行う(図11)．トレーニングを行う際には脊柱や骨盤の代償動作を出現しない範囲で股関節内転運動が正確に行うことができるように留意する．

## 一般的な方法

① 一側下肢の下にタオルを挿入した立位を開始肢位とする(a)．
② タオルを外側へスライドさせるように股関節を外転した後に(b，図では右側)，元の肢位に戻るように股関節内転運動を行う(c)．

## 誤った方法

① 股関節内転運動時に，体幹の側方傾斜運動によって代償する(d)．

## タオルを用いた股関節内転トレーニング

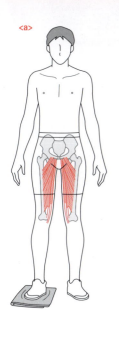
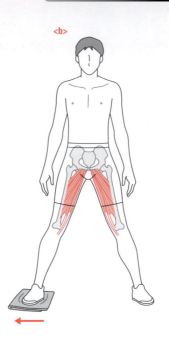
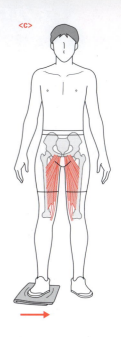
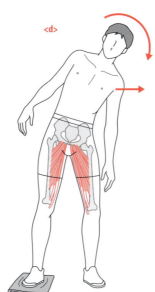

図11◆

股関節屈筋と内転筋群の筋力トレーニング 239

# スクワット

　股関節内転筋群の筋力強化が主目的である．両膝に挟んだボールを潰した状態でスクワットを行う（図12）．ボールを潰した状態でのスクワットは，より股関節内転筋群の活動を強調することができる．しかし，ボールの大きさが不十分な場合，股関節内転運動に伴う膝外反などの不良な下肢アライメントの原因になる（b）．そのため，膝の方向を観察し，膝外反アライメントを防ぐためにボールの大きさを調整する．

## 一般的な方法

① 両膝に挟んだボールを潰したままスクワットを行う（a）．

## 注意点

① 膝の方向に注意し，膝関節外反運動などのスポーツ外傷のリスクとなるアライメントを防ぐためにボールの大きさを調整する．

## 誤った方法

① 腰椎後傾運動や腰椎屈曲運動が生じてしまう（c）．
② 骨盤前傾運動に伴う股関節屈曲運動が不十分で，膝関節屈曲運動のみでのスクワットとなり，膝がつま先よりも前に出てしまう（d）．

スクワット

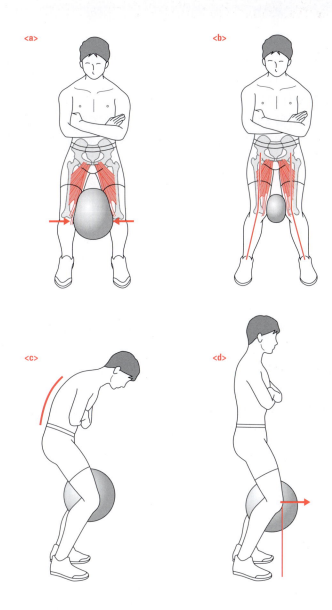

図 12

股関節屈筋と内転筋群の筋力トレーニング　241

# コペンハーゲンアダクションエクササイズ

**上級者向け**

股関節内転筋群に対する筋力強化が主目的である．スリングやケーブルを用いたサイドブリッジでの股関節内転は体幹筋を含めた複合的なエクササイズである（図13）．上側の腸骨稜を手で触知し，股関節内転運動に伴う体幹の回旋運動が生じない範囲でエクササイズを行う．下側の脚（図では右側）を下降する際には，保持可能な角度までゆっくりと下降させることで内転筋群の遠心性活動を高めるエクササイズになる．

### 一般的な方法

① 上側足部（図では右足）をスリングやケーブルに乗せたサイドプランクを開始肢位とする（a）．
② 脊柱を正中位に保持したまま，下側（図では左足）の脚の内転・外転運動を行う（b）．
③ 下側の下肢を下降する（外転）際にはゆっくりと保持可能な角度まで下降する（b）．

### 注意点

① 手で腸骨稜を触知し，脊柱を正中位に保持して骨盤や体幹の回旋運動が生じない範囲で運動を行う（a, b）．

### 誤った方法

① 脊柱を正中位に保持できず，骨盤や体幹が回旋する（c, d）．

## コペンハーゲンアダクションエクササイズ

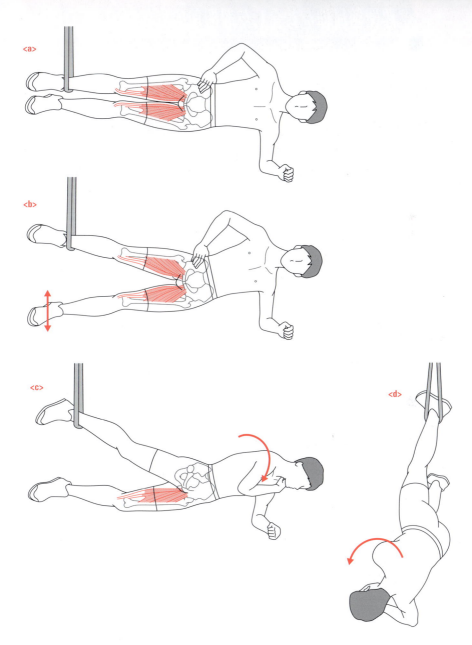

図 13*

股関節屈筋と内転筋群の筋力トレーニング

# 股関節屈伸を複合した股関節内転トレーニング

**上級者向け**

股関節内転筋群の筋力強化が主である．股関節を内転位に保持したサイドプランクの肢位で股関節屈曲・伸展運動を行う（図14）．股関節内転筋群は股関節屈伸の運動の切り替えに重要な役割を担う[48]．そのため，股関節内転筋群のトレーニングには単なる股関節内転運動だけでなく，股関節屈曲・伸展運動の切り替えをしつつ股関節内転運動を行わせることで，より効果的な股関節内転筋群の筋力強化を図ることができる．

## 一般的な方法

① 上側足部（図では右側）を台に乗せたサイドプランクを開始肢位とする（a）．
② 脊柱を正中位に保持した状態で，下側（図では左足）の股関節を内転位に保持したまま股関節屈伸運動を行う（b, c）．

## 注意点

① 手で腸骨稜を触知し，骨盤の回旋運動や後傾運動が出現しない範囲で運動を行う（a, b）．

## 誤った方法

① 脊柱を正中位に保持できず，体幹の回旋運動が出現する（d）．
② 股関節屈曲運動時に骨盤の後傾運動によって代償する（d）．

## 股関節屈伸を複合した股関節内転トレーニング

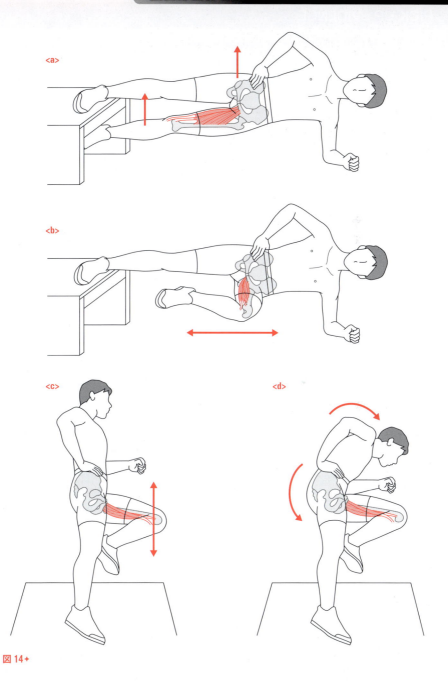

図 14 ◆

股関節屈筋と内転筋群の筋力トレーニング　　245

## PICK UP EVIDENCE

Tyler TF, et al：The effectiveness of a preseason exercise program to prevent adductor muscle strains in professional ice hockey players. Am J Sports Med 30：680–683, 2002

表1 ✦ Comparison of Adductor Muscle Strains between the Preintervention Seasons and the Intervention Seasons

| Variable | Preintervention seasons | Intervention seasons | P Value |
|---|---|---|---|
| Number of players | 47 | 58 | |
| Overall injury incidence (per 1000 player-exposures) | 17 | 13.6 | 0.08 |
| Number of adductor strains | 11 | 3 | <0.01 |
| Incidence of adductor strains (per 1000 player-games) | 3.2 | 0.71 | <0.05 |
| Number of at risk players with adductor strains | 8 of 21 | 3 of 33 | <0.05 |

表2 ✦ Adductor Muscle Strain Injury Prevention Program

| Warm-up |
|---|
| Bike |
| Adductor muscle stretching |
| Sumo squats |
| Side lunges |
| Kneeling pelvic tilts |
| **Strengthening program** |
| Ball squeezes (legs bent to legs straight) |
|   Different ball sizes |
| Concentric adduction with weight against gravity |
| Adduction while standing with a cable column or elastic resistance |
| Seated adduction machine |
| Standing with involved foot on sliding board and moving in the sagittal plane |
| Bilateral adduction on sliding board and moving in the frontal plane (that is, bilateral adduction simultaneously) |
| Unilateral lunges with reciprocal arm movements |
| **Sports-specific training** |
| On ice kneeling adductor pull togethers |
| Standing resisted stride lengths with a cable column to simulate skating |
| Slide skating |
| Cable column crossover pulls |
| Clinical Goal: Adduction strength at least 80% of the adduction strength |

　Tylerらは，シーズン前の股関節内転筋に対する筋力強化を主目的とするプログラムがアイスホッケー選手の内転筋損傷の予防に与える効果を調査している．股関節内転筋に対する筋力強化プログラムは筋力トレーニング（等尺性および遠心性収縮）とスポーツ特異的トレーニングから構成され，そのプログラムを6週間（3回/週）実施した．プログラム実施前後2シーズンでの内転筋損傷の発生状況を調査した結果，プログラム実施前2シーズンでは内転筋損傷の発生件数は11件（発生率3.2）であったのに対して，プログラム実施後2シーズンでの内転筋損傷の発生件数は3件（発生率0.71）であった．つまり，股関節内転筋の筋力強化プログラムによって内転筋損傷は減少できることが示された．

### Profile

見供　翔

PT，日本理学療法士協会認定PT（スポーツ），修士（理学療法学），博士（理学療法学）

社会医療法人河北医療財団河北総合病院リハビリテーション科，東京医科歯科大学スポーツ医学診療センターアスレティックリハビリテーション部門（非常勤）

**PART II** 部位別筋力トレーニング

# 股関節殿部とインナーマッスルの筋力トレーニング

相澤純也

## パフォーマンスへの貢献

　殿部筋はジャンプ，着地，ランニング，ステップ，ストップ，カッティングなどの主要なスポーツ動作において仕事量，パワー発揮，エネルギー吸収の面で重要な役割を果たしている．本項では，ジャンプ，ランニングのパフォーマンスと，殿部筋力との関連について臨床試験によるエビデンスを踏まえて解説する．

　健常アスリートにおいて，股関節の伸展モーメントは垂直ジャンプ高の予測因子とされている[1, 2]．健常アスリートは，股関節外転筋のピークトルクが大きく，トルク発揮が速いほど片脚シングルホップや片脚トリプルホップでの仕事量が大きい[3]．健常若年女性において，股関節の遠心性外旋ピークトルクと等運動性外転ピークトルクは片脚トリプルホップ距離と6メートル片脚ホップ時間の予測因子である[4]．これらの報告から，健常者において殿部の筋力は1回のジャンプの高さや距離だけでなく，stretch-shortening cycle を要求される連続ジャンプにおいても重要な役割を果たしているといえる．

　趣味レベルのランナーにおいて，股関節の等尺性伸展ピークトルクは，ランニング中の立脚期における体幹前傾角度および股関節伸展仕事量と正の相関がある[5]．つまり，股関節伸展筋力が強いと，実際の走行中に体幹が前傾しやすく，前方推進力への股関節伸展の貢献度が高まるといえる．一方，伸展筋力が弱いと体幹がアップライトなポジションになりやすく，股関節に対して膝伸展の仕事量が増大しやすいことを示唆している．高校，大学クロスカントリーランナーでは，股関節の等運動性外転ピークトルクはトレッドミルランニング中の前額面および水平面の股関節運動範囲と負の相関関係にある[6]．これは外転筋力が弱いほど股関節の3次元的な不安定性が増しやすいことを示唆している．これらの報告から，健常アスリートのランニングにおいて殿部の筋力は腰椎─骨盤─股関節の安定性を高め，前方への推進力向上に重要な役割を果たしていると考えられる．

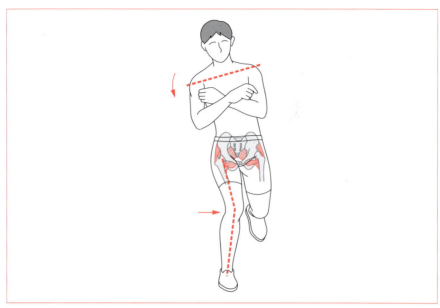

**図1 ◆ 前十字靱帯のストレイン急増, 損傷につながるマルアライメント**
ステップ動作の着地直後に体幹の支持側への傾斜と valgus を認める.

　術後患者について少し触れると，前十字靱帯(anterior cruciate ligament：ACL)再建術後アスリートでは，股関節外旋ピークトルクは片脚シングルホップ距離，片脚トリプルホップ距離，6メートル片脚ホップ時間，クロスオーバーホップ距離の予測因子とされている[7]．大腿切断者において，ウェイトスタックマシーンを用いた股関節外転筋トレーニングは股関節外転筋力向上，Timed Up & Go テスト時間短縮，2分間歩行距離増大の効果が認められている[8]．

## スポーツ外傷・障害との関連

　ACLのストレイン急増や損傷には接地時の衝撃や，接地直後の体幹側方傾斜や valgus を含めたマルアライメントが関連する[9〜14]（図1）．接地衝撃やマルアライメントのコントロールに殿部の筋力は重要な役割を果たしており，股関節外転，伸展，外旋のピークトルクの低下や非対称性は非接触型ACL損傷発生の関連・予測因子として挙げられている[15〜19]．一方，単純なピークトルク値は受傷のリスクファクターとはいえず，神経筋コントロールの要素がより重要であると

した研究もある[20~22].

　大腿膝蓋関節疼痛症候群には下肢荷重活動中の接地衝撃や，股関節内転・内旋，膝外反，体幹支持側傾斜，骨盤非支持側傾斜の過度な増大や非対称性が関連する[23~25]．接地衝撃やマルアライメントのコントロールに殿部の筋力は重要な役割を果たしており，股関節外転，外旋のピークトルクの低下や非対称性は大腿膝蓋関節疼痛症候群発生のリスクファクターとして挙げられている[26~32]．しかし，外転や外旋の筋力トレーニングによって筋トルクは増すが，実際のランニングなどにおけるキネマティクスには影響を与えないとの報告[33]もあり，神経筋コントロールの要素を含めたトレーニングの特異性が重要であることが窺える[34~36].

## トレーニング方法

　殿部筋力が結果的に増大するトレーニングにはさまざまなものがあるが，本項では殿部筋に特異的な筋活動が生じ，スポーツパフォーマンス向上や膝スポーツ外傷・障害予防への効果が報告されているものを中心に整理する[26~37]．いずれも筋力増大トレーニングの原則である過負荷，特異性，漸進性を重視し，肢位，運動様式，動作，負荷量，回数・セット数，使用器具・機器を選択，調整しながら指導する.

# 側臥位での股関節外転トレーニング

　中殿筋と大殿筋上部線維の筋力向上が主目的である．まずは，腰椎の屈曲や過度な伸展，骨盤の回旋や引き上げ，股関節屈曲などの代償運動（図2c）のコントロールを学習させる．腸骨稜を触知することや，壁に背部と踵後部を接触させたまま外転することで代償運動をコントロールしやすくなる（図2a）．代償運動がコントロールできるようになれば伸縮性バンド，ウェイトバンド，徒手抵抗などにより負荷を漸増する（図2b）．中殿筋後部や外旋筋群の活動をより促すために，骨盤を安定させた状態でわずかに大腿部を外旋するように指導する．

## 一般的な方法　（図2）

壁に背部と踵後部を接触させた状態でのトレーニング（a）．

## 発展的な方法

伸縮性バンドで負荷をかけた状態でのトレーニング（b）．

## 誤った方法

大腿筋膜張筋や腰方形筋の過活動による骨盤上方回旋，腸骨稜挙上，股関節屈曲・内旋が生じないように注意する（c）．

## 側臥位での股関節外転トレーニング

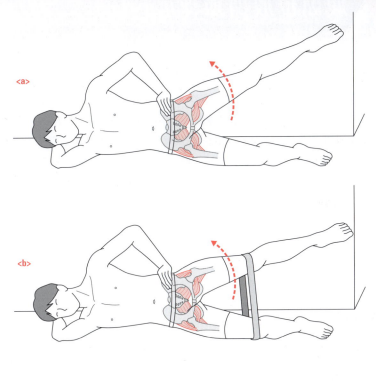

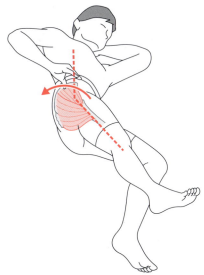

図2

股関節殿部とインナーマッスルの筋力トレーニング

# 腹臥位股関節伸展トレーニング

　大殿筋の筋力向上が主目的である．まずは，腰椎の過度な伸展，骨盤前傾・回旋，股関節外転・外旋などの代償運動のコントロールを学習させる．上前腸骨棘の沈み込みを触知し，下腹部筋を意識的に活動させると骨盤の前傾や回旋をコントロールしやすくなる（図3a）．代償運動がコントロールできるようになれば伸縮性バンド，ウェイトバンド，徒手抵抗などにより負荷を漸増する（図3b）．腰背部筋の過活動や腰椎の過度な伸展によって腰痛が生じることがあるため，トレーニング中，後に腰背部の負担感や痛みについて確認する．

## 一般的な方法　（図3）

骨盤位置をアスリート自身に触知させた状態でのトレーニング（a）．

## 発展的な方法

ウェイトバンドで負荷をかけた状態でのトレーニング（b）

.

## 腹臥位股関節伸展トレーニング

<a>

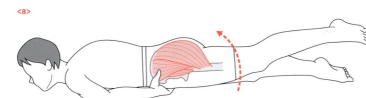

<b>

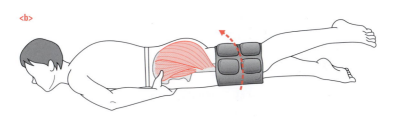

図3◆

# クラムエクササイズ

　中殿筋後部や外旋筋群の筋力向上が主目的である．側臥位で股関節と膝を屈曲位として，clam（二枚貝）が開くように下肢を開排する．まずは，腰椎の屈曲や回旋，骨盤回旋，足部過外転などの代償運動（図4c）のコントロールを学習させる．腸骨稜や上前腸骨棘を触知し，下腹部筋を意識的に活動させると骨盤の回旋をコントロールしやすくなる（図4a）．代償運動がコントロールできるようになれば伸縮性バンドや徒手抵抗などにより負荷を漸増する（図4b）．中殿筋をより活動させるために，股関節屈曲を60°付近とし，下腹部筋を活動させ骨盤の回旋をコントロールしながら開排するように指導する[38, 39]．

## 一般的な方法 （図4）

骨盤位置をアスリート自身に触知させた状態でのトレーニング（a）．

## 発展的な方法

伸縮性バンドで負荷をかけた状態でのトレーニング（b）．

## 誤った方法

腹直筋，大腿筋膜張筋，ヒラメ筋，後脛骨筋の過活動による腰椎屈曲，骨盤上方回旋，足底屈・内反が生じないように注意する（c）．

クラムエクササイズ

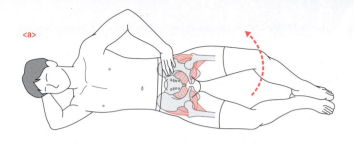

<a>

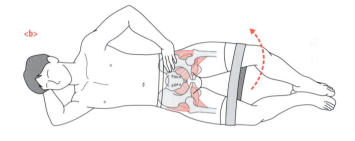

<b>

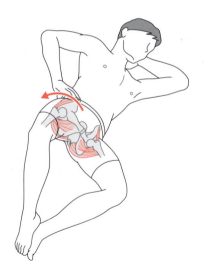

<c>

図4

# スケーティング

　外転・外旋筋群の動員，筋力向上が主目的である．片脚スクワットの肢位で対側の足底を床面で滑らせながら外方や後外方へ下肢をリーチする．まずは，体幹の側屈・側方傾斜，支持側下肢の valgus などの代償運動（図5c）のコントロールを学習させる．鏡で姿勢をチェックし，上前腸骨棘や腸骨稜，腰背部を触知しながら下腹部筋や殿筋を意識的に活動させると代償運動をコントロールしやすくなる（図5a）．代償運動がコントロールできるようになれば伸縮性バンドなどにより負荷を漸増する（図5b）．支持側とリーチ側ともに殿筋の活動を自覚し，意識的に高めるように指導する．

## 一般的な方法　（図5）

腰椎や骨盤の角度，位置をアスリート自身に触知させた状態でのトレーニング（a）．

## 発展的な方法

伸縮性バンドで負荷をかけた状態でのトレーニング（b）．

## 誤った方法

腰椎の伸展や下肢の valgus が生じないように注意する（c）．

## スケーティング

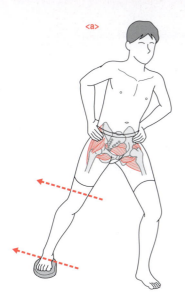
<a>

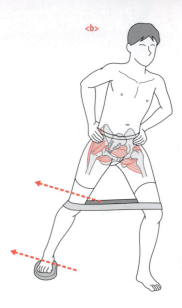
<b>

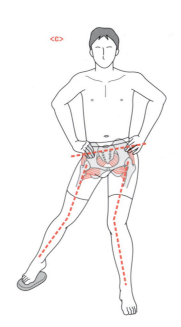
<c>

図5+

股関節殿部とインナーマッスルの筋力トレーニング　257

# バンドウォーク

　外転・外旋筋群の動員，筋力向上が主目的である．バンドを大腿骨外顆直上部や外果直上部に巻き，肩幅の 150％程度の幅で左右にステップを繰り返す．まずは，体幹の側屈・側方傾斜，骨盤傾斜・回旋，下肢の valgus などの代償運動（図 6b）のコントロールを学習させる．鏡で姿勢をチェックし，上前腸骨棘や腸骨稜，腰背部を触知しながら下腹部筋や殿筋を意識的に活動させると代償運動をコントロールしやすくなる．支持側とステップ側ともに殿筋の活動を意識的に高めるように指導する．スキルに合わせてステップの幅や速度を増減する．

## 🖐 一般的な方法　（図 6）

肩幅の 150％程度の幅で左右にゆっくりとステップを繰り返す（a）.

## 🖐 発展的な方法

参加スポーツの動きを考慮し，ステップの速さ，幅，方向を変える．

## ✊ 誤った方法

体幹の側方傾斜，下肢の valgus，足部の外転に注意する（b）.

> バンドウォーク

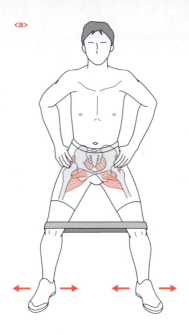

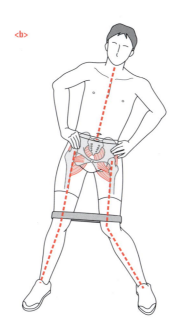

図6◆

股関節殿部とインナーマッスルの筋力トレーニング

# スプリットスクワットジャンプ着地

　殿筋群の動員，パワー，エネルギー吸収能の向上が主目的である．スプリットスクワット姿勢で前に出した下肢に十分に荷重し，体幹を前傾した状態から垂直方向にジャンプし着地する（図7a）．ジャンプ着地中は体幹の側屈，股関節の内転や内旋（図7c）をコントロールするように指導する．静的，動的なマルアライメントをコントロールできるようになれば，腰背部への過負荷に配慮しつつ，ダンベル，ケトルベル，ウェイトベストなどで負荷を漸増する（図7b）．

## 一般的な方法 （図7）

自重トレーニング（a，1：開始肢位，2：踏み切り）．

## 発展的な方法

ダンベルを把持した状態でのトレーニング（b，1：開始肢位，2：踏み切り）．

## 誤った方法

踏み切りや着地で体幹の側方傾斜，腰椎の過大な屈伸，下肢の valgus が生じないように注意する（c）．

## スプリットスクワットジャンプ着地

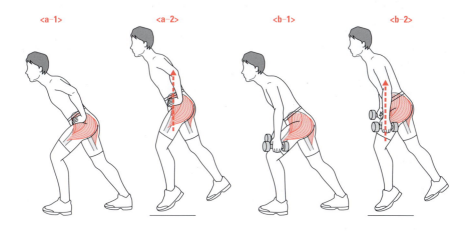

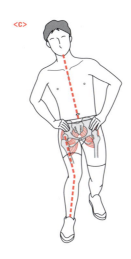

図7

# 片脚垂直ジャンプ着地

　殿筋群の動員，パワー，エネルギー吸収能の向上が主目的である．片脚スクワット肢位から垂直方向にジャンプし着地する（図8a）．ジャンプ着地中は体幹の側屈，股関節の内転や内旋をコントロールするように指導する．静的，動的なマルアライメントをコントロールできるようになれば，腰背部への過負荷に配慮しつつ，ケトルベル，ダンベル，ウェイトベストなどで負荷を漸増する（図8b）．

### 一般的な方法　（図8）

自重トレーニング（a，1：開始肢位，2：踏み切り）．

### 発展的な方法

ウェイトベストで負荷をかけた状態でのトレーニング（b，1：開始肢位，2：踏み切り）．

片脚垂直ジャンプ着地

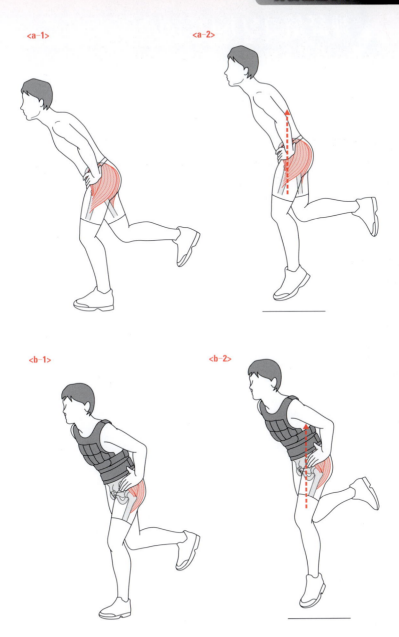

図8+

股関節殿部とインナーマッスルの筋力トレーニング 263

# 神経筋コントロールエクササイズ

　殿筋を含めた骨盤・股関節周囲の神経筋コントロールを高め，腰椎−骨盤−股関節複合体の動的な安定性を向上させることが主目的である．クッションやボールの上で膝立ち位や片脚立位でバランスを保つ（図 9a）．安定性の向上に合わせてボールトス，キャッチなどを取り入れて難易度を高めていく（図 9b）．エクササイズ中は腰椎−骨盤−股関節複合体のアライメントをできるだけ中間位かつ左右対称的に保つように指導する．いずれの方法でも valgus や体幹側方傾斜などのエラーパターンをコントロールさせる．

## 一般的な方法　（図 9）

クッション上での片脚立位の保持（a）．

## 発展的な方法

クッション上片脚立位でのボールトス，キャッチ（b）．

神経筋コントロールエクササイズ

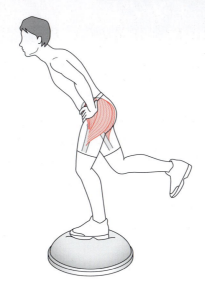

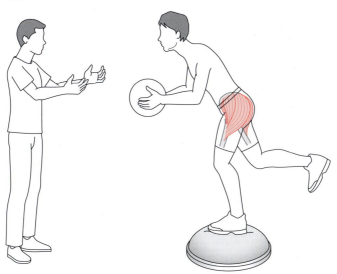

図9･

股関節殿部とインナーマッスルの筋力トレーニング　265

# カッティングエクササイズ

　殿筋を含めた骨盤・股関節周囲の神経筋コントロールを高め，腰椎―骨盤―股関節複合体の動的な安定性を維持した状態で殿筋群のパワーを向上させることが主目的である．側方や前側方へ切り返すように骨盤を回旋させ，股関節を伸展・外転・外旋させる（図 10a）．エクササイズ中は腰椎―骨盤―股関節複合体のアライメントをできるだけ中間位に保ち，殿筋によるパワー発揮を促す．スキルに応じて徒手や器具で骨盤部に直接抵抗を与えたり（図 10b），ケーブルマシンを使用したパンチ動作やチョップ動作で間接的に殿筋群に抵抗をかけたりする．いずれの方法でも腰椎での過度な代償運動や殿筋以外での過度な代償活動などのエラーパターンをコントロールさせる（図 10c）．

## 一般的な方法 （図 10）

骨盤位置をアスリート自身に触知させた状態でのエクササイズ（a）．

## 発展的な方法

骨盤の回旋に抵抗を与えた状態でのエクササイズ（b）．

## 誤った方法

切り返し中に体幹の回旋や過大な屈曲，下肢の valgus，足の過大な底屈が生じないように注意する（c）．

266　PART II　部位別筋力トレーニング

## カッティングエクササイズ

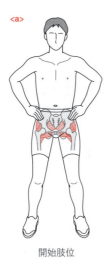

開始肢位

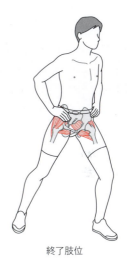

終了肢位

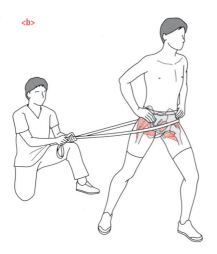

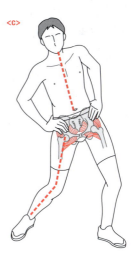

図10◆

股関節殿部とインナーマッスルの筋力トレーニング

# PICK UP EVIDENCE

Kollock R, et al：Measures of functional performance and their association with hip and thigh strength. J Athl Train 50：14-22, 2015

表✦Coefficient of Determination ($r^2$) Indicating Amount of Common Variance Explained by Functional Performance Test by Sex

| Functional Performance Test | Hip | | | | | | | | | | | | Knee | | | |
|---|---|---|---|---|---|---|---|---|---|---|---|---|---|---|---|---|
| | Abductors | | Adductors | | Extensors | | Flexors | | External Rotators | | Internal Rotators | | Extensors | | Flexors | |
| | PF | RFD | PF | RFD | PF | RFD | PF | RFD | PF | RFD | PF | RFD | PF | RFD | PF | RFD |
| Men (n = 30) | | | | | | | | | | | | | | | | |
| Triple hop for distance, cm | 0.08 | 0.06 | 0.23 | 0.22 | 0.09 | 0.04 | 0.23 | 0.14 | 0.11 | 0.08 | 0.03 | 0.02 | 0.16 | 0.11 | 0.14 | 0.18 |
| Triple hop for work, J | 0.36[a] | 0.27[b] | 0.50[c] | 0.38[a] | 0.18 | 0.15 | 0.36[a] | 0.37[a] | 0.21 | 0.20 | 0.08 | 0.06 | 0.26[b] | 0.15 | 0.19 | 0.20 |
| Crossover hop, cm | 0.02 | 0.01 | 0.06 | 0.09 | 0.03 | 0.01 | 0.08 | 0.06 | 0.01 | 0.00 | 0.02 | 0.03 | 0.09 | 0.09 | 0.10 | 0.15 |
| Single hop for distance, cm | 0.12 | 0.09 | 0.20 | 0.20 | 0.11 | 0.09 | 0.29[b] | 0.18 | 0.07 | 0.06 | 0.01 | 0.01 | 0.12 | 0.10 | 0.08 | 0.12 |
| Single hop for work, J | 0.36[a] | 0.28[b] | 0.41[a] | 0.31[b] | 0.17 | 0.18 | 0.35[b] | 0.36[b] | 0.14 | 0.15 | 0.05 | 0.04 | 0.18 | 0.12 | 0.12 | 0.12 |
| Single-legged vertical jump for distance, cm | 0.00 | 0.00 | 0.05 | 0.03 | 0.01 | 0.00 | 0.08 | 0.04 | 0.10 | 0.08 | 0.03 | 0.06 | 0.14 | 0.05 | 0.16 | 0.16 |
| Single-legged vertical jump for work, J | 0.18 | 0.14 | 0.31[b] | 0.18 | 0.10 | 0.10 | 0.25[a] | 0.28[b] | 0.24 | 0.23 | 0.12 | 0.14 | 0.31[b] | 0.12 | 0.30[b] | 0.25[b] |
| Women (n = 32) | | | | | | | | | | | | | | | | |
| Triple hop for distance, cm | 0.05 | 0.03 | 0.06 | 0.04 | 0.01 | 0.00 | 0.13 | 0.05 | 0.22 | 0.18 | 0.20 | 0.20 | 0.14 | 0.17 | 0.24 | 0.30[b] |
| Triple hop for work, J | 0.27[b] | 0.18 | 0.08 | 0.07 | 0.25[b] | 0.13 | 0.29[b] | 0.12 | 0.20 | 0.24 | 0.23 | 0.28[b] | 0.08 | 0.10 | 0.30[b] | 0.28[b] |
| Crossover hop, cm | 0.03 | 0.03 | 0.10 | 0.05 | 0.00 | 0.00 | 0.20 | 0.10 | 0.12 | 0.07 | 0.08 | 0.08 | 0.17 | 0.21 | 0.18 | 0.23 |
| Single hop for distance, cm | 0.01 | 0.04 | 0.11 | 0.08 | 0.00 | 0.04 | 0.06 | 0.04 | 0.16 | 0.06 | 0.12 | 0.14 | 0.07 | 0.18 | 0.11 | 0.17 |
| Single hop for work, J | 0.22 | 0.21 | 0.14 | 0.14 | 0.13 | 0.04 | 0.25[b] | 0.14 | 0.18 | 0.14 | 0.20 | 0.27[b] | 0.04 | 0.11 | 0.21 | 0.22 |
| Single-legged vertical jump for distance, cm | 0.10 | 0.07 | 0.18 | 0.20 | 0.00 | 0.05 | 0.14 | 0.05 | 0.19 | 0.12 | 0.18 | 0.22 | 0.18 | 0.25[b] | 0.42[a] | 0.49[b] |
| Single-legged vertical jump for work, J | 0.29[a] | 0.20 | 0.18 | 0.20 | 0.13 | 0.01 | 0.27[b] | 0.12 | 0.19 | 0.18 | 0.23 | 0.30[b] | 0.12 | 0.15 | 0.44[a] | 0.44[a] |

Abbreviations: PF, peak force; RFD, rate of force development.
[a] $P \leq .01$.　[b] $P \leq .05$.　[c] $P \leq .001$.

　Kollock らは，62名(男性30名，女性32名)のレクリエーションレベルのアスリートを対象として，股関節の外転，伸展の等尺性筋力(ピークトルク値と単位時間当たりのトルク値)と，片脚ホップパフォーマンスの関連を分析した．結果では，男性において外転筋力は片脚でのシングルホップ，トリプルホップの仕事量と有意な正の相関を認め，女性では外転筋力は片脚トリプルホップの仕事量と有意な正の相関を認めた．股関節伸展筋力については，女性のみで片脚トリプルホップの仕事量と有意な正の相関を認めた．

## Profile

相澤純也
PT，日本理学療法士協会専門PT(運動器)，NSCA-CSCS，修士(理学療法学)，博士(医学)

東京医科歯科大学医学部附属病院スポーツ医学診療センター理学療法技師長・アスレティックリハビリテーション部門長，NEC レッドロケッツ非常勤PT，日本オリンピック委員会強化スタッフ，日本スケート連盟スピードスケート強化スタッフ(医学部門)，等

**PART II** 部位別筋力トレーニング

# 大腿四頭筋の筋力トレーニング

廣幡健二

## パフォーマンスへの貢献

歩行の初期接地から荷重応答期にける大腿四頭筋の遠心性収縮が立脚相での膝関節角度を調整する(図1)[1]. スポーツ場面における大腿四頭筋の重要な役割の一つは, ジャンプや切り返し運動時の着地緩衝やエネルギー吸収・産生機能である. スポーツ場面において, 大腿四頭筋はドロップ着地やドロップジャンプ, ストップといった動作時に重要な役割を果たす[2~4]. 競技特異的に場面でいえば, バスケットボールのステップバックやサッカーのキック時の支持脚といった減速を要する局面で大腿四頭筋が重要な役割を果たす. ストップ動作直前のアプローチ速度が大きいほど, 接地時の床反力が高まるため減速に要する筋活動は大きくなる. また, ラグビーのスクラム力も大腿四頭筋の貢献度は高い[5].

## スポーツ外傷・障害との関係

代表的なスポーツ外傷である膝前十字靱帯(ACL)再建術後選手の回復状況を確認する指標として, 大腿四頭筋の筋力値およびその非対称性は重要なパラメーターである. スポーツ復帰時期の ACL 再建術後患者の大腿四頭筋機能回復状況は患者立脚型アウトカムの点数と関連する[6, 7]. 大腿四頭筋筋力の術側/非術側比を表す非対称性指数(Limb Symmetry Index：LSI)が85％を下回る選手の場合, 非術側と比較して術側の片脚着地時の膝屈曲運動が低下, 体幹前傾運動が増大し, 内的な膝関節伸展モーメントが低下する[8]. これらの動作非対称性も, 術後患者立脚型アウトカムや選手の自覚的な機能低下と関連する[9].

大腿四頭筋の筋損傷は, ハムストリングや内転筋に次いで, スポーツ活動時の発生頻度が高い[10, 11]. 受傷場面として多いスポーツ動作は, サッカーのキックである. そのメカニズムには, キック動作時のスウィング初期相における受傷と接地相における受傷の2つの説がある. スウィング初期相における受傷は, 股関

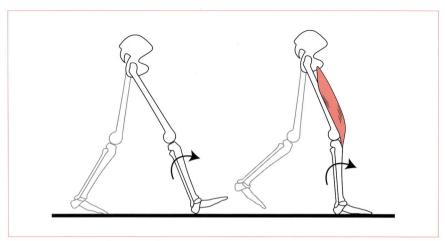

**図1◆歩行における大腿四頭筋の働き**
歩行時，初期接地から荷重応答で生じる下腿前傾運動を大腿四頭筋の遠心性活動がコントロールすることで，立脚相における膝の動的安定性が得られる．
(文献1より引用)

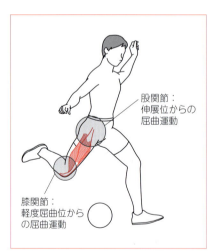

股関節：
伸展位からの
屈曲運動

膝関節：
軽度屈曲位から
の屈曲運動

**図2◆キック動作のスウィング相における大腿直筋の二関節運動制御**

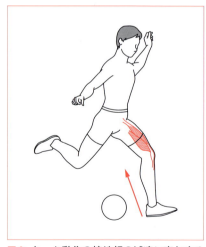

**図3◆キック動作の接地相の減速に寄与する大腿四頭筋の働き**
キック動作時の支持側下肢では，大腿四頭筋の遠心性収縮活動が減速運動を安定させる．

節伸展位からの屈曲運動とそれに伴う膝関節屈曲運動による大腿直筋の二関節運動制御により生じるとされる[12]. キック動作時のスウィング初期相では，股関節伸展位から股関節は屈曲しながら膝関節はさらに屈曲(最大で約90°)する[13, 14] (図2). このため，二関節筋である大腿直筋は運動時に高い負荷が生じて筋損傷を引き起こす. キック動作の接地相では，減速に伴う大腿四頭筋の遠心性活動が筋損傷発生と関連すると考えられている[12](図3). まだ一定した見解は得られていないが，大腿直筋損傷発生リスクファクターとして，大腿四頭筋機能の非対称性(柔軟性，遠心性筋力)が挙げられている[15]. 大腿直筋損傷の受傷後リハビリテーションでは，柔軟性に加えて遠心性筋活動能力の改善が競技復帰の判断基準として重要となる.

## トレーニング方法

　大腿四頭筋セッティング，レッグ エクステンションなど多くのトレーニング方法がある. 次頁以降に示す.

# 大腿四頭筋セッティング

膝伸展位にて大腿四頭筋を等尺性に最大随意収縮させる運動である（図4）．関節運動を伴わず，かつ，非荷重位で可能なトレーニングのため，受傷あるいは術後のリハビリテーション開始時期から安全に実施可能である[16]．トレーニング時は，内側広筋の筋硬度と膝蓋骨上方移動量を確認する．大腿四頭筋の機能不全が生じているケースでは，踵をベッドに押しつける，股関節を内旋させるなどの代償運動に注意する．また，膝前部痛を有する症例などで，外側広筋に対して内側広筋の収縮タイミングが遅延していることがある．そのような症例では，大腿外側と内側を図のようにモニタリングしながらトレーニングを行う（図4b）．選択的な随意収縮が困難な場合には，神経筋電気刺激療法（NMES）などを用いて筋収縮能の回復を図る．

## 🖐 一般的な方法　（図4）

① 膝伸展位で膝蓋骨上縁と内側広筋を触診する（a）.
② 内側広筋を収縮させ，膝蓋骨を頭側へ引き上げる.
③ 筋が収縮している状態を3〜5秒保持する.

## 🖐 トレーニングの質を高めるポイント

① NMESの併用.
② 内側広筋と外側広筋の収縮タイミングを意識する（b）.

## 🖐 注意点

① ハムストリングスが過剰に収縮しない.
② 踵をベッドに押しつけない.
③ 股関節を過度に内旋しない.

## 大腿四頭筋セッティング

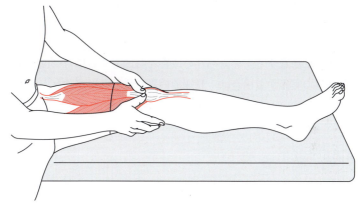

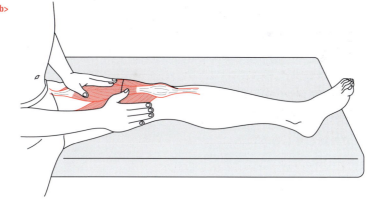

図4

# レッグ エクステンション

　専用のマシーンを利用し，端坐位で膝関節を伸展させる運動である（図5a）．最も一般的なOKCトレーニングで，選択的に大腿四頭筋を強化することができる．運動中は常に開始肢位の保持を意識し，体幹屈曲や骨盤後傾などの異常運動が生じないように注意する．非対称性の改善を目的とする場合には，片側のみで実施する．片側で実施する場合は，股関節内旋や骨盤傾斜運動などが生じないように注意する（図5c）．

## 🖐 一般的な方法　　（図5）

① 体格に合わせ，バックレストとローラーパッドの位置を調整する．
② 両脚は平行にする（a）．
③ 姿勢を保ったまま，膝完全伸展位までローラーパッドを上げる．
④ 完全伸展位からゆっくりと開始肢位に戻る．

## 🖐 非対称性を改善したい場合

① 重量を減らして，一側下肢で実施する．

## 🚫 誤った方法

① 過度に体幹屈曲してしまう（b）．
② 股関節を内旋してしまう（c）．

# レッグ エクステンション

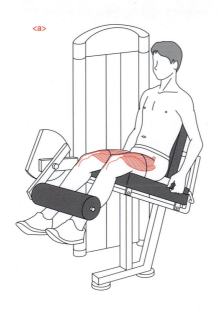

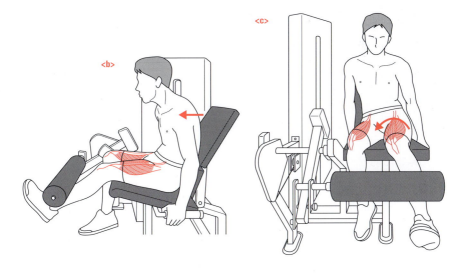

図 5

大腿四頭筋の筋力トレーニング

# スクワット

　立位にて下肢関節の複合的な屈曲伸展運動を繰り返すトレーニングである．膝屈曲角度が大きいほど，身体重心から膝関節中心までの距離が長くなるため大腿四頭筋に加わる負荷が大きくなる[17]（図6）．スクワットの下降局面において，下腿前方傾斜角度に対する体幹前傾角度が過大な場合，内的な股関節伸展モーメントが高まり，膝伸展モーメントは減少する（図7）．大腿四頭筋のトレーニングを目的とした基本的なスクワットでは，スクワットの下降局面における矢状面状の体幹傾斜角度と下腿傾斜角度を一致させるようにする（図8）．体幹前傾角度を減少させるほど，内的な膝伸展モーメントは高まる（図9）．

## 一般的な方法　（図8）

① 体幹・骨盤帯をニュートラルにした片脚立位から支持脚下肢を屈曲する．
② 矢状面上にて，体幹および下腿の前傾角度を一致させる．
③ 下降位にて3～5秒保持した後，開始肢位に戻る．

## 負荷漸増のポイント　（図9）

① 下降局面での体幹前傾角度を減少すると，大腿四頭筋の活動が高まる（a）．

## 注意点

① 体幹を直立に保持する際，骨盤の過度な後傾が生じないように注意する（a）．

## 誤った方法

① 過度に骨盤後傾してしまう（b）．
② 膝外反・体幹側方傾斜してしまう（c）．

## スクワット

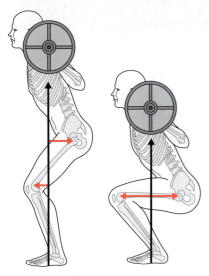

図6 ◆ 膝関節屈曲角度とモーメントアームの長さの変化

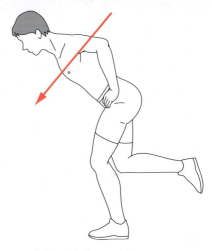

図7 ◆ 体幹前傾角度が過大なスクワット

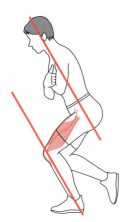

図8 ◆ 基本的な片脚スクワット

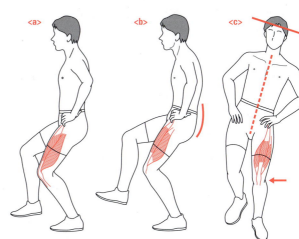

図9 ◆ 体幹直立位でのスクワット

大腿四頭筋の筋力トレーニング　277

# ウォール スクワット

　壁に背中をつけて行うウォール スクワット(図 10)では，より大腿四頭筋の活動を強調することができる．しかし同時に，ウォールスライドでは脛骨前方引き出し力が高まりやすいため，ACL 損傷などによる膝前方不安定性を呈する症例に対して実施する場合は注意が必要である[18]．また，基本的な片脚スクワット(図 8)と比較して，膝蓋大腿関節にかかる圧縮応力も大きくなる[19]ため，膝蓋大腿関節障害を有する患者に対して行う場合には，最大膝屈曲角度を 60°未満とする．

## 一般的な方法　（図 10）

① 壁から 1 足長分ほど離した位置に足部を置き，背部を壁につける(a)．
② 足部は腰幅に開く．
③ 股関節と膝関節を屈曲し，背中を滑らせるように体幹を下降する．
④ 最下点では膝を 90°以上屈曲し，5 秒間保持する(b)．
⑤ 屈曲位からゆっくりと開始肢位に戻る．

## 膝蓋大腿関節障害を有する選手への対応

① 最下点での膝屈曲角度を 60°未満とする．

## ウォール スクワット

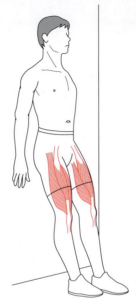

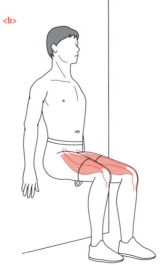

図 10 ◆

# リバース ノルディック ハムストリングス

　膝立ち位で，膝屈曲運動により体幹を後傾することで大腿四頭筋の遠心性活動を引き出すトレーニングである（図11）．選手自身が可能な範囲で股関節伸展位を保持した状態で，ゆっくりと膝を屈曲し，身体を後傾させる．伸張-短縮サイクルを強調する場合には，最大後傾位から可能な限り素早く開始肢位に戻るようにする．

## 一般的な方法 （図11）

① 膝立ち位をとる．
② 可能な範囲で膝を屈曲し，ゆっくりと保持可能な角度まで身体を後傾する(a)．
③ 最大後傾位から開始肢位へ戻る．
④ 上記の運動を反復する．

## 伸張-短縮サイクルを意識する場合

① 最大後傾位から開始肢位へ戻る運動を可能な限り速くする(a)．

## 誤った方法

① 腰椎が過度に伸展してしまう(b)．
② 荷重非対称性が生じている(c)．

## リバース ノルディック ハムストリングス

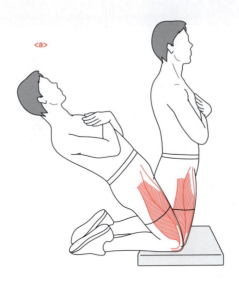

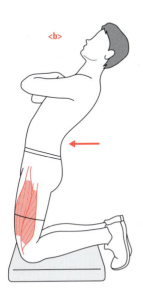

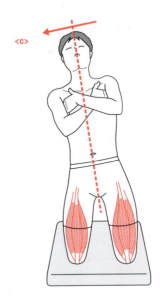

図 11 +

大腿四頭筋の筋力トレーニング 281

# リバース ランジ エクササイズ

　大腿四頭筋の遠心性収縮トレーニングである．トレーニングの一例として，メディシンボールとスライディングボードを用いた方法を図12に示す．体幹直立位とすることで，大腿四頭筋にかかる負荷を高める．このトレーニングでは，可能な限り前脚荷重を保持する．下降局面(特に最大下降位)において，後方へリーチした側へ荷重が移らないよう注意する．

## 一般的な方法　（図12）

① a のような開始肢位をとる．
② 反対側下肢を滑らせるように後方へリーチしながら，身体を下降させる．
③ 最大下降位でも体幹直立位を保持する(b)．

## 誤った方法

① 腰椎が過度に伸展してしまう(c)．
② 膝が外反してしまう(d)．

## リバース ランジ エクササイズ

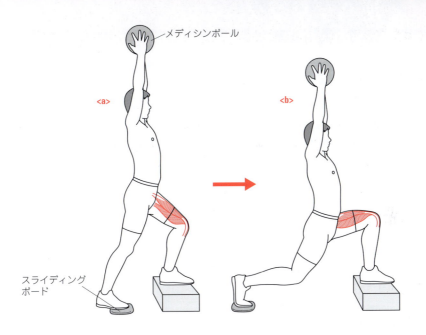

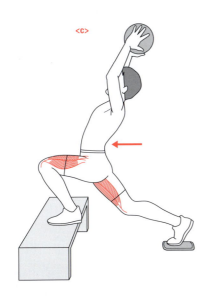

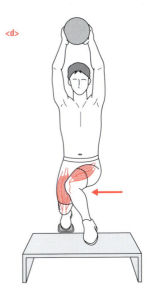

図12+

大腿四頭筋の筋力トレーニング　283

# 逆ペダリング

　リカンベントエルゴメータで逆回転にペダリングすることで大腿四頭筋を遠心性収縮させるトレーニングである（図13）．下肢屈曲運動時に，大腿四頭筋の遠心性収縮が発生する．比較的浅い屈曲角度で実施することができ，過度な伸展運動も生じないため，ACL再建術後などスポーツ傷害後のリハビリテーションにおいても安全で筋力増強効果も高い[20～22]．

## 一般的な方法　　（図13）

① 背部をバックレストにしっかりと当てる．
② 下肢最大伸展位での膝屈曲角度が20°以上になるようにバックレストの位置を調整する（a）．
③ ペダル回転数は20～40rpmとする．
④ 開始5分間は自覚的に「かなり楽」な強度で駆動する．
⑤ その後は，膝痛や過度な疲労のない範囲で負荷を漸増する．
⑥ 可能であれば，自覚的に「きつい」と感じる負荷まで漸増する．
⑦ 駆動時間は最大で30分とする．

## 誤った方法

① 体幹が側方傾斜してしまう（b）．
② 股関節内旋・膝外反が生じてしまう（c）．

284　PART II　部位別筋力トレーニング

逆ペダリング

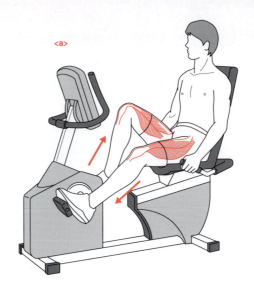

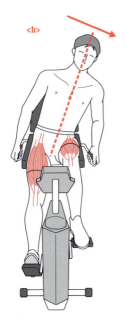
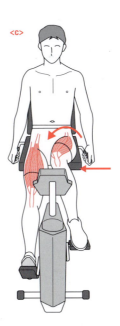

図 13 ◆

大腿四頭筋の筋力トレーニング

# ディクライン スクワット

　25°の傾斜台の上に立ち下腿三頭筋の活動を抑制した状態で，体幹直立位のまま膝関節をゆっくりと屈曲することで大腿四頭筋にかかる遠心性の負荷を高める方法である(図14)．開始肢位からの下降局面は片脚支持とする．最大下降位からの上昇運動は両脚支持で良い[23]．

① 25°の傾斜台の上に立つ．
② 片脚立位の状態から体幹直立位のまま，ゆっくりと膝を80°まで屈曲する．
③ 3秒間，その姿勢を保持する．
④ 両脚で体重を支持して，開始肢位に戻る．

### 負荷漸増のポイント

重錘の入ったリュックを背負うことで，膝伸展モーメントを増大させる．重量は，膝前部痛が出ない範囲で5kgずつ増やす．

## ディクライン スクワット

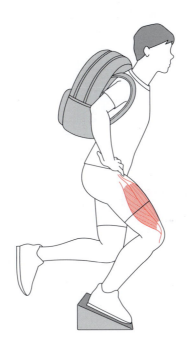

図 14

大腿四頭筋の筋力トレーニング

# PICK UP EVIDENCE

Ithurburn MP, et al：Young athletes with quadriceps femoris strength asymmetry at return to sport after anterior cruciate ligament reconstruction demonstrate asymmetric single-leg drop-landing mechanics. Am J Sports Med 43：2727-2737, 2015

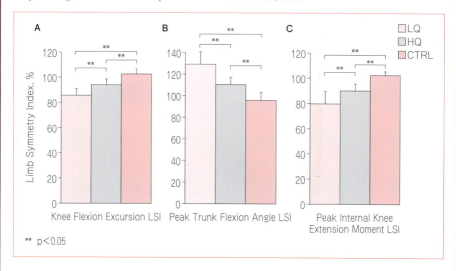

** $p<0.05$

　Ithurburnらは，術後7ヵ月前後のACL再建術後患者103名と体幹・下肢の怪我の経験のない健常者47名の大腿四頭筋筋力の非対称性と片脚ドロップ着地中バイオメカニクスの非対称性について調査している．その結果，健常者と比較して，ACL再建術後患者は片脚ドロップ着地時に動作パターンの非対称性を呈した．特に，ACL再建術後患者の中で非術側に比べて術側大腿四頭筋筋力が低い（非術側に対する術側大腿四頭筋筋力が85％未満）場合，術側での片脚ドロップ着地中に膝屈曲角度の減少，体幹前傾角度の増大，そして内的な膝伸展モーメントの減少が顕著に生じることがわかった．

### Profile

廣幡健二
PT，日本理学療法士協会認定PT（スポーツ），修士（リハビリテーション），NSCA-CSCS

東京医科歯科大学スポーツ医歯学診療センター

**PART II** 部位別筋力トレーニング

# ハムストリングスの筋力トレーニング

今井覚志

## パフォーマンスへの貢献

スポーツパフォーマンスにおいて，ハムストリングスはトップスピードでのランニング（スプリント）やスクワットポジションからの股関節伸展運動（デッドリフト）で重要な役割を担っている．

スプリントにおいては，遊脚後期に下腿を振り戻す強い役割があり（図1），スピードが速くなると筋活動も増加する[1, 2]．またハムストリングスの素早い反応（収縮）はスプリント能力と関係する[3]．さらに，膝関節の安定や地面を蹴って前方への推進力を産出することにも貢献している[4]．

デッドリフト動作は股関節を深く屈曲したスクワットポジションからの伸展運動であり，ハムストリングスは大殿筋とともに，強力な股関節伸展筋として主要な役割を果たす（図2）[5]．腰椎の伸展を保ったまま股関節を屈曲させることでハムストリングスが伸長され，強い張力を発揮する．さらに，重心を前方移動させることによって，股関節伸展に対する負荷が増え，ハムストリングスの役割が大きくなる[6]．この動作は，構え，踏み出し，ジャンプ，その他多くのスポーツパフォーマンスの基礎となる．

## スポーツ外傷・障害との関係

ハムストリングスの筋力とスポーツ外傷・障害との関係は，肉離れと膝前十字靱帯（以下，ACL）損傷において多く論議されている．

肉離れは遊脚後期から接地初期において頻発する[7〜10]（図1）．股関節屈曲，膝関節伸展によってハムストリングスが最大伸長された状態で，下腿を引き戻す（膝屈曲）強い力が発生したとき，肉離れのリスクが高まる．この際のハムストリングスの収縮様式は遠心性と考えられ[8, 9, 11]，実際に，遠心性の筋力と肉離れの発生率に相関があり[12, 13]，遠心性の筋力トレーニングをすることで予防効果があ

ハムストリングスの筋力トレーニング **289**

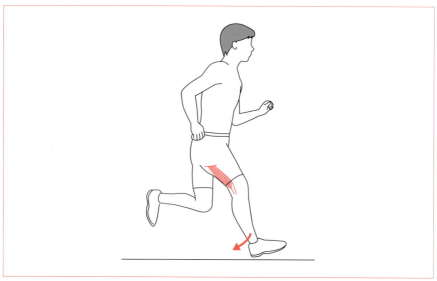

**図1 ◆ スプリントにおけるハムストリングスの役割**
スプリントにおいて，ハムストリングスは，遊脚後期に下腿を振り戻す強い役割を担う．

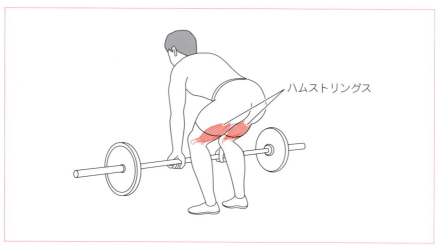

**図2 ◆ デッドリフト**
① 体幹直立，骨盤前傾を保持したまま，膝関節を屈曲，股関節を深く屈曲させ，床に置いたバーベルを両足の少し横で掴む．
② 上肢は伸ばしたまま，股関節と膝関節の伸展でバーベルを床から持ち挙げる．
③ バーベルを大腿部の前面を滑らせるように挙げていき，膝関節，股関節を最後まで伸展させて，バーベルを股関節付近まで引き挙げる．

ることも示されている[14, 15]．一方，筋線維の収縮様式については，ほぼ等尺性であり，伸長位での等尺性のコンディショニングがスプリントにとって重要であるとの報告もある[16, 17]．

ハムストリングスは解剖学的に，脛骨の前方引き出しを抑制し，ACL を保護する働きがあると考えられている．実際にジャンプの着地や方向転換動作において，ハムストリングスの筋力低下があると，ACL への負荷が増加する[18, 19]．また，女性アスリートで ACL 損傷が多い要因のひとつに，大腿四頭筋に比べてハムストリングスの発達が未熟，あるいは活動が弱いことが挙げられている[20, 21]．さらに，脛骨の回旋運動に伴う ACL への負荷についても，ハムストリングスの働きが負荷を軽減させる役割を持つことが報告されている[22]．これらの結果から，ACL 損傷の予防においてもハムストリングスのトレーニングが重要視されている．

## トレーニング方法

ハムストリングスの筋力トレーニングは，パフォーマンス向上や外傷予防の観点から以下の点を考慮する．1) 大殿筋と連動した股関節伸展筋としての運動，2) 遠心性の収縮，3) 素早い収縮，4) 大腿二頭筋長頭，短頭，半腱様筋，半膜様筋それぞれの強化．

# レッグ カール

　専用のマシーンを利用し，腹臥位で膝関節を屈曲させる運動である（図3）．最も一般的なトレーニング方法で，選択的にハムストリングスを鍛えることができる．最初は，過負荷にならないように両脚で行う．慣れたら左右の筋力バランスを調整するためにも，片脚で行う．スプリントなどで必要とされる素早い遠心性収縮を強化したい場合，持ち上げた重りを落下させ，途中で受け取るトレーニングも有効である（ドロップ＆キャッチ）．筋肉別のトレーニングについては，大腿二頭筋を優位に鍛えたい場合は下腿の外旋を意識させながら行い，半腱様筋，半膜様筋の場合は内旋を意識させる．また，膝関節の深屈曲位でのトレーニングは大腿二頭筋長頭および半腱様筋を効果的に鍛える[23]．

## 一般的な方法　（図3）

① 両下腿の遠位にマシーンのパッドを当てる．
② 両脚均等に力を入れ，強く，少し速くパッドを引き挙げる（a）．
③ 両脚均等を意識したまま，ゆっくりパッドを降ろす．

## 伸張性の素早い収縮を強化したい場合（ドロップ＆キャッチ）

① 両下腿の遠位にマシーンのパッドを当てる．
② 最初は重さを1RMの10～20%に設定し，両脚均等で引き挙げる．
③ トップ位置で脱力し，急激に落下していくパッドを，途中で静止させる．

## レッグ カール

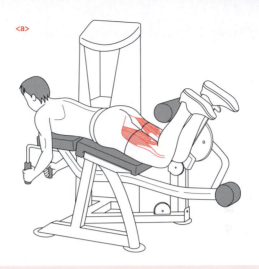

図 3 ◆

シングルレッグローマンチェア
① 体重以上の重りをつけ，パッドを伸展位で動かないようにする．
② 片足をパッドの下に入れ，下腹部の下に枕などを入れる．
③ 枕より上半身を起こし，両手に持った重りを引き上げる(b)．
④ 回旋を加える(c)．

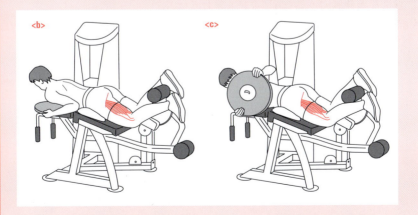

ハムストリングスの筋力トレーニング

# ブリッジ

　仰臥位で膝を立て，殿部を持ち上げる股関節の伸展運動で（図 4），大殿筋とともに鍛えられる．肉離れのリハビリ早期，筋収縮が不十分なトレーニング初期の段階では，足の位置を近くにすることで，軽い負荷にすることができる（図 4a）．足の位置を近くから遠くにすることで，段階的に強力な筋収縮が得られるようにする（図 4b）．さらにボールの上でボールを殿部方向に引き寄せながら挙上させると，膝関節の屈曲運動も加わるため，非常に強い筋収縮が得られる（図 4c）．大腿二頭筋あるいは，半腱様筋，半膜様筋のいずれかを優位に鍛えたい場合は，レッグカールのときと同様に，下腿の回旋を意識させながら行う．

## 一般的な方法　（図 4）

① 両膝を立てる．慣れてきたら片膝を立て，反対の膝は伸展しておく．
② 足底でしっかりと床面を押し付け，殿部を持ち挙げる．
③ 股関節が伸展する（0°）まで殿部を持ち挙げ，10 カウントキープする（a）．

## 最も強力なトレーニング方法

① ボールの上に片足を乗せる．
② ボールが転がっていかないように手前に引き寄せながら殿部を持ち挙げる．
③ 股関節が伸展（0°）まで殿部を持ち挙げる（c）．
＊ボールの代わりにタオルなど滑る物を敷いて，それを引き寄せるようにしながら，ブリッジしても効果的．

ブリッジ

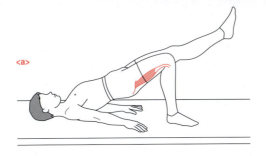

<a>

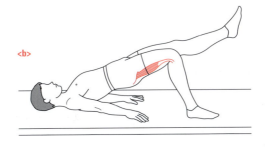

<b>

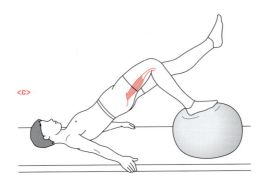

<c>

図4

# スクワット

立位で，膝・股関節の屈伸を繰り返す運動である（図5）．体幹を直立したまま前傾させることで，股関節伸展に対する負荷が増え，ハムストリングスの活動を高めることができる．さらに強くハムストリングスを鍛えようとする場合，支持脚を単脚にして，上半身の重心をできるだけ前に変位させる．実際には，片脚で体幹の直立を保持したままできるだけ遠くの床に触れるようにスクワットさせる（図5b, c）．こうすることで，ハムストリングスにはデッドリフトと同じように強い張力が発生する．スクワットトレーニングをするときには，膝の方向，体幹の側屈などにも注意を払いながら行い，股関節の内旋や膝関節の外反などスポーツ外傷のリスクとなるアライメントを防ぐ．

## 🖐 一般的な方法　（図5）

① 反対側の足を，後ろにあるベンチや椅子に乗せて，真っ直ぐに立つ（a）．
② 体幹の直立を意識したまま，できるだけ遠くの床を触るように，スクワットしていく（b）．
③ 床に触れた後，体幹の直立を保持したまま，遠くに弧を描くように起き上がり，スタートポジションに戻る（c）．

## 👎 誤った方法

① 体幹を直立させたまま，膝が前に出ないようなスクワットでは，ハムストリングスは強く働かない．

スクワット

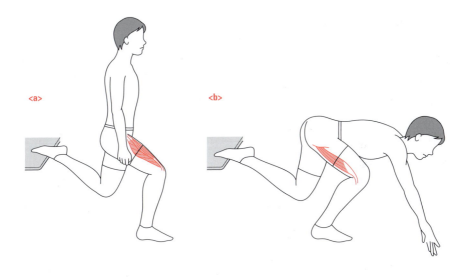

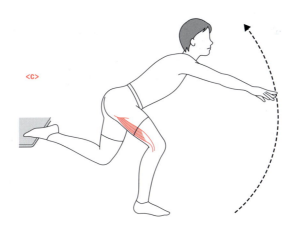

図5◆

ハムストリングスの筋力トレーニング

# ランジ

　スクワットの類似トレーニングとして，ランジも有効である．ランジは，直立位から大きく1歩前へ踏み出し，深く沈みこんでから再び直立へ戻る運動である．歩幅，屈曲角度を大きくし，バーベルを担ぐことでハムストリングスを鍛えることができる(図6)[17, 24]

## ハムストリングスを強調したランジ　（図6）

① バーベルを背中で担ぐ．
② 膝を高く上げて，大きく1歩踏み出す(a)．
③ しっかりと深く沈み込む．なるべく体幹は伸展位を保ったまま前傾させ，太腿が地面と水平になる程度まで深く沈むことを目標とする(b)．

ランジ

<a>

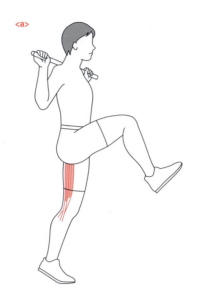

<b>

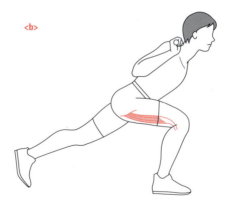

図6

ハムストリングスの筋力トレーニング

# デッドリフト

　デッドリフトは，先述したとおり，腰椎の伸展を保持したまま，股関節および膝関節を伸展させバーベルを持ち上げる運動である（図2）．ハムストリングスは股関節の伸展筋として強く活動する．この運動に慣れたら，あらかじめ膝関節を伸展させておくことで（完全伸展ではなく僅かに屈曲位），股関節中心の運動とする．ハムストリングスは事前に伸長されるため，より強い収縮を促すことができる（図7a）．ルーマニアンデッドリフトと呼ばれ，片脚で行う方法もある（図7b, c）．また，持った重りを，肘を伸ばしたまま水平まで持ち上げるケトルベルスウィングと呼ばれる類似したトレーニングもあり（図7d），これらの方法では，ハムストリングスの強い筋活動が報告されている[25, 26]．

## 🖐 一般的な方法 （図7）

① 体幹直立，骨盤前傾を保持したまま，股関節を深く屈曲させ，床に置いたバーベルを両足の少し横で持つ．膝関節は僅かに屈曲させた程度とする．
② 上肢は伸ばしたまま，主に股関節の伸展でバーベルを床から持ち挙げる（a）.
③ バーベルを大腿部の前面を滑らせるように挙げていき，膝関節，股関節を最後まで伸展させて，バーベルを股関節付近まで引き挙げる．

## ケトルベルスウィング

① 12〜15kgのケトルベルを両手で持って，膝軽度屈曲の立位姿勢をとる．
② ケトルベルを股下を通して少しだけ後方に引き，そこから前方へスウィングさせる．
③ 股関節と膝関節を伸展させながら，ケトルベルを胸の高さまで挙げる（d）.
＊重りを軽くして片脚でしてもよい．

# デッドリフト

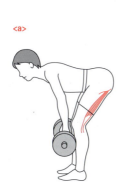
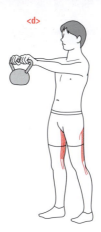

図7+

### 片脚のルーマニアンデッドリフト

① ダンベルや重りなどを持ち，片脚で直立姿勢で立つ．膝関節は僅かに屈曲している程度とする（b）．
② 体幹の直立を意識したまま，股関節を屈曲していく．直立した体幹が地面と水平になる位まで屈曲させていく．
③ さらにダンベルを，上肢を伸展したまま，可能な限り前方に挙上させる（c）．

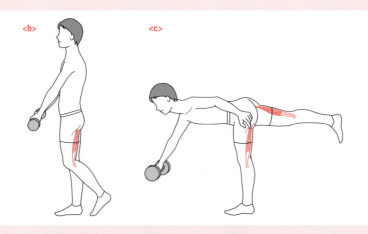

ハムストリングスの筋力トレーニング

# 遠心性トレーニング

　ノルディックハムストリングスは，膝立ち位で，パートナーに下腿を押さえてもらい，股関節と体幹の伸展を保持させたまま，ゆっくりと可能な限りその姿勢をキープしつつ前に倒れていく方法である（図8a）．遠心性収縮を強調した方法であり，実際に遠心性の筋力は，レッグカールよりも強く鍛えられる[27]．トレーニングの効果としては，4週間のトレーニングで6～14％の筋力増強が認められ[28, 29]，予防効果としては，肉離れが約半減できると報告されている[30, 31]．左右の筋力にアンバランスがある場合，パートナーには弱い側の足を重点的に押さえてもらうが，非常に強力な遠心性収縮となるため，過負荷に注意する．

　グライダーは，肉離れ後のリハビリテーションの最終段階に用いられるトレーニング方法である[32]．膝関節伸展位，体幹前屈位での遠心性収縮を強調する（図8b）．

## 🖐 ノルディックハムストリングス （図8）

① パートナーに足関節の近位を把持してもらい，膝立ち位をとる．
② 体幹の直立，股関節の伸展を保持したまま，ゆっくりと倒れていく．ギリギリまで倒れないようにキープする（a）．
③ 限界となれば，脱力して，両手で受身を取る．

上級者向け

## 💪 グライダー

① 安定した棒や杖などにつかまり，片脚を後ろに引いて立つ．
② 前脚の踵に体重をのせ，膝を約10°の伸展位で保持，体幹を前傾させながら後脚を後方に引いていく（b）．
③ 限界まで到達したら，手の力を借りつつ，前脚を後ろに引くように力を入れて直立まで戻る．

## 遠心性トレーニング

<a>

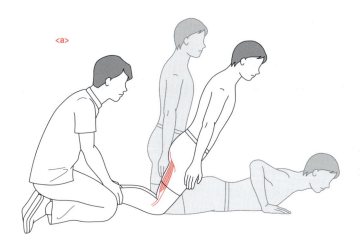

<b>

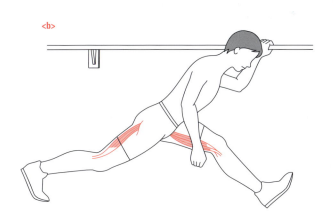

図 8 ◆

ハムストリングスの筋力トレーニング 303

# クイックドリル

踵を殿部に打ちつけるようジョギングすることでハムストリングスに素早く大きな収縮を促す（図9a）．また大きく前方に振り上げた足を素早く振り戻すスキップによって，反動的な要素を加える（図9b）．肉離れ後のリハビリにも用いられ，少しずつスピードをあげ，反動を強調する．

## 🕐 Butt kickers（大きく速い収縮を促す場合）　（図9）

① 踵を殿部に打ちつけるようにジョギングをする（a）．
② 股関節と体幹は伸展位を保持し，短いステップ（20〜40cm）で前進する．

## B skips（反動的な要素を加える場合）

① 前方に大きく足を振り上げるスキップをする（b）．
② 膝関節を最大限伸展させ，反動を利用し，素早く足を振り戻す．
③ 少しずつスピードをあげ，反動を強調する．さらに，体幹を前傾させハムストリングスの伸長を大きくする．

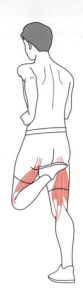

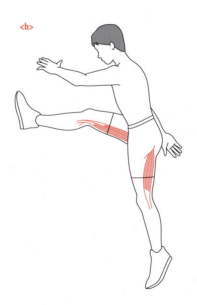

図9+

## PICK UP EVIDENCE

van Dyk N, et al：Including the Nordic hamstring exercise in injury prevention programmes halves the rate of hamstring injuries：a systematic review and meta-analysis of 8459 athletes. Br J Sports Med 53：1362-1370, 2019

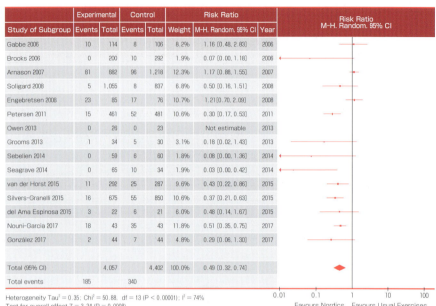

　Van Dyk らは，ノルディックハムストリングストレーニングがハムストリングスの外傷予防に与える効果についてメタ分析している．15 の研究，総勢 8,459 名のアスリート(サッカー，バスケットボール，ラグビー選手)を対象とした 1～2 シーズンの調査で，525 名のハムストリングス外傷の発生があった．このうち，ノルディックハムストリングストレーニングを予防プログラムとして取り入れていたグループにおける発生数は 4,057 名中 185 名，取り入れていなかったグループにおける発生率は 4,402 名中 340 名であった．つまり，ノルディックハムストリングストレーニングは，ハムストリングス外傷を約半減できる可能性があることを示した．

### Profile

今井覚志
PT，日本理学療法士協会認定 PT（スポーツ），修士(理学)，等

慶應義塾大学病院スポーツ医学総合センタースポーツリハビリテーション＆パフォーマンス研究部門担当責任者，慶應義塾大学病院リハビリテーション科，慶應義塾大学体育会女子バレーボール部トレーナー，東京都理学療法士協会区西南部西部ブロック部長

**PART II** 部位別筋力トレーニング

# 下腿三頭筋の
# 筋力トレーニング

大川原洋樹

## パフォーマンスへの貢献

　ジャンプ動作では，下腿三頭筋は遠心性収縮から求心性収縮へと長さ変化を伴いながら(stretch-shortening cycle：SSC)，アキレス腱と共に筋腱複合体(muscle-tendon-unit：MTU)として弾性エネルギーを高めることで動作を可能とする．vertical jump よりも drop jump (≒ depth jump)でより高い跳躍高が認められる[1~3]ことから，高いジャンプパフォーマンスの発揮にはより強い腱の反動が重要であり[1]，短い接地時間[4]，腓腹筋の半等尺性収縮による腱の弾性の利用[5]，腓腹筋のより短い筋長[6]，によってより高いジャンプ高の獲得が可能となることが報告されている．以上より，ジャンプ動作では下腿三頭筋はより速い遠心性収縮と可能な限り筋長を保つための半等尺性収縮により，強大なアキレス腱部の弾性を効率的に利用できるよう貢献する．

　ランニング動作はサーフェスを ① 強く，② 頻回に押すことにより，スピードを増大させるとされ[7]，下腿三頭筋は前者の役割を担う．ランニング動作のスピードは腓腹筋・ヒラメ筋の筋活動量に有意な相関関係を持つが[8]，スピードが増大しスプリントに近づくにつれて後者の要素が強くなるために同筋群のエネルギー貢献度は低くなり，股関節のスウィング動作による推進力[9]や外側広筋腱・腱膜の伸張性[10]への貢献が増加していくとされる．これらから下腿三頭筋は特に中長距離のランニングパフォーマンスへの貢献が示唆される．

　また，同筋群は方向転換動作においても貢献する．対人球技で頻繁に要求されるカッティング動作では，最大足関節底屈モーメント[11]・最大底屈パワー[12]とその速さとの関係が報告されており，特にブレーキ動作の初期～中期・加速動作の後期で強く働くことが知られている[13]．また，サイドステップに比べてクロスオーバーカッティング動作で同筋群のより高い筋活動が要求されることもわかっている[14]．より高い方向転換動作パフォーマンスの獲得のためには下腿三頭筋の

筋力が重要な要素の一つであることがわかる.

各競技の競技動作でも下腿三頭筋の働きは重要である.バレエのルルベと呼ばれる爪先立ちの基本動作では,特に腓腹筋内側頭が強く働き,カーフレイズ動作よりも高い筋活動が要求されると報告されている[15].また,足を踏み出すためにサーフェスを強く踏む競技特異的な動作として,フェンシングのマルシェファント動作[16],バドミントンのバックハンドストローク動作や,剣道競技の踏み込み動作などにおいてもそのパフォーマンス向上に寄与することが推測される.その他にも,サーフィンのターン技術がジャンプ動作時の床反力と有意に相関しているなどの報告もあり[17],さまざまなタイプの競技において下腿三頭筋が重要な働きをしていることがわかる.

## スポーツ外傷・障害との関係

パフォーマンスへの貢献と比べ,外傷・障害との関係の報告は少なく限定的である.

下腿三頭筋の遠心性収縮トレーニングは慢性のアキレス腱症に対する保存療法として,物理療法やNSAIDs(非ステロイド性抗炎症薬)とともに選択される治療法の一つであり,疼痛の軽減,下腿三頭筋の筋力増強,下腿三頭筋のMTUの延長・硬化に効果があると報告されている[18].ただしこの除痛効果は,物理的な構造変化が生じ,増殖していた毛細血管の減少がその除痛メカニズムであり,筋力の向上が直接的な要因ではないことは理解しておく必要がある.

スポーツ現場で高頻度に遭遇する足関節外傷については,その受傷群で(速い角速度の)底屈筋力が有意に高く[19],なかでも足関節捻挫の内的損傷リスクとして,高い足関節底屈筋力(小さい背屈/底屈筋力比)が報告されている[20〜22].これらの知見は下腿三頭筋筋力の増強が障害予防にマイナスに働くことを示しているわけではなく,前脛骨筋の筋力増強も下腿三頭筋と並行して行うことが非常に重要であることを示唆していると考えられる.テニス競技やランニング競技で遭遇する下腿三頭筋筋損傷の発症リスクについてのシステマティックレビューでは同筋力との関連についての報告は認められなかった[23].

## トレーニング方法

前述の通り,パフォーマンスの観点からは下腿三頭筋腱のMTU全体として強大で効率的なパワーを発揮させることが重要であり,そのためには ① 腱の弾性

を効率的に利用するための筋力と，② 腱自体の弾性の向上が重要である．そこでまずは，単純な底屈運動の筋力増強や筋肥大を目的として広く用いられるカーフレイズについて，科学的な立場で検討したトレーニング方法・要素について記載する．また，後者の要素である腱の弾性には腱の直径が深く関係しているが，腱は負荷を与えることでコラーゲン代謝が促進され[24, 25]，横断面積が増大する特性をもつため[26, 27]，これらの運動に適切な負荷を与えることで，腱自体の弾性を高めてより強大なパワーの発揮に貢献することを可能とする．

　下腿三頭筋は上記の要素だけでなく，力–速度関係，長さ–力関係を考慮し，収縮様式・複合関節運動要素も含めたトレーニングの選択も非常に重要である．今回は特に腱の弾性エネルギーを効率的に利用するために SSC の要素を重視し，腓腹筋の高い生理学的横断面積も考慮した漸増負荷も選択可能なトレーニング方法についても記述した．なお，ジャンプ動作の着地時には体重の数倍の負荷がかかることに留意し，体重に追加する負荷量は単純な加算で考えないよう慎重に検討する必要がある．

# カーフレイズ

## 一般的な方法 （図1）

① 自然アライメント立位から踵を持ち上げる（a）．
② 膝屈曲位で行うと相対的にヒラメ筋が優位に活動する（b）．

**表1 ◆ 要素による筋活動量の変化**

| 要素 | | 腓腹筋内側頭 | 腓腹筋外側頭 | ヒラメ筋 |
|---|---|---|---|---|
| 膝角度 | 伸展位[28〜34]（図1a） | 増大 | 増大 | 影響なし[*2] |
| | 屈曲位[28〜34]（図1b） | 減少[*1] | 減少[*1] | 影響なし[*2] |
| つま先向き | 外向き[35,36]（図1c） | 内側頭＞外側頭 | | |
| | 内向き[36]（図1d） | 内側頭＜外側頭 | | |
| 荷重位置 | 母趾球荷重[37,38] | 増大 | 増大 | |
| 底屈角度 | 最大角度[39] | 増大 | 増大 | 増大[*3] |
| 出力 | 最大出力[40] | | 増大[*4] | |
| 回数 | 多い[28] | 内側頭＜外側頭で低下しやすい | | |

[*1]：内側頭の方が外側頭よりも膝関節角度の影響を受けやすい[29,32]．
[*2]：最大重量負荷下では，3筋いずれも立位膝伸展位で最大活動を示す[41]．
[*3]：最大底屈位＋外側荷重では活動量低下[38]．
[*4]：最大出力に近づくにつれて，両側頭が均等に働くようになっていく[40]．

## 主要なトレーニングにおける誤った方法

① 腹部を突き出して底屈を代償している（e）．
② 膝を前に出して底屈を代償している（f）．

**上級者向け**

① スミスマシンなどを用いて，腰部にマシン負荷をかけた状態で踵を挙上（ドンキーカーフレイズ：g）．
② 立位でバーベルを担いだ状態で実施してもよい（h）．

## カーフレイズ

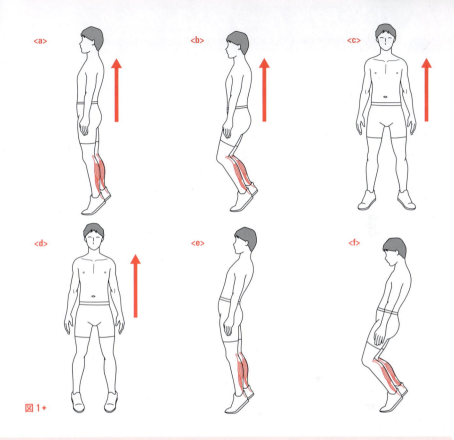

図1

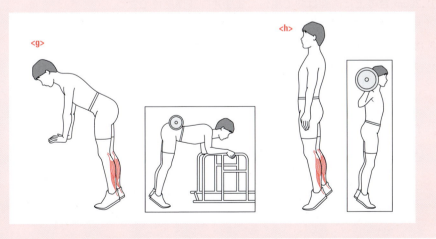

下腿三頭筋の筋力トレーニング

# カウンタームーブメントジャンプ

　カウンタームーブメントジャンプ(CMJ)は下腿三頭筋の遠心性筋力を向上させるトレーニングメニューであり，同筋群を含めた下腿後面の MTU 機能を向上させることでジャンプ高の向上に寄与するとされる．Hirayama らは 12 週間の DVJ (drop vertical jump) トレーニングを行った結果，トレーニング群で接地時間の短縮と力積(≒ジャンプ高)の向上を報告している[4]．回数については，単回のジャンプと比較して連続 3 回目のジャンプではジャンプ高が有意に高いと報告されており[42]，3～10 回程度連続の CMJ を行うことでより高い効果が期待される．

## 一般的な方法　（図2）

① 両腕は胸で組んだまま片脚膝伸展位で立つ．
② 膝伸展位を保持したまま足関節底屈運動のみで鉛直方向へ跳ぶ(a)．
③ 着地前の空中期から足関節を背屈位で固定し，なるべく接地時間を短くするよう意識させ，鉛直方向へ繰り返しジャンプする．

## ドロップジャンプ要素を追加する場合　（b）

① 20cm 台の上に両腕は胸で組んだまま片脚膝伸展位で立つ．
② 膝伸展位を保持したまま足関節底屈運動だけで地面へ降りるように跳ぶ．
③ 着地前の空中期から足関節を背屈位で固定し，なるべく接地時間を短くするよう意識させ，鉛直方向へ繰り返しジャンプする．

## 主要なトレーニングにおける誤った方法

① 体幹の側屈や前屈が生じると，足関節や膝関節にストレスがかかる恐れがある(c)．

## カウンタームーブメントジャンプ

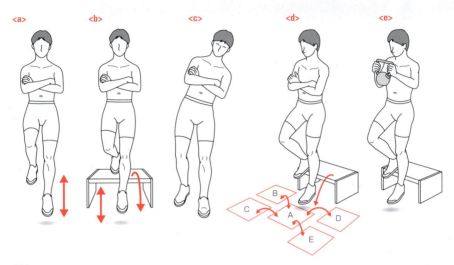

図2

上級者向け

### 🏋 ダイアゴナルジャンプ要素の付加　（d）

① 20cm台の上に両腕は胸で組んだまま片脚膝伸展位で立つ．
② 膝伸展位を保持したまま足関節底屈運動だけで地面へ降りるように跳ぶ．
③ 着地点Aから可能な限り短い接地時間でA→B→A→C→A→D→A→Eの順で繰り返しジャンプする（膝は伸展位を保持したまま）．

### 🏋 重錘負荷の追加　（e）

① 図2a～cのそれぞれにおいて重錘負荷を追加して行う．

下腿三頭筋の筋力トレーニング　313

# ヒールドロップエクササイズ

　上述の通り，アキレス腱症に対して下腿三頭筋の遠心性収縮エクササイズの有効性を示す報告が散見する[43, 44]．ここでは Alfredson らの重錘負荷を追加する方法も示したが[45]，筋損傷例の報告もあるため理学療法士やスポーツ医学の専門家の管理下で行われるべきである[44]．数週間の同エクササイズの継続にも関わらず除痛効果が乏しい抵抗例においては，追加の治療方法の検討を医師と相談する必要がある．

## 一般的な方法　　（図3）

① 台の端に片脚のつま先で立つ（a）．
② 5秒かけてゆっくりと踵を下ろしていく（b）．
③ 逆側の足で台の上に上り，②の運動を繰り返す．

## 重錘負荷の追加

① 自重のみで疼痛が出現しない場合，軽負荷より漸増して重錘を手に持つか，リュックのなかに詰めて担いだ状態でトレーニングを行う方法もある[45]．

## 主要なトレーニングにおける誤った方法

① 踵を下げた足でそのまま踵を持ち上げると，疼痛を誘発する恐れがある．

## ヒールドロップエクササイズ

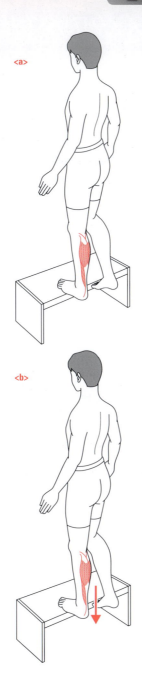

図3◆

下腿三頭筋の筋力トレーニング

# ヒールレイズスクワット（カーフプレス）

スクワット動作は股関節-膝関節-足関節の3関節を協調して伸展させることで，より競技動作に近いトレーニング方法として一般的である．ここではヒールレイズを伴うスクワット動作として提示したが，標準的なスクワット動作と比較して腓腹筋で3〜6倍の筋放電量が計測されたとの報告[46]があり，より下腿三頭筋に特化したトレーニング方法とされる．

### 一般的な方法[46] （図4）

① 両脚は肩幅に広げてつま先は前方へ向け，両踵を持ち上げたまま静止する．
② 両踵は挙上位を保持したまま，90°まで膝を屈曲する（a）．
③ 両踵は挙上位を保持したまま両膝を伸展して開始肢位へ戻る．

### 重錘負荷の追加 （b）

① 自重でのトレーニングに慣れてきたら，両上肢挙上位でバーベルを保持した状態で同動作を行う．この時，ローバースクワット肢位，つまり三角筋後部の肩関節後部にバーベルを乗せて行う方法がより下腿三頭筋への効果が高いとされる[47]．バーがなければメディシンボールやケトルベルなどを用いてもよい．

### マシン負荷の追加 （c）

① レッグプレスマシンにつま先だけ引っ掛けた状態から足関節を底屈させながら膝関節を進展させることで，適切な負荷をかけた状態でヒールレイズスクワットと同様の運動を行うことができる．

## ヒールレイズスクワット(カーフプレス)

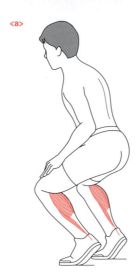

図4

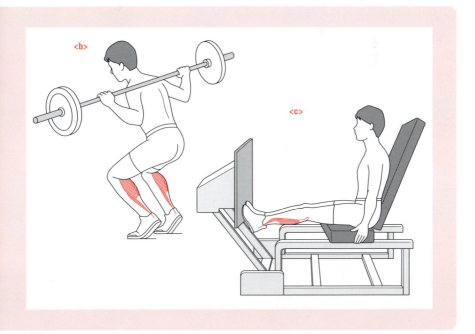

下腿三頭筋の筋力トレーニング

# カウンタームーブメントスクワットジャンプ

　過去の研究では CMJ と比較してスクワットジャンプはジャンプ高が乏しいことが報告されているが[48]，ここでいうスクワットジャンプは本来用いられる遠心性−求心性収縮間に数秒の静止時間を設ける方法ではなく，トリプルエクステンションの動きを取り入れた CMJ と理解して頂きたい（CMJ に股−膝関節運動を伴うエクササイズ）．これまで提示したエクササイズで高められた足関節単独の SSC 機能・生理学的横断面積・協調したトリプルエクステンションの要素を取り入れたエクササイズであり，特にアキレス腱の弾性エネルギーを最大限効率よく競技動作に活用することを目的とする．

### 一般的な方法 （図5）

① 最大限両膝を屈曲させた状態で行う（a）．
② 膝伸展位を保持したまま足関節底屈運動のみで鉛直方向へ跳ぶ（b）．
③ 着地時には膝関節の屈曲の動きは許容するがなるべく接地時間を短くするよう意識させ，すぐに鉛直方向へ繰り返しジャンプする．

### ヒールレイズ要素の付加

① より下腿三頭筋の機能を強調するために，踵挙上位を開始肢位として実施する．

### 主要なトレーニングにおける誤った方法

① 体幹の側屈や前屈が生じると，足関節や膝関節にストレスがかかる恐れがある．

### 重錘負荷の追加

① バーベルを利用して（特にローバーの位置で）より負荷をかけてもよい．

## カウンタームーブメントスクワットジャンプ

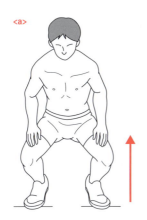
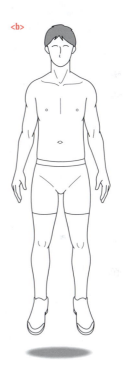

図 5

下腿三頭筋の筋力トレーニング

# PICK UP EVIDENCE

Hirayama K, et al：Plyometric training favors optimizing muscle-tendon behavior during depth jumping. Front Physiol 8：16，2017

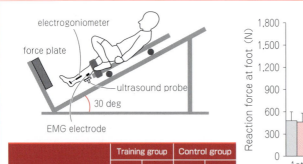

|  | Training group | | Control group | |
|---|---|---|---|---|
|  | Pre | Post | Pre | Post |
| Static plantar flexion torque (Nm) | 149±16 | 153±19 | 146±19 | 146±13 |
| Achilles' tendon stiffness (N/mm) | 193±52 | 260±67* | 203±59 | 185±79 |

*p＜0.05

図◆ 介入群の各期における平均床反力

**p＜0.01，***p＜0.001

1st：制動期前半，2nd：制動期後半，3rd：推進期前半，4th：推進期後半
制動期：接地〜遠心性足関節底屈運動，推進期：求心性底屈運動

　Hirayamaらは，デプスジャンプ（≒ドロップジャンプ）トレーニングがジャンプ動作パフォーマンスに与える影響を縦断的な介入研究により検討している．ランダムに2群に分けられた若年健常男性のうち，介入群（n＝11）の被験者は週3回×12週間のデプスジャンプを用いたプライオメトリックトレーニングを実施した．介入の結果，コントロール群と比較して，介入群ではジャンプ動作の制動期後半・推進期前半の床反力垂直成分の力積が有意に増大したと報告している．また，足関節底屈筋力は介入前後で有意な変化が認められない一方で，アキレス腱の弾性が有意に増大し，かつ推進期前半の推進動作へのアキレス腱の貢献度の増大を認めたため，プライオメトリックトレーニングによるジャンプ動作パフォーマンスの向上は，主動作筋の最適化（神経筋活動の変化と腱の弾性の増大）によりもたらされたと結論づけている．

### Profile

大川原洋樹
PT，日本理学療法士認定PT（スポーツ），JSPO-AT，修士（スポーツ科学）

慶應義塾大学医学部整形外科教室研究員，東京学芸大学アメリカンフットボール部 Snails メディカルトレーナー

**PART II** 部位別筋力トレーニング

# 足関節周囲筋と足部の筋力トレーニング

岡戸敦男・野村真嗣

## パフォーマンスへの貢献

　足関節および足部は，地面からの反力を身体へと伝達する重要な部位である．足部には，骨，関節，靱帯，筋などが組み合わさって，足部アーチが構成され，適切な剛性と衝撃を緩衝する機能がある．足部アーチの骨性支持は，踵骨隆起，第1中足骨頭，第5中足骨頭とされ，内側縦アーチ，外側縦アーチ，横アーチの3つのアーチで荷重支持をしている．これらの足部アーチを保持する機能として，トラス構造とウィンドラス機構がある．

　さまざまなスポーツ動作において，トラス構造による荷重支持と緩衝作用，ウィンドラス機構による足部の剛性を高める作用[1]が機能し，より良いパフォーマンスが発揮される．また，足関節周囲筋および足部の筋により，スポーツ動作中に起こる足部アーチの低下や変形を抑え，足部を安定させている．

　足関節周囲筋および足部の筋の働きによるパフォーマンスへの貢献について，矢状面，前額面で整理する．

### 1. 矢状面での貢献

　足部アーチを保持することにより，後足部から前足部へのスムーズな荷重移動ができる．例えば，ランニング動作のミッドサポート期では，足部筋群の筋力やトラス構造による足底腱膜の緊張と，後脛骨筋，前脛骨筋，腓骨筋などの筋力により，足部アーチを保持している．テイクオフ期では，ウィンドラス機構による足底腱膜の緊張により，足部の剛性を高め，強い蹴りだしを可能にする[2]．この際に，足関節底屈運動の主動筋である下腿三頭筋とともに，後脛骨および腓骨筋などが補助動筋として作用し，底屈運動に伴う後足部の運動も誘導している．

### 2. 前額面での貢献

　サイドステップなど側方移動の際には，足関節・足部を安定させる働きが求められる．腓骨筋など足外がえしに作用する筋は，側方へ移動する際に足関節内反

足関節周囲筋と足部の筋力トレーニング　321

を制動する．一方，後脛骨筋や前脛骨筋など足内がえしに作用する筋は，足部内側縦アーチを保持する．それにより，近位への運動連鎖による膝外反などを制動する．例えば，ステップ動作における側方への蹴りだしの局面では，腓骨筋の働きにより母趾球荷重での足外がえし運動を行うことで側方への素早い重心移動が可能となる．また，足内がえし筋群による足部内側縦アーチの保持により膝外反が制動され，股関節外転運動を中心とした側方移動となる．

## スポーツ外傷・障害との関係

　足関節および足部は，スポーツ外傷・障害の発生頻度が高い部位である．足関節捻挫では，足関節や足部の機能が低下したまま復帰し，再発を繰り返してしまう選手も少なくない．足関節捻挫を繰り返すと，足関節の病的弛緩性や関節変性などの構造的不安定性と，固有受容感覚や神経筋コントロールの障害などの機能的不安定性が組み合わさった慢性足関節不安定症(chronic ankle instability：CAI)[3, 4]へとつながりやすい．足関節捻挫後は，再発予防を念頭に置いた足関節・足部のトレーニングが重要となる[5]．

　スポーツ障害では腱炎や疲労骨折が代表的であり，なかでも中足骨の疲労骨折は発生頻度が高い[6, 7]．また，舟状骨や第5中足骨の疲労骨折，アキレス腱炎や足底腱膜炎などは難治性に移行することも多い[8]．これらは，足部のアーチ機能の低下などの問題が発生に関係する．

　足関節周囲筋および足部の筋力低下は，足部アーチの低下につながり，スポーツ動作における下肢のダイナミックアライメントに影響し，足関節や足部の外傷・障害のみならず，膝関節や腰部などの外傷発生にも関係する．

### 1. 矢状面における問題

　足関節周囲筋および足部の筋力低下は，下腿前傾運動における踵骨のアライメントに影響する．筋力低下により足部アーチが低下すると，踵骨が過度に前傾し，下腿前傾運動が制限されるため，後足部から前足部へのスムーズな荷重移動ができなくなる．下腿前傾の不足は，構え姿勢や踏み込み動作において後方重心になりやすく，膝蓋腱炎や膝蓋大腿関節障害などの膝蓋骨周囲のスポーツ障害の発生にも関係する．

### 2. 前額面における問題

　足部内側縦アーチの低下は，knee-in のダイナミックアライメントにつながり，足関節や膝関節の内側への伸張ストレスや外側への圧縮ストレスが増強す

る．さまざまなスポーツ外傷・障害の発生要因となる．

## トレーニング方法

　効率的に筋力トレーニングをするためには，筋の走行を十分に考慮して関節運動を行うことが重要となる．また，関節運動に対し，適切な抵抗の位置，方向，強度を設定する必要がある．抵抗の方向は，関節の運動方向と反対方向に加え，目的とする筋以外が優位に活動する代償運動に注意し，関節可動域の最終域まで運動できる強度で行う．また，足関節運動に伴う関節包内運動を考慮した肢位を設定する必要もある．

　本項では，開放運動連鎖(open kinetic chain：OKC)と閉鎖運動連鎖(closed kinetic chain：CKC)における筋力トレーニングを紹介する．OKCでのトレーニングは，目的とする筋を優位に収縮させる．CKCでのトレーニングは，多くの筋が活動するなかで，適切な関節運動を遂行するために必要となる筋を優位にトレーニングできるよう，負荷の加え方を工夫した方法で行う．

足関節周囲筋と足部の筋力トレーニング　323

# 前脛骨筋のトレーニング

　足関節背屈に作用し，足部内側縦アーチの低下を制動する筋である．前脛骨筋は足関節背屈に加え，足部内転にも作用することから，足部外転作用をもつ総趾伸筋と協働して背屈することにより足部内転・外転中間位での背屈運動が可能となる．

　筋力トレーニングは，背屈に伴う距骨の後方滑り運動が行えるように，踵骨を床面から離した肢位で行う．また，腓腹筋の伸張性が低下している場合には，膝関節を屈曲位にして実施する．抵抗位置は，足部の近位とする．

## 👌 一般的な方法　（図1）

① 踵骨を床から離した膝関節屈曲位で，足部近位にエクササイズチューブをかける（a）．
② 足部内転・外転中間位での運動を意識して足関節背屈運動を行う（b）．
③ 前脛骨筋の遠心性収縮を意識させながら元に戻す．

## ✋ 注意点，誤った方法

① 足関節背屈最終域まで運動させるために膝屈曲位で行う（a）．
② 足部外転作用のある総趾伸筋が優位に収縮すると足部外転位での背屈運動になってしまう（c）．

## 前脛骨筋のトレーニング

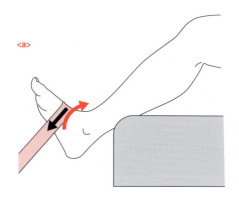

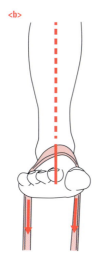

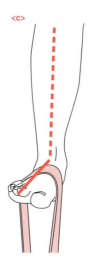

図1＋

# 腓骨筋のトレーニング

　足部外転，回内に作用し，足内がえしを制動する筋である．足関節内反捻挫のように，足関節内反ストレスが強制されたときには腓骨筋の遠心性収縮によって制動する．足関節内反捻挫受傷時に，腓骨筋腱の損傷を併発することもある．慢性的に足関節内反不安定性を訴える場合は，筋力低下だけでなく，筋収縮の反応速度の低下をきたしていることもある[9]．

　長腓骨筋は内側楔状骨および第1中足骨底に停止し，足部回内に強く作用する．ステップ動作など側方への移動動作では，母趾球での蹴りだしを行うためには長腓骨筋の収縮が重要となる．総趾伸筋も足外がえしに作用するが，足関節底屈位からの足外がえし運動を行うことで長腓骨筋が優位にトレーニングできる[10]．

　腓骨筋は，足関節底屈の補助動筋としても作用する．後述の後脛骨筋と協働することで，足部内転・外転中間位での足関節底屈運動が可能となる．

## 🖐 一般的な方法　（図2）

① 踵骨を床から離し，第5中足骨底部にエクササイズチューブをかける（a）．
② 足外がえし運動を行う（a）．
③ 長腓骨筋を優位に収縮させたいときは，足関節を軽度底屈位で行う（a）．
　　短腓骨筋を優位に収縮させたいときは，足関節底屈・背屈中間位で行う（b）．
④ 筋の遠心性収縮を意識させながら元に戻す．

## 💬 注意点，誤った方法

① 下腿外旋運動で代償しない（c）．
② 股関節外旋運動で代償しない．

326　PART II　部位別筋力トレーニング

## 腓骨筋のトレーニング

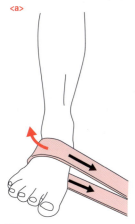 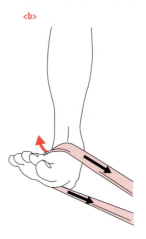 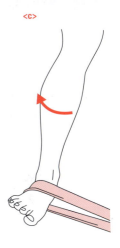

<a> <b> <c>

図2◆

**上級者向け**

① 足部外転・回内位を保持しながら足関節底屈・背屈運動を行う（d）.
腓骨筋を中心とした足関節底屈域での外転運動と総趾伸筋を中心とした背屈域での外転運動における筋交代の習得を目的とする．

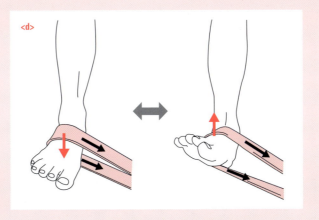

<d>

# 後脛骨筋のトレーニング

　足部内転，回外に作用し，足外がえしの制動や足部内側縦アーチの低下を制動する筋である．足部内側縦アーチの低下は，足部の過回内を誘発し，さまざまな外傷・障害の発生と関係する[11]．後脛骨筋は，前述の前脛骨筋や後述の足底筋群とともに，足部内側縦アーチの保持に重要な役割を担っている[12]．

　足関節内反捻挫の受傷後早期は，前距腓靱帯や踵腓靱帯などを伸張してしまうため，等尺性収縮に留める．足趾屈筋群の収縮による「ゆびかみ」にも注意する．「ゆびかみ」は下腿前傾の制限にも関係する．

## 🖐 一般的な方法 （図3）

① 踵骨を床から離し，舟状骨にエクササイズチューブをかける（a）．
② 足関節軽度底屈位で足内がえし運動を行う（a）．
③ 筋の遠心性収縮を意識させながら元に戻す．

## 🚫 注意点，誤った方法

① 足関節背屈位では前脛骨筋による代償が生じてしまう（b）．
② 足趾屈曲を強調した足内がえし運動にならないように注意する（c）．

## 後脛骨筋のトレーニング

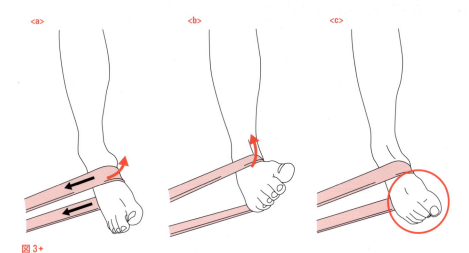

図3

上級者向け

① 足部内転・回外位を保持しながら足関節底屈・背屈運動を行う(d)。
後脛骨筋を中心とした底屈域での内転運動と前脛骨筋を中心とした足関節背屈域での内転運動における筋交代の習得を目的とする。

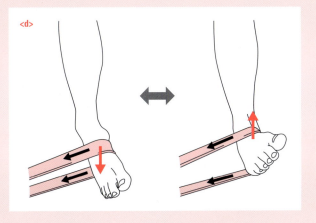

足関節周囲筋と足部の筋力トレーニング

# 足底筋群のトレーニング

　足部に起始と停止をもつ足部内在筋は，足部アーチを保持するために重要である．母趾外転筋，短趾屈筋，足底方形筋などの足部内在筋の活動は，立位における姿勢制御にも影響する[13]．足部内在筋の筋力強化を目的とする場合，一般的な方法としてタオルギャザーがある[14]．足部外在筋の収縮を抑制する肢位の工夫も重要となる．また，足部外在筋の作用である遠位趾節間関節（distal interphalangeal joint：DIP 関節）の屈曲だけでなく，中足趾節関節（metatarsophalangeal joint：MP 関節）も屈曲させることが大切である．

## 一般的な方法 （図4）

① タオルの上に足底を乗せ，足趾を伸展・外転させた状態から，MP 関節，近位趾節間関節（proximal interphalangeal joint：PIP 関節），DIP 関節を屈曲してタオルをつかむ（a）．

② 足関節は軽度底屈位で，MP 関節も十分に屈曲させてタオルをつかむ（b）．

## 注意点，誤った方法

① MP 関節伸展位での PIP 関節・DIP 関節屈曲運動とならないように注意する（c）．「ゆびかみ」の習慣化につながってしまう．

② 足関節背屈位では長趾屈筋など外在筋が優位に収縮しやすい．

## 足底筋群のトレーニング

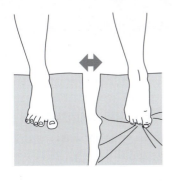
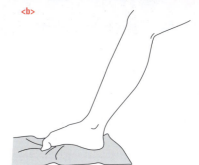
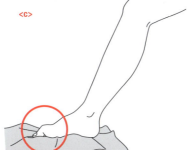

図4 ✦

① タオルの先に重錘をおくなど，負荷を高めた方法もある．
② 踵骨と母趾球を近づけて足部内側縦アーチを上昇させる「ショートフット」[15]は，足趾を屈曲せずに行うことで，より足部内在筋を選択的に収縮させるトレーニングである(d)．

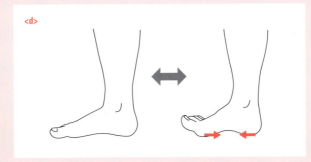

足関節周囲筋と足部の筋力トレーニング　331

# カーフレイズ

　OKC でトレーニングした腓骨筋や後脛骨筋を，実際の動作において機能させるために，CKC でのトレーニングへと進める．

　カーフレイズの主動筋は下腿三頭筋であるが，底屈運動の補助動筋である腓骨筋と後脛骨筋も重要な作用をもつ．両脚・片脚の違いや足部の接地方法の違いによる重心位置の変化や，抵抗の有無によって，踵部を挙上する際の下腿の筋活動は，内側と外側との割合が変化する[16, 17]．腓骨筋と後脛骨筋とが適切に機能することで，足関節内・外側から後足部のアライメントをコントロールし，足部内転・外転中間位，後足部内反・外反中間位での底屈運動が可能となる．

　なお，下腿三頭筋の筋力トレーニングについて，詳しくは「下腿三頭筋の筋力トレーニング」(p.307)を参照していただきたい．

① 腓骨筋・腓腹筋外側頭の活動を優位としたカーフレイズ（図 5a，b）．
　両足の第 5 中足骨底に抵抗が加わるようにエクササイズチューブを結び，両足部を平行に保ち，母趾球荷重で踵を挙上する．
② 後脛骨筋・腓腹筋内側頭の活動を優位としたカーフレイズ（c，d）．
　両足部を外転させた肢位にて，母趾球荷重で踵を挙上する．

### 注意点，誤った方法

① 母趾球荷重で実施しないと目的とする筋の収縮は得られにくい．
② 外側荷重（小趾球荷重）で実施しない．
③ 後足部が内反・外反中間位で挙上するように意識する．

# カーフレイズ

&lt;a&gt;
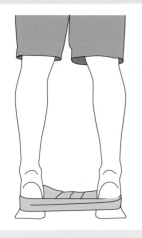

&lt;b&gt;
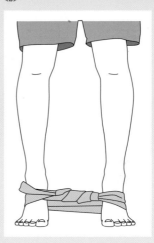

&lt;c&gt;
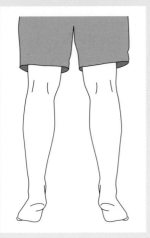

&lt;d&gt;
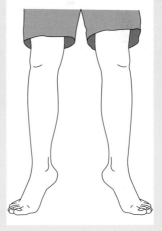

図5◆

足関節周囲筋と足部の筋力トレーニング　333

# PICK UP EVIDENCE

Thompson C, et al : Factors contributing to chronic ankle instability : A systematic review and meta-analysis of systematic reviews. Sports Med 48 : 189-205, 2018

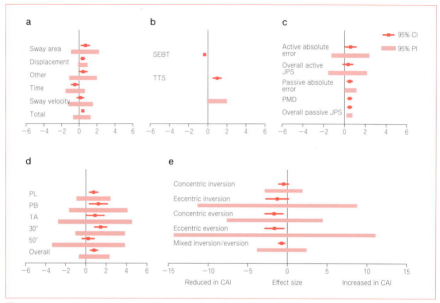

**図** ◆ Meta-analysis summaries : confidence and prediction intervals. Findings represent SMD with 95% CI and PI of static balance (a), dynamic balance (b), proprioception (c), reaction time (d) and strength measures (e). CAI : chronic ankle instability, CI : confidence interval, JPS : joint position sense, PB : peroneus brevis, PI : prediction interval, PL : peroneus longus, PMD : passive movement detection, SEBT : Star Excursion Balance Test, SMD : standard mean difference, TA : tibialis anterior, TTS : time to stabilisation

　Thompsonらは，慢性足関節不安定症の要因について，システマティックレビューを行った．2017年6月までの文献から抽出された12の研究を分析している．慢性足関節不安定症の要因として，動的バランス，腓骨筋の反応時間，足外がえし筋力が強く影響し，固有感覚，静的バランスが中等度の影響を及ぼしていることが示された．

### Profile

岡戸敦男

PT，日本理学療法士協会認定PT（スポーツ），日本理学療法士協会専門PT（運動器），JSPO-AT，修士（教育学）

トヨタ自動車株式会社リコンディショニングセンターセンター長，公益財団法人スポーツ医・科学研究所研究員

PART III 動作別筋力トレーニング

# 強く速い打球を打つための
# 筋力トレーニング

飯野要一

## 強く速い打球を打つための筋力

打つ動作としての研究が比較的多く行われているテニスのストロークを取り上げる．テニスのフォアハンド，バックハンドのグラウンドストロークの強打およびサーブは，全身の運動連鎖によって下肢から体幹，上肢，ラケットの順にエネルギーが伝わることによって行われる[1, 2]．以下，右利きの選手を想定し，各ストロークで使われる筋について説明する．

後ろ脚の大殿筋やハムストリングスなどの股関節伸展筋群は，フォアハンドと両手打ちのバックハンドにおいて体幹を回転させるのに最も貢献し，前脚の内転筋群と屈筋群も次いで体幹の回転に貢献する[3, 4]．一方，片手打ちのバックハンドでは，前脚の内転筋群が後ろ脚の伸展筋群よりも大きく体幹の回転に貢献する[4]．

フォアハンドにおいて，左の脊柱起立筋は体幹部の筋の中で最も強く活動する[5]（図1）．右の外腹斜筋は左右の腹直筋より強く活動し，体幹を左回旋させる[5]．フォアハンドにおいて，外腹斜筋の活動はラケットスピードに比例して増加する[6]．一方，サーブでは外腹斜筋と内腹斜筋の活動が脊柱起立筋よりも強く，トロフィーポーズからインパクトにかけて最大随意収縮レベルに達するのに対して，脊柱起立筋の活動レベルは最大随意収縮の 60％程度にとどまる[7, 8]．

フォアハンドにおける関節トルクの結果から，右肩の内旋と水平屈曲筋群がインパクト前のラケットを加速する位相で活動することが示唆され，体幹から上肢へエネルギーを伝達する[2, 9]．大胸筋と肩甲下筋は，フォアハンドとサーブにおいて加速期に最大随意収縮レベルで活動して肩を内旋させ[10]，前鋸筋は，同じ時期に強い活動を示し，肩甲骨を胸郭に近づけ安定化させる[10]．外腹斜筋，広背筋，三角筋中部，上腕二頭筋，上腕三頭筋は，フォアハンドにおいて球速を増加させると活動レベルも増加する[6]．一方，バックハンドでは加速期に三角筋中部，棘上筋，棘下筋が高い活動を示し，肩関節外転位で上腕骨頭を安定化させつ

強く速い打球を打つための筋力トレーニング　335

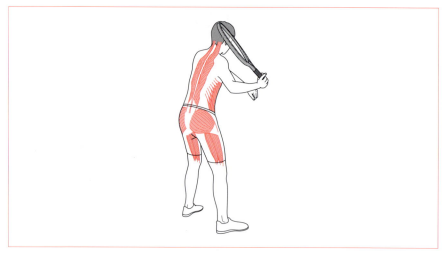

図1●フォアハンドのフォワードスイング開始のタイミングで活動する筋

つ，肩を外旋させる[10]．

　手首の伸展筋群はサーブ，フォアハンド，バックハンドのボールインパクト前の加速期を中心に高いレベルで活動するが[11, 12]，エネルギー生成に対する貢献は小さく，ラケットへエネルギーを伝達する役割を担う[1, 2]．また橈側手根伸筋の活動は，トップスピンのフォアハンドにおいて上向きラケット速度の生成に貢献する[13]．

　下肢伸展力や最大随意収縮時の肩内旋トルクや外旋トルクの値とサーブやフォアハンド，バックハンドの球速には弱から中程度の相関があるにとどまる[14〜16]．この結果は，速い打球を打つためには，個々の筋力を高めるだけでなくスキルを上達させる必要があることを裏づける．

## 筋力トレーニングの方法と効果

　テニスのストロークは全身の運動連鎖で行われることを考慮して，全身の筋をバランスよくトレーニングすることが重要である．打球速度向上に効果が検証されているトレーニングメニューを表1に示す[17]．大学女子テニス選手がこのメニューを各2〜3セット週2〜3回，週内に4〜6RM，8〜10RM，12〜15RMと負荷を変化させて9ヵ月間行うことで，サーブ，フォアハンド，バックハンドの球速はそれぞれ29％，22％，36％増加した．同じトレーニングを8〜10RMの

**表1 ✦ マシンやフリーウェイトを用いたメニュー**

| |
|---|
| レッグプレスあるいはスプリットスクワット |
| ベンチプレス |
| レッグカール |
| ショルダープレス |
| シーテッドローイング |
| カーフレイズ |
| ラットプルダウンあるいはダンベル・フライ |
| ダンベル・ラテラルレイズ |
| ランバーエクステンション |
| ダンベル・インターナルローテーション |
| エクスターナルローテーション |
| アブドミナルクランチ |

（文献 17 より作表）

**表2 ✦ プライオメトリクストレーニングのメニュー**

| |
|---|
| 縄跳び（両足，片足） |
| 横へのジャンプ（両足，片足） |
| ボックスホッピング（時計・反時計まわり，両足，片足） |
| 反動ジャンプ |
| ボックスへのジャンプアップ |
| 連続スプリットスクワットジャンプ |
| プッシュアップ（手叩きあり・なし） |
| メディシンボールチェストパス |
| 両手オーバーヘッドスロー |
| 上体回転を伴う両手オーバーヘッドスロー |

（文献 19 より作表）

一定負荷で行った場合の球速向上は，サーブ，フォアハンド，バックハンドについて 16％，17％，14％にとどまった．この差には速筋線維の動員や拮抗筋の抑制が関係していると考えられ，ミクロサイクルのピリオダイゼーションの重要性を示唆する．また，ほぼ同じメニューを 1 セットだけ行っても，球速の向上はみられず[18]，球速向上には，一定のトレーニング容量が必要であることが示唆される．強い負荷をかけることが望ましくない小・中学生の場合，プライオメトリクストレーニングが有効である．ジュニア選手を対象にした 8 週間のトレーニングでは，表2 に示すメニューからなるプライオメトリクストレーニングは 3.8％のサーブの球速の向上をもたらした一方，負荷を抑えたレジスタントトレーニングではサーブの球速は有意に向上しなかった[19]．6 週間のメディシンボール投げ単独のトレーニングでも，フォアハンドで 11％の球速向上がみられたとの報告もある[20]．

　テニス選手では，利き腕の肩内旋の筋力は非利き腕と比較して有意に大きいのに対して，肩外旋の筋力には左右差がないことが報告されている[21, 22]．このような主働筋と拮抗筋のアンバランスや左右のアンバランスは，ケガのリスクを高める可能性があるといわれている．筋力トレーニングでは，筋力の過度のアンバランスが起こらないようにする視点も大切である．

# メディシンボール サイドスロー

メディシンボール サイドスローは，内腹斜筋，外腹斜筋，ローテーターカフだけでなく脊柱起立筋や大内転筋，大殿筋を含めた複合的トレーニングとなる．軽い負荷で動作を習得したのち，負荷を漸増していく．壁に対して正対する，人に対して投げるなどバリエーションもある．

## 一般的な方法　（図2）

① 壁から1m程度離れ，横向きにアスレチックポジションで立つ．
② 体幹を回旋させて投げる方向と逆向きにボールを引いた後(a)，上体をひねってボールを力いっぱい投げる(b)．
③ 壁にリバウンドしてくるボールをキャッチしたら，できる限り素早く繰り返す．

## 注意点

① 腕だけでボールを後方に引かないようにする(c)．

① コーチは，選手の1mから1.5m右後方にメディシンボールを投げる．選手は，ボールをキャッチしたら，バランスを維持しながら腰の回転を使ってすばやく投げ返す(d)．真横，右前方などボールを投げる位置を変化させる．また，左側に投げることでバックハンドのトレーニングになる．負荷や距離を調節することで中級者でも可能である．

メディシンボール サイドスロー

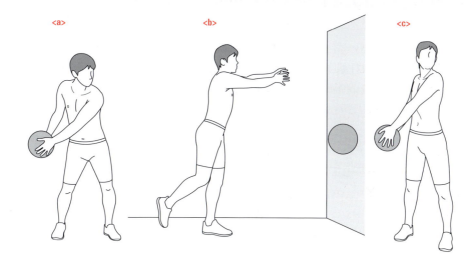

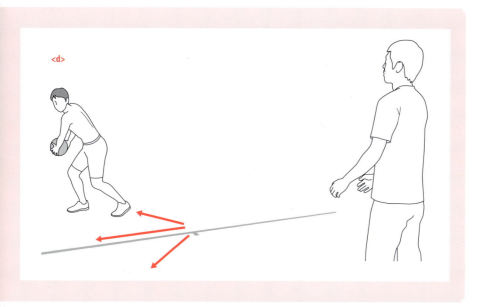

図2◆

強く速い打球を打つための筋力トレーニング 339

# ウッドチョッパー

　ウッドチョッパーは，腹斜筋に強い負荷のかかるトレーニングであるが，体幹回旋に関与する脊柱起立筋や肩関節，股関節まわりの筋も関与する複合的トレーニングとなる．軽い負荷で動作を習得したのち，負荷を漸増していく．

## 🕐 一般的な方法　（図3）

① 足を肩幅より少し広げて立つ．
② 腕は軽く曲げて，右肩の上にボールを上げる（a）．
③ スクワットポジションまで脚を屈曲しながら体幹を左回旋し，腕を伸ばしたままボールを左膝の外側まで下す（b, c）．
④ 腕を伸ばしたまま元の姿勢に戻る．

## 🎣 注意点

① 顔はボールの方に向けるようにする．

## 🎣 誤った方法

① ボールを下すときに膝を十分に屈曲していない（d）．

## ウッドチョッパー

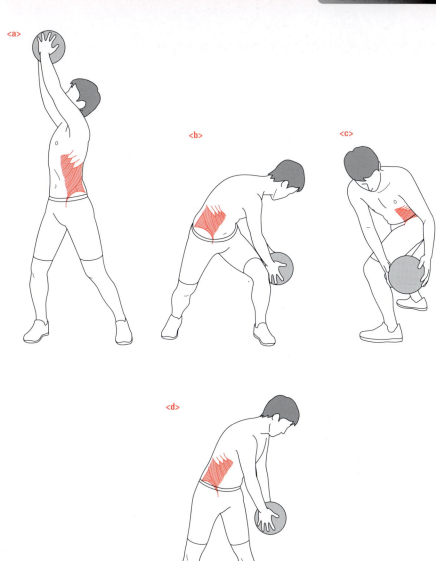

図3
強く速い打球を打つための筋力トレーニング

# ダンベル フォワードランジ

　ダンベル フォワードランジは，大腿四頭筋，大殿筋，ハムストリングスをターゲットとするが，内転筋やふくらはぎの筋も関与する複合的トレーニングとなる．

### 一般的な方法　（図4）

① 足を肩幅に広げ立つ(a)．
② 足を前に踏み出し，膝が120°程度になるまで沈み込む(b)．
③ 十分に腰を落としたら元の姿勢に戻る．
④ 反対側の足を同様に踏み出し，交互に繰り返す(c)．

### 注意点

① 視線は前を向けたまま，下に向けない．
② 踏み出した脚の膝がつま先より前に出ないようにする(d)．
③ 踏み出した脚の膝が内側に入らないようする．
④ 上体が前に傾かないようにする(e)．

**上級者向け**
① バーベルを用いて負荷を重くして行う．
② バランスディスクの上に，足を踏み出して行う(f)．

## ダンベル フォワードランジ

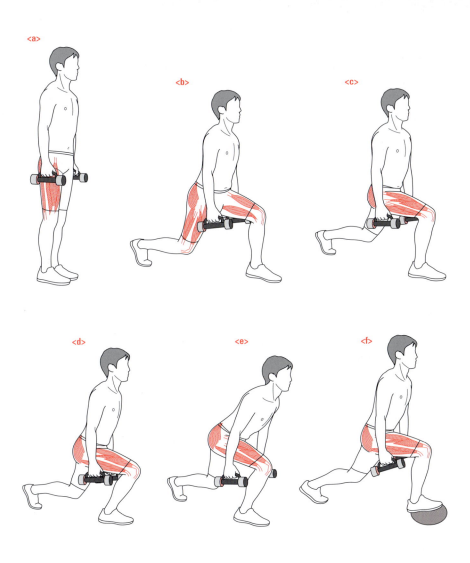

図4+

強く速い打球を打つための筋力トレーニング

# ダンベル インターナルローテーション

　ダンベル インターナルローテーションは，大胸筋と肩甲下筋をターゲットとする単関節トレーニングである．軽い負荷から始めて，負荷を重くする場合も動作が小さくならない範囲にとどめる．

## 一般的な方法　（図5）

① ダンベルを持つ腕が下になるように，ベンチあるいは床に横向きに寝る（a）．
② 肘を90°に曲げ，運動中はその角度を維持し，肩を内旋する（b）．

## 注意点

① 手首を曲げないようにする．

## ダンベル インターナルローテーション

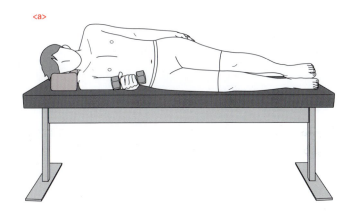

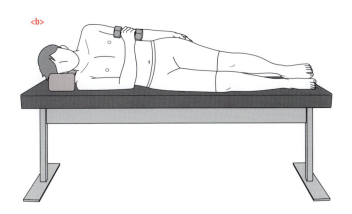

図 5

# ダンベル エクスターナルローテーション

　ダンベル エクスターナルローテーションは，棘下筋と小円筋をターゲットとする単関節トレーニングである．三角筋後部も関与する．軽い負荷から始めて，負荷を重くする場合も動作が小さくならない範囲にとどめる．

### 一般的な方法　（図6）

① ダンベルを持つ腕が上になるように，ベンチあるいは床に横向きに寝る（a）．上腕が体幹と平行になるように肘の下にタオルを挟む．
② 肘は90°に曲げ，前腕が床とほぼ垂直に近くなるまで肩を外旋する（b）．

### 注意点

① 手首を曲げないようにする．

## ダンベル エクスターナルローテーション

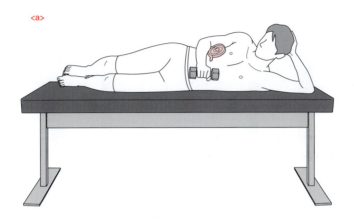

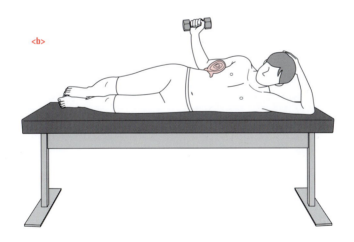

図6◆

# PICK UP EVIDENCE

Kraemer WJ, et al：Physiological changes with periodized tennis players. Med Sci Sport Exerc 35：157-168, 2003

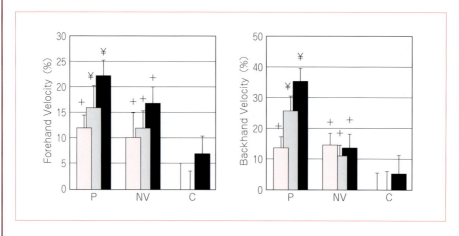

　Kraemerらは，大学女子テニス選手に9ヵ月間週2〜3回の頻度で，週内で負荷を変化させるレジスタンストレーニング(P)と負荷一定のレジスタンストレーニング(NV)を行わせ，トレーニングを行わない統制群(C)と比較した．なお，トレーナーがトレーニングを監督し，9ヵ月の間には筋力増大に応じて負荷を増加させている．9ヵ月後(黒色のバー)負荷を変化させた群では，サーブ，フォアハンド，バックハンドの球速がそれぞれ29％，22％，36％増加したのに対して，負荷一定の群における球速増加の割合は，16％，17％，14％にとどまった．この結果は，負荷や頻度が適切に設定されたレジスタンストレーニングがテニスのパフォーマンス向上に有効であることを示すだけでなく，ミクロサイクルのピリオダイゼーションの重要性も示唆する．図中の＋はCと比較して5％水準で有意な差があること，￥はNVおよびCと比較して5％水準で有意な差があることを示す．

### Profile

飯野要一
博士(学術)

東京大学大学院総合文化研究科生命環境科学系身体運動科学研究室助教，日本卓球協会スポーツ医・科学委員会副委員長

PART III 動作別筋力トレーニング

# 強くボールを蹴るための筋力トレーニング

中村　統・広瀬統一

## 強く蹴るために必要な筋力

　サッカー競技において強いボール，すなわちより大きなスピードを持ったボールを蹴るためには，足の甲を使ったインステップキックが主に用いられる[1]．インステップキックは図1に示したような6つの局面で構成されている[2]．ボール

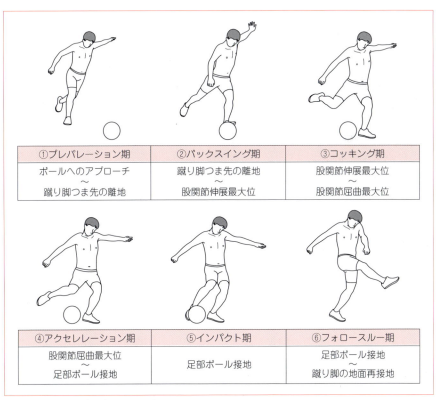

図1◆インステップキックの局面分け

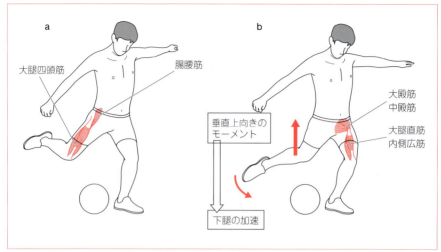

**図2** 強いボールを蹴るために必要な筋肉
a　スイング脚における筋活動
b　軸脚における筋活動

スピードを上げるためにはインパクト直前のアクセレーション期の蹴り脚の下腿のスイングスピードを向上させることが重要であり[3〜6]，そのためにはバックスイング期における腸腰筋，コッキング期における大腿四頭筋の予備緊張を高めることが必要である（図2a）[2, 7〜9]．また，軸脚の筋力も影響を及ぼし，踏み込みの際に受ける大きな地面反力[10]に対して体を安定させるために大殿筋や中殿筋の筋活動が高まる[2]．また，アクセレーション期からフォロースルー期に向かって軸脚の大腿直筋や内側広筋といった膝関節伸展筋の活動によって垂直方向の推進力が加わることで，スイング脚下腿の近位部に上向きのモーメントが加わり（図2b），下腿の加速を促進させることが報告されている[11]．

## 筋力トレーニングの方法と効果

　蹴り脚のスイングスピード向上のためのトレーニングを実施するにあたり，キック動作は単一の関節の動作ではなく，さまざまな関節運動の協調によって行われる動作[9]であることを念頭に置く必要がある．特に上肢の後方引き付けによるテンションアークの形成（図3）は，下腿のスイングスピード向上に貢献している[12]．下腿の加速を生み出す膝伸展筋群の等速性筋力のみにアプローチをかけた

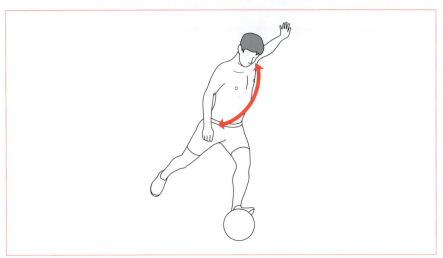

図3◆上肢の後方引き付けによるテンションアークの形成

研究においては，発揮筋力の改善はみられたが，ボールスピードに変化はなかったことを報告しており[13]，キックパフォーマンスを向上させるためには，局所（動作に貢献する筋群）のトレーニングによる発揮筋力の向上に加えて，クロスモーショントレーニング（p.360）などのような，実際のキック動作に類似した，競技特異的なトレーニングを組み合わせて実施することが求められる[4,6]．

# ブルガリアン スクワット

　片脚姿勢での股関節安定性・脚伸展筋力の強化を目的として実施する．まずは片足での支持および正しいトレーニングフォームの獲得を目指し，徐々に負荷を漸増させていく（図4）．

## 👌 一般的な方法　（図4）

① 脚を前後に開き，片脚を台の上に乗せ，両手にダンベルを持つ（a）．
② 胸を張ったまま股関節と膝関節を曲げていく．この際，肩-膝-つま先が同じラインにあるようにして（b），つま先は膝よりも前に出ないよう注意する（c）．
③ 太ももが地面と平行になるまでしゃがみ，その後足の裏全体で地面をプッシュしながらスタートポジションに戻る．

## 🖐 誤った方法

① 膝が内に入る（knee-in）（d）．
② 膝がつま先よりも前に出てしまう（e）．

352　PART III　動作別筋力トレーニング

## ブルガリアン スクワット

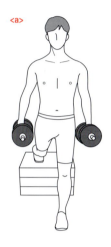

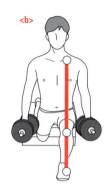

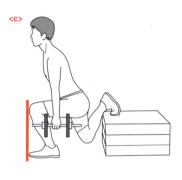

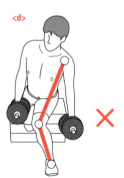

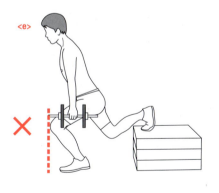

図4

# ボックス ステップアップ

　片脚での垂直方向へのパワー発揮を目的とする．片脚支持のフォームが獲得でき次第導入し，実施の際は素早くボックスの上に昇ることを意識する．フォームが崩れない範囲で徐々に負荷を漸増させていく（図5）．

## 一般的な方法 　（図5）

① 脚幅は腰幅とし，片脚を台の上にのせ，両手にダンベルを持つ（a）．
② 胸を張ったまま，台にのせた脚の膝関節と股関節を伸ばし，体を上方に押し上げて，ボックス上で直立姿勢をとる（b, c）．
③ 姿勢を維持したままスタートポジションに戻る．

## 誤った方法

① 片脚支持の際に体幹が側屈する（d）．
② 背中が丸まる，もしくは立脚の膝が伸び切らない（e）．

## ボックス ステップアップ

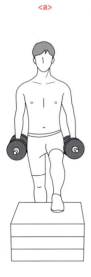
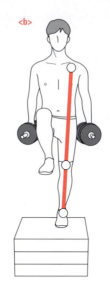
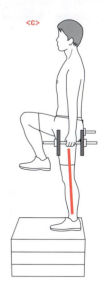
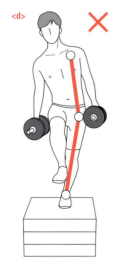
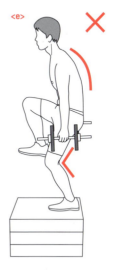

図5

強くボールを蹴るための筋力トレーニング

# ヒップ アブダクション

　股関節外転筋の強化を目的とする．強度の調整としてチューブや重錘を用いる．正しいフォームを意識し，代償動作が出ないよう注意して実施する（図6）．

## 🖐 一般的な方法　（図6）

① 側臥位をとり，股関節から足首までを一直線にする（a）．
② 足関節を直角に保ったまま，股関節を外転させていく．この際，踵側から斜め後方へ引き上げるイメージで行う（b）．

## 💬 誤った方法

① 股関節が外旋し，つま先側から上がる（c）．
② 股関節が屈曲し，上方から見た際に「くの字」になる（d）．

## ヒップ アブダクション

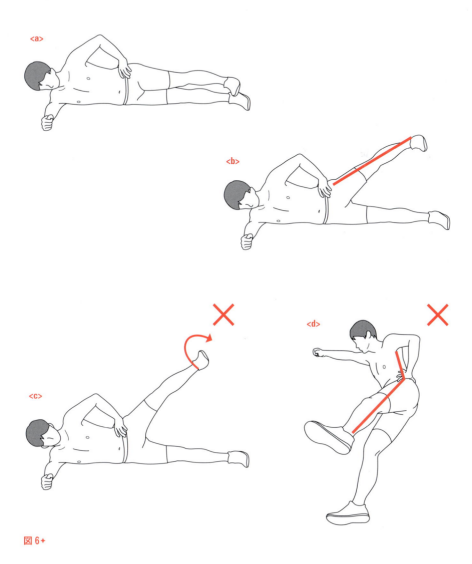

図6

強くボールを蹴るための筋力トレーニング

# レッグ エクステンション

　膝伸展筋群の強化を目的とする．正しいフォームを意識し，代償動作が出ないよう注意して実施する．内側広筋強化のため，膝の最終伸展が出せる範囲で負荷を漸増させていく（図7）．

## 一般的な方法　（図7）

① マシンの回転軸と膝関節の中心位置を合わせて，大腿部と背中がシートにつくように座る．シート両端のハンドルをしっかりとつかむ（a）．
② 足首はニュートラル，脚幅は腰幅に保ち，膝関節を伸展させていく（b）．
③ 膝関節伸展位で数秒キープし，ゆっくりと重りを下げてスタートポジションに戻る．

## 誤った方法

① 膝関節伸展時に腰がシートから離れる（c）．
② 体幹を屈曲させて重りを持ち上げる（d）．

## レッグ エクステンション

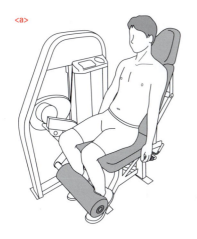
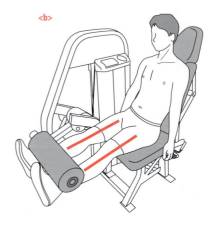
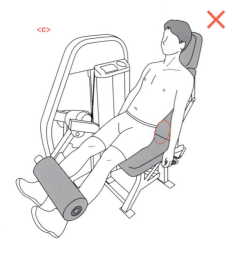
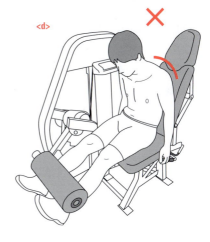

図7

# クロス モーション

上肢・下肢の協調動作の獲得を目的とする．チューブなどを用いて負荷をコントロールする．適切なフォームで実施し，徐々に競技特異性を上げていきながら，最終的なキック動作の中での全身の協調性獲得を目指す（図8）．

### 一般的な方法　（図8）

① 支持脚でバランスを取りながらキック側の股関節を伸展させ，非キック側の上肢を後方に引きつけ，テンションアークを形成する（a, b）．
② キック側の股関節屈曲/膝関節伸展と，非キック側の肩関節屈曲・内転/体幹屈曲・回旋を素早く実施する（c）．フォワードスイングの際に軸足の膝関節を伸展させ，スイング後に上方へ伸び上がる意識を持つ．
③ 動作の最中は軸足と肩甲帯・上肢でバランスを保つ．

### 誤った方法

① バックスイングの際，上肢の後方引きつけが不十分でテンションアークが形成されていない（d）．
② 腰椎伸展によって，股関節伸展を代償している（e）．

クロス モーション

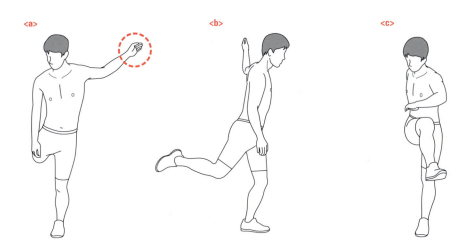

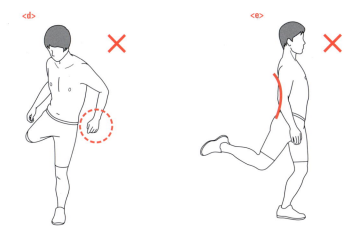

図 8 ◆

強くボールを蹴るための筋力トレーニング　361

# シングルレッグ デプスジャンプ

　片脚での垂直方向への脚伸展パワーの獲得を目的とする．この種目を取り入れる条件として，体重の1.5倍以上の重量でのスクワットが実施可能であること，両脚でのデプスジャンプから始めて徐々に負荷を漸増させていることを確認し，適切なフォームで実施する（図9）．

## 一般的な方法　（図9）

① 足は腰幅に開き，台の上から片脚を踏み出してそのまま落下する（a）．
② 腕を後ろに引いた状態で着地し，そのまま腕の反動を用いて足関節，膝関節，股関節を伸展させてできるだけ高くジャンプする（b, c）．
③ 足関節，膝関節，股関節で衝撃を吸収しながら着地する．

## 誤った方法

① ジャンプ直前や着地動作の際　，膝が内側に入ったり，つま先よりも前に出たりする（d, e）．

## シングルレッグ デプスジャンプ

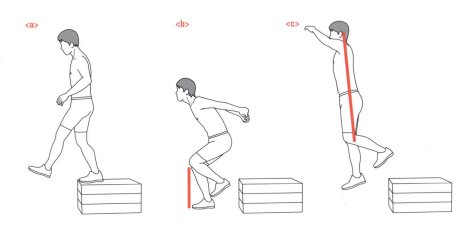

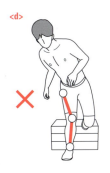

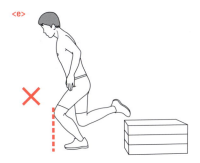

図9◆

# シングルレッグ ウッドチョップ

胸椎の回旋可動域の獲得と，クロスモーションに負荷をかけることを目的とする．クロスモーションが獲得できていることを前提とし，できていない場合は自体重でのクロスモーション動作の獲得を優先する（図10）．

### 一般的な方法 （図10）

① 脚は腰幅に開き，前脚側の股関節，膝関節を90°にする．体幹を安定させ，前脚と同側側の顔の横でプレートを把持する（a）.
② プレートを対角に振り下ろすのと同時に，前脚側の股関節，膝関節を伸展させ，地面を強く押して体を上方に押し上げる．この際，立脚側の股関節，膝関節を伸展位にした状態でバランスを保つ（b, c）.
③ 正しいフォーム獲得のための導入トレーニングとして，ストレッチポールなどを用いて実施する（d）.

### 誤った方法

① 体を上方に押し上げた際に体幹が側屈する（e）.
② 立脚の膝関節が屈曲し，背中が丸まる（f）.

364 PART III 動作別筋力トレーニング

シングルレッグ ウッドチョップ

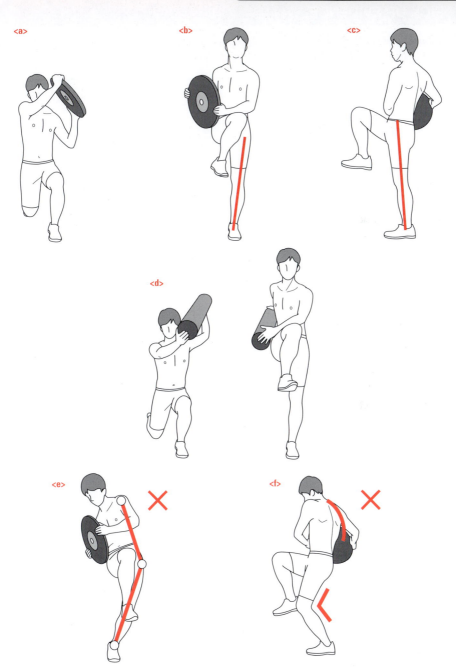

図10+

強くボールを蹴るための筋力トレーニング

# PICK UP EVIDENCE

Manolopoulos E, et al：Effects of a 10-week resistance exercise program on soccer kick biomechanics and muscle strength. J Streng Cond Res 27：3391-3401, 2013

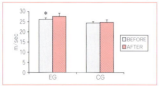

図 ◆ Ball speed values (in meter per second) for both groups (EG, experimental group and CG, control group) before and after the training program (asterisk indicates significantly different compared with pretraining values).

表 ◆ Mean (±SD) phase temporal parameters (in milliseconds) and vertical GRFs (in Newton) during the kicking trials for both groups before and after the training program.*

| Variables | Experimental group | | Control group | |
|---|---|---|---|---|
| | Before | After | Before | After |
| Second phase duration | 65 ± 13 | 57 ± 12 | 66 ± 15 | 65 ± 11 |
| Third phase duration | 73 ± 11 | 70 ± 10 | 75 ± 9 | 76 ± 9 |
| Total duration | 138 ± 12 | 127 ± 9 | 141 ± 11 | 141 ± 14 |
| $GRF_{vertical}$ | 2067 ± 352 | 2219 ± 412 † | 1562 ± 412 ‡ | 1622 ± 293 ‡ |

* GRF = ground reaction force.
† Significantly different compared with the pretraining values at $p < 0.05$.
‡ Significantly different compared with corresponding experimental group value at $p < 0.05$.

表 ◆ Mean (±SD) joint angular velocity of the swinging leg (in radians per second) of both groups before and after the training program.

| Variables | Experimental group | | Control group | |
|---|---|---|---|---|
| | Before | After | Before | After |
| First phase | | | | |
| Ankle | -12.75 ± 2.14 | -8.76 ± 0.81* | -8.42 ± 4.44 † | -8.77 ± 3.16 |
| Knee | -11.16 ± 2.28 | -8.17 ± 2.78* | -9.66 ± 2.58 | -10.39 ± 2.58 |
| Hip | -6.18 ± 2.65 | -5.63 ± 2.72 | -6.01 ± 2.22 | -6.04 ± 2.24 |
| Second phase | | | | |
| Ankle | -21.60 ± 12.77 | -10.29 ± 14.25 | -14.45 ± 4.29 † | -13.75 ± 6.33 † |
| Knee | -18.88 ± 4.86 | -14.60 ± 4.27* | -17.31 ± 4.57 | -16.92 ± 4.29 † |
| Hip | -10.69 ± 5.18 | -7.38 ± 2.98* | -11.60 ± 4.99 | -10.47 ± 5.63 † |
| Third phase | | | | |
| Ankle | 29.68 ± 4.81 | 34.18 ± 5.02* | 23.46 ± 3.86 † | 25.77 ± 4.60 † |
| Knee | 33.73 ± 8.21 | 36.42 ± 7.88 | 24.81 ± 9.28 † | 24.59 ± 8.34 † |
| Hip | 6.42 ± 4.74 | 7.69 ± 4.12* | 5.32 ± 3.22 | 5.69 ± 3.13 |

*Significantly different compared with the pretraining values at $p < 0.05$.
†Significantly different compared with corresponding experimental group value at $p < 0.05$.

表 ◆ Mean (±SD) normalized electromyographic values (%) of the support and the swinging leg for both groups before and after the training program.

| Variables | Experimental group | | Control group | |
|---|---|---|---|---|
| | Before | After | Before | After |
| Support leg-phase 1 | | | | |
| RF | 36.8 ± 19.3 | 44.5 ± 17.5 | 46.7 ± 12.5 | 45.6 ± 13.4 |
| GAS | 70.3 ± 15.2 | 69.0 ± 23.4 | 59.9 ± 9.4 | 62.7 ± 8.7 |
| BF | 50.3 ± 18.4 | 47.0 ± 13.9 | 60.9 ± 19.5 | 51.4 ± 11.0 |
| Support leg-phase 2 | | | | |
| RF | 53.0 ± 12.3 | 72.7 ± 22.7† | 55.8 ± 10.6 | 64.6 ± 16.8‡ |
| GAS | 54.4 ± 9.0 | 71.3 ± 10.7† | 51.1 ± 6.6 | 54.2 ± 6.0‡ |
| BF | 45.7 ± 13.4 | 47.2 ± 16.7 | 54.9 ± 21.4‡ | 48.6 ± 9.9 |
| Support leg-phase 3 | | | | |
| RF | 48.7 ± 12.5 | 64.3 ± 16.5† | 54.5 ± 6.3‡ | 53.5 ± 9.8‡ |
| GAS | 55.7 ± 21.3 | 70.1 ± 32.5† | 57.3 ± 19.7 | 49.1 ± 9.8‡ |
| BF | 53.5 ± 16.8 | 48.6 ± 17.0 | 67.5 ± 22.6‡ | 65.6 ± 22.5‡ |
| Swinging leg-phase 1 | | | | |
| RF | 49.4 ± 14.1 | 42.9 ± 23.4 | 49.8 ± 11.9 | 54.3 ± 16.7‡ |
| BF | 30.8 ± 13.6 | 55.4 ± 19.7† | 38.4 ± 14.7 | 41.5 ± 20.8‡ |
| VM | 31.1 ± 11.2 | 37.3 ± 32.7 | 40.2 ± 16.0 | 49.5 ± 7.7‡ |
| Swinging leg-phase 2 | | | | |
| RF | 85.4 ± 16.9 | 70.0 ± 27.2 | 70.7 ± 18.5 | 86.3 ± 25.1 |
| BF | 57.3 ± 15.0 | 80.7 ± 24.5† | 52.6 ± 16.1 | 48.7 ± 16.4‡ |
| VM | 71.2 ± 24.2 | 60.2 ± 26.9 | 68.1 ± 15.6 | 68.9 ± 15.2 |
| Swinging leg-phase 3 | | | | |
| RF | 50.9 ± 10.2 | 70.8 ± 16.3† | 48.5 ± 11.7 | 51.7 ± 9.5‡ |
| BF | 35.2 ± 9.2 | 52.3 ± 23.3† | 40.3 ± 24.0 | 36.1 ± 25.1‡ |
| VM | 34.5 ± 16.1 | 74.2 ± 9.2† | 55.2 ± 6.5 | 51.4 ± 7.0‡ |

*RF=rectus femoris；GAS=gastrocnemius；BF=biceps femoris；VM=vastus medialis.
†Significantly different compared with the pretraining values at $p < 0.05$.
‡Significantly different compared with corresponding experimental group valus at $p < 0.05$.

　Manolopoulos らは，20人の男性アマチュアサッカー選手を対象として，10週間のトレーニング介入がサッカーのキック動作に与える影響を調査した．対象はストレングストレーニングおよびサッカー特有のキック動作トレーニングを介入する群(EG：10名)と，トレーニングを介入しない群(CG：10名)に分けられた．10週間後，EG群のみインステップキック時のボールスピードが有意に向上した．ボールスピードが向上した要因の分析について，スイング脚の股関節，膝関節および足関節の角速度の向上，支持脚の大腿直筋と腓腹筋の筋活動および垂直方向の床反力の有意な向上が，EG群でのみ確認された．これらのことから，レジスタンストレーニングとサッカー特有のキック動作トレーニングを組み合わせて実施することで，キックパフォーマンスが向上することが証明された．

### Profile

中村　統
JSPO-AT，NSCA-CSCS

早稲田大学スポーツ科学研究科修士課程，東京ヴェルディアカデミートレーナー

**PART III** 動作別筋力トレーニング

# 強く速いボールを投げるための筋力トレーニング

川井謙太朗

## 強く速いボールを投げるために必要な筋力

投球動作は，下肢のエネルギーが体幹から投球側上肢に伝えられ，最後に効率的にボールに力を伝達させることが望ましく，この下肢から上肢まで生じる各セグメントの連続した運動は運動連鎖(kinetic chain)[1]と呼ばれている．全身の運動連鎖から成り立つ投球動作[2~4]では，上肢帯のみならず下肢の柔軟性や体幹の安定性，さらに，良好な投球フォームの獲得などが重要である．これらのうち，いずれかに問題が生じると運動連鎖に破綻をきたし，投球障害肩[5~7]を代表としたいろいろな障害が起きることが知られている．また，良好な運動連鎖の獲得のためには，筋力トレーニングのみならず，器質的かつ機能面も含めた全身の要素が重要になる．強く速いボールを投げるためにも，最も重要なことは障害予防の観点を考慮した良好な運動連鎖を獲得すること[8~10]であり，筋力トレーニングはその手段の1つである．ここでは，投球時に必要な柔軟性や可動域などといった他の要素は割愛し，強く速いボールを投げるために必要な筋力について運動連鎖の観点から述べる．

野球選手を対象とした筋力と投球速度との関係については，肩関節内旋筋力[11]，肩関節内転筋力[11, 12]，肘関節伸展[13, 14]および手関節屈曲筋力[13]，上肢全体筋力[15]，ステップ側膝関節伸展筋力[16, 17]，下肢全体筋力[3, 18]と投球速度に相関があることが示されている．また，強く速いボールを投げるためには，良好な運動連鎖の獲得が重要である[8~10]．投球動作は，大きく wind up phase，early cocking phase，late cocking phase，acceleration phase，follow through phase の5相[19, 20]に分けられることが多い(図1)．投球相と運動連鎖に関与する筋群の関連性では，肩関節回旋筋腱板[21, 22]（棘上筋[14, 19]，棘下筋・小円筋[14, 19, 23, 24]，肩甲下筋[14, 19]），僧帽筋下部線維[14, 25, 26]，腹筋群[27, 28]（腹横筋[29, 30]，多裂筋[31]，内・外腹斜筋[16, 18, 32]），ステップ側下肢筋[33, 34]（大腿四頭筋，大腿二頭筋，大殿筋），股関

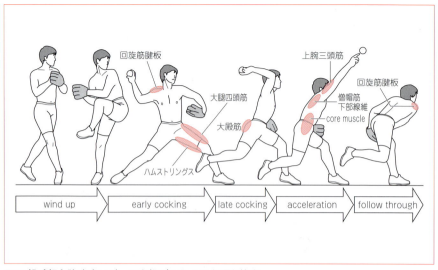

**図1** 投球相と強く速いボールを投げるために必要な筋力

節周囲筋や体幹筋といったcore muscle[35, 36]が，良好な運動連鎖の獲得に重要となることが示されている．

以上のことから，強く速いボールを投げるために必要な筋力は，① 肩関節回旋筋腱板筋力，② 僧帽筋下部線維筋力，③ 上腕三頭筋筋力，④ 体幹筋(core muscle)筋力，⑤ 下肢筋力，となる(図1)．

## 筋力トレーニングの方法と効果

### 1. 肩関節回旋筋腱板トレーニング[37〜41]

full can exercise (図2)は棘上筋，empty can exercise (図3)は棘下筋，external rotators exercise (図4)は棘下筋・小円筋，belly press exercise (図5)は肩甲下筋に有効である．

### 2. muscle strength of the lower trapezius exercise[42]

muscle strength of the lower trapezius exercise (図6)は僧帽筋下部線維に有効である．

### 3. フレンチプレス[43〜48]

フレンチプレス(図7)は上腕三頭筋に有効である．

## 4. 体幹筋(core muscle)トレーニング [46, 49~55]

elbow-toe 対側上下肢挙上は腹横筋，バード＆ドッグは多裂筋，ツイストクランチ(図8)は腹斜筋に有効である．また，ウッドチョップ(図9)は腹斜筋に加え，投球時の運動連鎖を考慮したトレーニングとして有効である．

## 5. 下肢筋トレーニング [44, 56~58]

バーベルスクワット，シングルスクワットは下肢筋(大腿四頭筋，ハムストリングス，大殿筋)に有効である．多方向ランジ(図10)は大腿四頭筋とハムストリングスの同時収縮を目的としたトレーニングとして，また，サイクルド・スプリット・スクワットジャンプ(図11)，シングルレッグ デプスジャンプ(図12)はプライオメトリックストレーニングとして有効である．

大切なことは，トレーニングを行う際には，活動部位や活動筋，その主たる目的を意識すること，つまりトレーニング課題を分析し，理解した上でトレーニングを実施した方が効果は促進されることが示されている[59, 60]．したがって，トレーニング効果を高めるために筋肉部位や課題を理解し，上記筋力トレーニングを行う必要がある．

# 肩関節回旋筋腱板トレーニング

　肩関節回旋筋腱板は inner muscle とも呼ばれ，棘上筋，棘下筋，小円筋，肩甲下筋からなり，ゴムバンドやチューブを用いたトレーニングが推奨されている．負荷が強すぎてしまうと，三角筋や僧帽筋，大胸筋や広背筋といった outer muscle の活動が大きくなってしまうため，軽負荷で行うことで肩関節回旋筋腱板（inner muscle）を選択的にトレーニングすることができる．full can exercise は棘上筋，empty can exercise は棘下筋，external rotators exercise は棘下筋・小円筋，belly press exercise は肩甲下筋に有効なトレーニングである．

## full can exercise（棘上筋）（図2）

### 一般的な方法

① ゴムバンドを同側の足で踏んで固定する．
② 親指を上にし，小指を下にした状態でゴムバンドを握る（a）．
③ 肘を伸ばしたまま肩関節を肩甲骨面上（水平面から前方に約30°）で90°まで挙上する（b）．

### 誤った方法 （c）

① 親指の位置を下や横向きにしてしまう．
② 肘が曲がってしまったり，体幹の回旋や側屈が起きてしまったりする．

## empty can exercise（棘下筋）（図3）

### 一般的な方法

① ゴムバンドを同側の足で踏んで固定する．
② 親指を下にし，小指を上にした状態でゴムバンドを握る（a）．
③ 肘を伸ばしたまま肩関節を肩甲骨面上（水平面から前方に約30°）で90°まで挙上する（b）．

### 誤った方法 （c）

① 親指の位置を上や横向きにしてしまう．
② 肘が曲がってしまったり，体幹の回旋や側屈が起きてしまったりする．

## 肩関節回旋筋腱板トレーニング

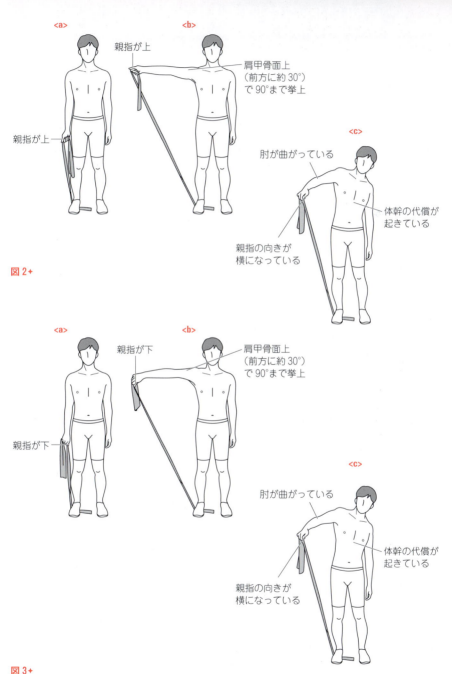

図2

図3

強く速いボールを投げるための筋力トレーニング

# 肩関節回旋筋腱板トレーニング（コゴき）

## external rotators exercise（棘下筋・小円筋）（図4）

### 👋 一般的な方法

① 上肢下垂位から90°肘を曲げた肢位（前腕，手関節は中間位）でゴムバンドを握る．
② 握っていない反対側の手もしくは薄いタオルを脇の下に入れる（a）．
③ 脇の下にある手もしくはタオルを軽く挟みながら，前腕，手関節は中間位のまま肩関節を外旋する（b）．

### 🚫 誤った方法 　　（c）

① 肘の角度が90°でなくなってしまう．
② 上腕，肘が体幹から離れすぎてしまう．
③ 体幹の回旋や側屈が起きてしまう．


## belly press exercise（肩甲下筋）（図5）

### 👋 一般的な方法

① 上肢下垂位から90°肘を曲げた肢位（前腕，手関節は中間位）でゴムバンドを握る．
② 握っていない反対側の手もしくは薄いタオルを脇の下に入れる（a）．
③ 脇の下にある手もしくはタオルを軽く挟みながら，前腕，手関節は中間位のまま肩関節を内旋する（b）．

### 🚫 誤った方法 　　（c）

① 肘の角度が90°でなくなってしまう．
② 上腕，肘が体幹から離れすぎてしまう．
③ 体幹の回旋や側屈が起きてしまう．

## 肩関節回旋筋腱板トレーニング

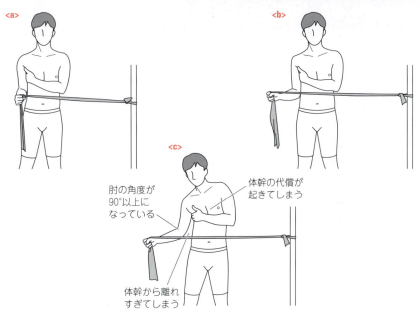

図 4

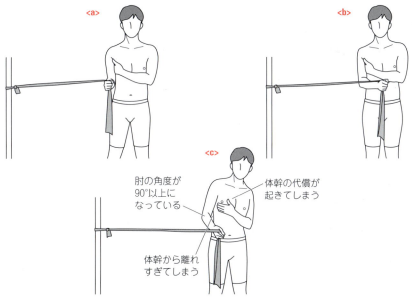

図 5

強く速いボールを投げるための筋力トレーニング　373

# Muscle strength of the lower trapezius exercise

　腹臥位で肩関節外転位から肘関節伸展位のまま抗重力に肩関節屈曲（上肢挙上）を行う運動である．肩関節を約145°外転した状態で屈曲することで，僧帽筋下部線維を選択的にトレーニングすることができる．肩甲骨を後傾するように意識することで，僧帽筋下部線維を最も活動させることができる．上肢の挙上範囲は小さく，代償動作の起きやすい運動であるため注意を要する．自重で屈曲が最終域まで行えたら，最終域肢位で保持する方法や重錘などの負荷をかけて行う方法もある（図6）．

## 🕐 一般的な方法　（図6）

① 腹臥位になり，トレーニング側の肩関節を約145°外転する（a）.
② 反対側の手は曲げ，額の下に置く.
③ 親指を上に向けた状態で，肘は伸ばしたまま肩関節を屈曲する（b）.

## 誤った方法　（c）

① 肩の外転角度が変わってしまったり，肘が曲がってしまう.
② 体幹の伸展や回旋，下肢の挙上といった代償が起きてしまう.

⇒・屈曲最終域で2～3秒保持する方法（d）.
　・外部負荷（重錘やダンベルなど把持）を利用して行う方法（e）.
＊自重で屈曲が最終域まで行えてから実施する.

## Muscle strength of the lower trapezius exercise

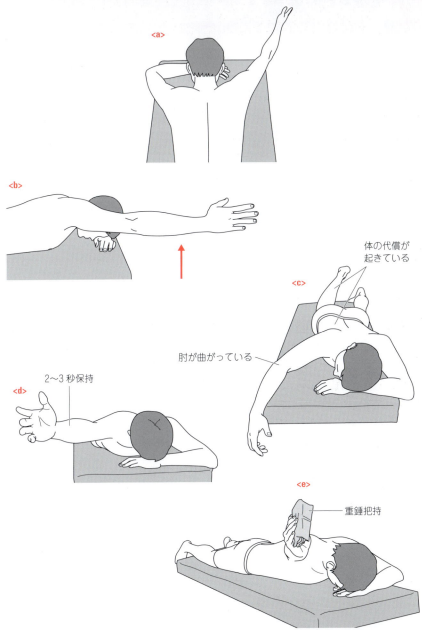

図 6 ◆

強く速いボールを投げるための筋力トレーニング

# フレンチプレス

　肘は一定の位置で固定したまま，ダンベルやチューブを持ち肘の屈伸を行う運動である．肘を固定して行うことで，上腕三頭筋(特に長頭)を選択的にトレーニングすることができる．肘の位置が動いてしまったり，首や背中が丸くなってしまったりすると，上腕三頭筋に収縮が入らないだけでなく怪我にもつながるので注意を要する．立位でなく，座位やベンチなどに仰向けになって行う方法もある(図7)．

## 一般的な方法　（図7）

① ダンベルを頭の真上で両手で持つ(肘伸展位)(a)．
② 肘の位置を固定したまま，ダンベルを頭の後ろに下げてくる(b)．
③ 肘の位置を固定したまま，ダンベルを肘が完全に伸ばされる位置まで戻す(開始肢位)(a)．
＊ 2〜3kg の軽負荷から開始し徐々に漸増

## 誤った方法　（c）

① 肘の位置が一定でなく動いてしまう．
② 肘が伸びきらず曲がったままになってしまう．
③ 首や背中が丸まってしまう．

⇒・片手で行う方法(d)
　・チューブを使用した方法(e)
　・ベンチに仰向けで行う方法(ライイング・トライセップスエクステンション)(f)

# フレンチプレス

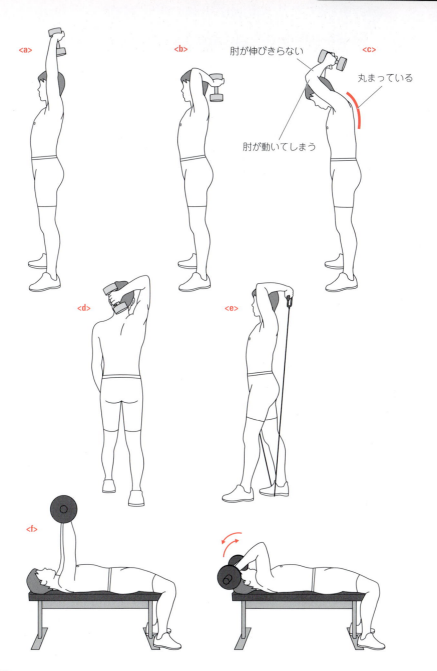

図7 ✦

強く速いボールを投げるための筋力トレーニング

# 体幹筋（core muscle）トレーニング

## ツイストクランチ

　片膝を立て，もう一方の下肢を組んだ仰向けの状態から，脊柱を回転軸に上体を捻って起きてくる腹筋運動である．片肘を対側の膝（上側に組んだ足の膝）に近づけるように起きてくることで，体幹回旋の主力筋である腹斜筋を選択的にトレーニングすることができる．また，体幹屈曲の主力筋である腹直筋も補助的にトレーニングすることができる．はじめのうちは，片肘を対側の膝に近づけられる範囲から行っていき，徐々に肘と膝の距離を近づけていく．反動や勢いをつけて行ってしまうと，腹斜筋に対するトレーニング効果が薄れてしまうので注意を要する．

### 🖐 一般的な方法　　（図8）

① 背臥位となり片膝を立て，もう一方の下肢を組む．
② 上側に組んだ足の反対側の手を後頭部に当てる（a）.
③ 後頭部に当てた側の手の肘を上側に組んだ足の膝に付けるように上半身を斜めに持ち上げる（b）.

### 💬 誤った方法　　（c）

① 肘でなく膝を近づけてしまう．
② 反対側の腕で床を強く押して補助してしまう．

### 体幹筋(core muscle)トレーニング

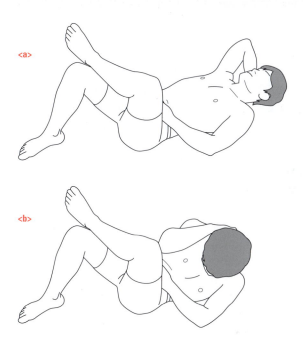

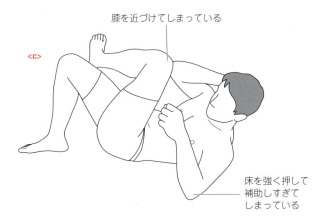

膝を近づけてしまっている

床を強く押して
補助しすぎて
しまっている

図8 ◆

強く速いボールを投げるための筋力トレーニング

# 体幹筋（core muscle）トレーニング（つづき）

## ウッドチョップ

　立位で外部の負荷（メディスンボールやダンベルなど）を利用して，木を切るように体を斜め下かつ斜め上に捻っていく運動である．体幹回旋の主力筋である腹斜筋を選択的にトレーニングすることができると同時に，腹直筋や股関節周囲筋といったコアマッスルもトレーニングすることができる．また，投球時の体幹・股関節の運動連鎖に類似したトレーニングである．外部負荷はケーブルマシンやチューブを利用する方法もあり，また立位でなく片膝立ち位で行う方法がある．

### 一般的な方法 （図9）

① 立位でメディスンボールを斜め上に上げる（肘伸展位）（a）．
② 重力に逆らいながら対角線上の膝関節外側におろしてくる（b）．
③ 膝関節外側の位置から反動を使わずに元の位置（開始肢位（a））に戻す（c）．
＊2〜3kg の軽負荷から開始し徐々に漸増

### 誤った方法

① 上側から下側運動の時に，スピードがつきすぎてしまう（重力に負けてしまう）（d）．
② 背中が丸まった立位姿勢のまま運動を始めてしまう（e）．

⇒・ケーブルマシンを使用した方法（f）
　・片膝立ち位で行う方法（g）

## 体幹筋(core muscle)トレーニング

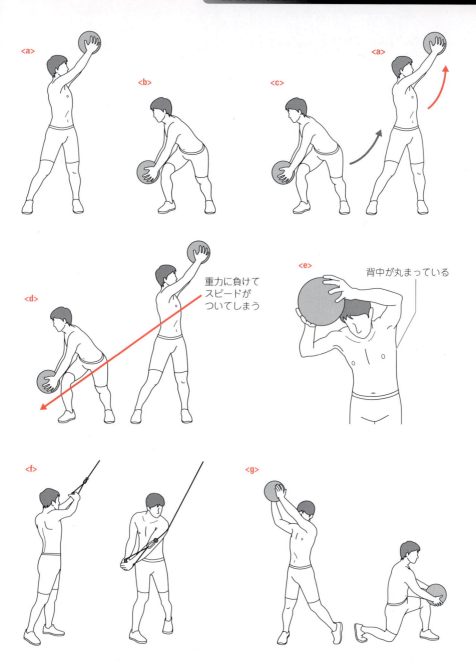

図9+

強く速いボールを投げるための筋力トレーニング

# 下肢筋トレーニング

## 多方向ランジ

　立位で片脚を前に出し，もう一方の脚を身体の中心より後方に置いた姿勢で腰を落とす運動である．下肢筋である大腿四頭筋，ハムストリングス，大殿筋，股関節内転筋など下半身全体をトレーニングすることができる．また，しっかりとしたフォームで行うことで，大腿四頭筋とハムストリングスの同時収縮を促すことができる．踏み出す方向を前方だけでなく，前後左右斜めと応用していく．踏み出した下肢のアライメントが不良になることが多いので注意を要する（knee in・toe out など）．

### 🕐 一般的な方法　（図 10）

① 立位姿勢（a）から，片脚を膝と足先が同じ向きになるように前方に踏み出す．
② 踏み出した脚の大腿部が床と平行になる位置（股関節・膝関節屈曲約 90°）まで腰を落としてくる（b）．
③ 1〜2 秒姿勢を保持（b）したのち，踏み出した脚を元の位置（立位姿勢）に戻す（a）．
④ この動作を前方だけでなく，前後左右斜めに行う（c）．

### 🚫 誤った方法

① 膝が内側に足部が外側に向いてしまう（knee in・toe out）（d）．
② 重心が踏み出した脚でなく，後ろ脚に残ってしまっている（e）．

# 下肢筋トレーニング

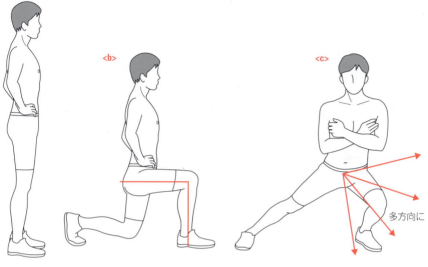

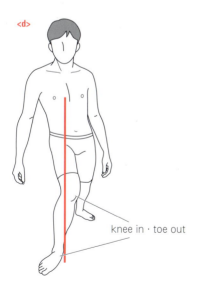
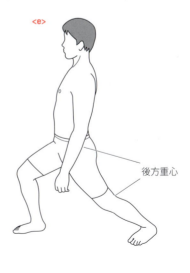

図10

強く速いボールを投げるための筋力トレーニング

## 下肢筋トレーニング （つづき）

### サイクルド スプリット スクワットジャンプ

　片脚を前に出し（大腿部が床と平行になる位置），もう一方の脚を身体の中心より後方に置いたランジ姿勢をとった状態から，両腕の振りを補助的に用いて，爆発的に上へ跳び上がり，空中にいる間に前後の脚を入れ替え，逆の脚が前になったランジ姿勢で着地する運動である．ジャンプをする際，最高到達点とパワーを強調し，素早く繰り返すことで，短時間に最大の下肢筋力を発揮する活動に対してトレーニング（プライオメトリックストレーニング）することができる．着地時に，しっかりとしたランジ姿勢がとれることからはじめ，徐々にジャンプの高さやスピードを上げていく．

### 一般的な方法 （図 11）

① ランジ姿勢となる（a）．
② 両腕の振りを補助的に用いて，勢いよく上へ跳び上がり，空中にいる間に前後の脚を入れ替える（b）．
③ 着地時は，逆の脚が前になったランジ姿勢となる（c）．
④ このジャンプ動作を素早く繰り返す．

### 誤った方法 （d）

① 着地時にしっかりとしたランジ姿勢がとれなくなってしまう．
② ジャンプ動作がゆっくりになってしまう．

384　PART III　動作別筋力トレーニング

下肢筋トレーニング

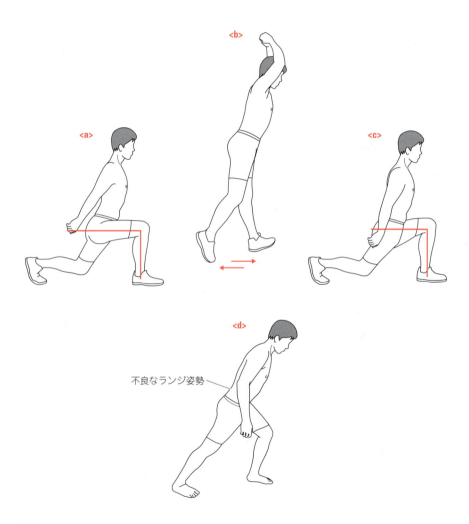

図 11

# 下肢筋トレーニング （つづき）

**上級者向け**

### シングルレッグ デプスジャンプ

高さ30〜107cmのプライオメトリックス用ボックスの上から，地面に片脚で着地し，着地と同時に，両腕の振りを補助的に用いて，着地した脚で「直ちに」できるだけ高く垂直に跳び上がる運動である．トレーニングを行う高さ（ボックスの高さ）が変わってしまうので，ボックスから片脚で着地する際，飛び下りたり跳び上がったりしないよう注意する．最初は30cmの高さから始め，徐々にボックスの高さを上げていき，またジャンプの高さやスピードを上げていくことで，プライオメトリックストレーニング効果がより得られる．

### 一般的な方法　（図12）

① プライオメトリックス用ボックスの上で片脚立ちとなる（a）．
② 地面の上に片脚で着地する（b）．
③ 両腕の振りを補助的に用いて，着地した脚で「直ちに」できるだけ高く垂直に跳び上がる（c）．

### 誤った方法

① ボックスから地面に着地する際，飛び下りたり跳び上がったりしてしまう．
② 片脚着地姿勢（着地時）が不良になってしまう（d）．
③ ジャンプで跳び上がる際，垂直でなく斜めに跳び上がってしまう（e）．
④ ジャンプ動作がゆっくりになってしまう．

下肢筋トレーニング

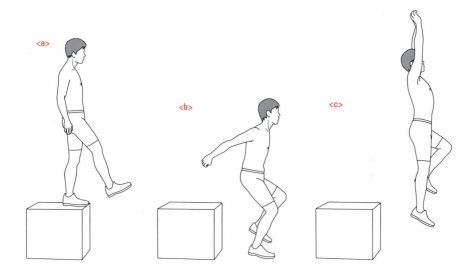

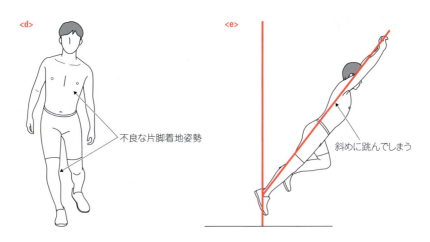

不良な片脚着地姿勢

斜めに跳んでしまう

図12+

強く速いボールを投げるための筋力トレーニング 387

# PICK UP EVIDENCE

Davis JT, et al：The effect of pitching biomechanics on the upper extremity in youth and adolescent baseball pitchers. Am J Sports Med 37：1484-1491, 2009

**表1 ✦** Youth Group Versus Adolescent Group on Video Analysis：Parameters Performed Correctly[a]

|  | Youth (n, 86) | Adolescent (n, 83) |  |
|---|---|---|---|
|  | n (%) | n (%) | P |
| Lead with hips | 83(97) | 77(93) | .155 |
| Hand on top | 57(66) | 76(92) | .001 |
| Arm in throwing position | 5(6) | 7(8) | .561 |
| Closed shoulder | 20(23) | 31(37) | .065 |
| Stride foot toward home plate | 74(86) | 55(66) | .004 |
| Performed 3 or more parameters correctly | 55(64) | 67(81) | .017 |

[a] Youth group, aged 9-13；adolesent group, aged 14-18.

**表2 ✦** Youth Group and Number of Correctly Performed Parameters：Video Analysis[a]

|  | Mean Values：Correct Parameters | | | |
|---|---|---|---|---|
|  | 1 or 2 | 3 | 4 | P |
| nHIRT (BW-H) | 0.276 | 0.137 | 0.117 | .041 |
| nEVL (BW-H) | 0.199 | 0.101 | 0.088 | .046 |
| nHIRT/velocity (efficiency) | 0.0121 | 0.0057 | 0.0054 | .046 |
| nEVL/velocity (efficiency) | 0.0087 | 0.0042 | 0.0040 | .059 |

[a] P values are for the trend from 1-2 to 3 to 4. nHIRT, normalized humeral internal rotation torque：BW-H, body weight and height；nEVL, normalized elbow valgus load.

　Davis らは，169 人の野球投手(9～18 歳)に対して，速球を投げさせた際のピッチングフォームを定量的運動解析システムと高速ビデオを使用して分析した．若年(9～13 歳)および青年期(14～18 歳)の投手において，投球時に必要となる 5 つの代表的な投球パラメーターに対する正しいパフォーマンス率と，上腕骨内旋トルク，肘外反負荷量，およびピッチング効率との相関関係を検討した．青年期の投手と比較して，若年期の投手の方が，正しく行われた投球パラメーター数(パフォーマンス率)は多く，またその数が 3 つ以上の投球力学的に優れた若年投手は，2 つ以下の投手よりも，上腕骨内旋トルクの低下，肘外反負荷量の低下，およびピッチング効率向上との有意な相関が認められた．青年期の投手では，有意な相関は確認されなかった．この研究より，速い球を投げるにあたり，運動連鎖に基づいた良好な(効率的な)ピッチングフォームは，若年野球投手の肩と肘の怪我を防ぐうえで重要となることを証明した．

## Profile

川井謙太朗
PT，日本理学療法士協会専門 PT (運動器・基礎)，修士(保健医療学)，博士(スポーツウエルネス学)

東京慈恵会医科大学スポーツ・ウェルネスクリニック，一般社団法人日本スポーツ医学検定機構：スポーツ医学検定・組織メンバー；Medical Advisory Board

**PART III** 動作別筋力トレーニング

# 高く跳ぶための
# 筋力トレーニング

大路駿介

## 高く跳ぶために必要な筋力

　アスリートがジャンプ能力を高めることは，競技パフォーマンスの向上に大きく貢献する．例えばバスケットボール選手はシュートやリバウンドの際に，また，バレーボール選手はスパイクやブロック時に素早く高く跳ぶことによって競技を有利に進めることができる．本項では高く跳ぶことに焦点を当てる．

　垂直方向に高く跳ぶためには離地時に大きな運動エネルギーを地面へ伝える必要がある．その運動エネルギーは，主に股・膝関節の伸展筋群および足関節底屈筋群によって生み出される．垂直方向へのジャンプ高と下肢筋群の筋力には正の相関関係が認められることが多い[1~4]．ただし，ジャンプ課題および測定筋力の種類（収縮タイプや角速度）や部位によってその関連性は異なり（表1），高角速度の筋力との関連が強い傾向がある．

　垂直跳びにおける各関節の貢献度は股関節が28~51%，膝関節が29~49%，足関節が16~30%程度であり，一定の見解が得られていないものの股・膝関節の割合が大きい[5~7]．カウンタームーブメントジャンプのような素早いジャンプでは，下腿三頭筋-アキレス腱部分の筋腱複合体（muscle-tendon complex）による伸張─短縮サイクル運動（stretching-shortening cycle：SSC）によりジャンプ高が増大する[8]ため，足関節の貢献度がより高まると考えられる．

　その他，ジャンプ前の沈み込み動作やジャンプ時のアームスイングなどの技術要素もジャンプ高との関連が強い．ジャンプ直前に素早く沈み込むカウンタームーブメントジャンプでは，スクワットジャンプと比較して3~4cm高く跳ぶことができる[9, 10]．アームスイングの有無によるスクワットジャンプ高の違いを検討した報告では，おおむね10cmの差がある[7, 11, 12]．カウンタームーブメントジャンプにアームスイングを加えることでさらに高く跳ぶことができる[8]（図1）．

　さらに，体幹の筋群もジャンプ高と関連する．McGillの体幹安定性テストに

高く跳ぶための筋力トレーニング　**389**

**表1◆垂直ジャンプ課題における筋力とジャンプ高の関連性**

| 文献 | ジャンプ課題 | 収縮タイプ | 計測部位 | 角速度(°/秒) | 結果 |
|---|---|---|---|---|---|
| 1 | SJ | 等速性 | 膝 | 60, 120 | 60°/秒:r=0.43-0.48<br>180°/秒:r=0.53-0.60<br>でいずれも有意な相関を認めた(p<0.05) |
| 2 | SJ | 等速性 | 股, 膝 | 股:60, 120<br>膝:120, 240 | 股関節は相関なし<br>膝関節120°/秒:r=0.54<br>　　　　240°/秒:r=0.61<br>でいずれも有意な相関を認めた(p<0.05) |
| 5 | SJ | 等速性・等尺性 | 膝 | 60, 180 | いずれも有意な相関を認めなかった |
| 7 | SJ, CMJ | 等速性 | 股, 膝, 足 | 60, 120, 180 | 【SJ】足関節180°/秒を除き, いずれの関節・角速度において中等度の有意な正相関を認めた |
| | | | | | 【CMJ】足関節120°, 180°/秒を除き, いずれの関節・角速度において中等度の有意な正相関を認めた |
| 3 | CMJ | 等速性 | 膝 | 90, 180, 240, 300 | 90°/秒:r=0.48, p=0.04<br>180°/秒:r=0.76, p<0.01<br>240°/秒:r=0.88, p<0.01<br>300°/秒:r=0.54, p=0.02 |
| 4 | CMJ | 等尺性 | 股, 膝, 足 | — | 股関節:r=0.32, p<0.05<br>膝関節:r=0.42, p<0.05<br>足関節:r=0.22, p>0.05 |
| 6 | DVJ | 等速性 | 膝, 足 | 180 | 膝関節:r=0.48, p<0.01<br>足関節は有意な相関を認めなかった |

いずれも股・膝関節は伸展, 足関節は底屈の筋力
SJ:スクワットジャンプ, CMJ:カウンタームーブメントジャンプ, DVJ:ドロップバーティカルジャンプ

よる屈筋と伸筋の筋持久性とジャンプ高には中等度の正の相関関係がある[13]. カウンタームーブメントジャンプ動作の踏み込み時に体幹を前傾させないことによって, 約8cmジャンプ高が下がる報告[14]や, 脊柱起立筋群の筋疲労によりジャンプ高が低くなる報告[15]から, 体幹筋群の筋力低下によるジャンプ高への影響が示唆される.

このように, 高く跳ぶためには, 下肢筋力や体幹筋群の筋持久性に加え, ジャンプのスキルに注目することが重要といえる.

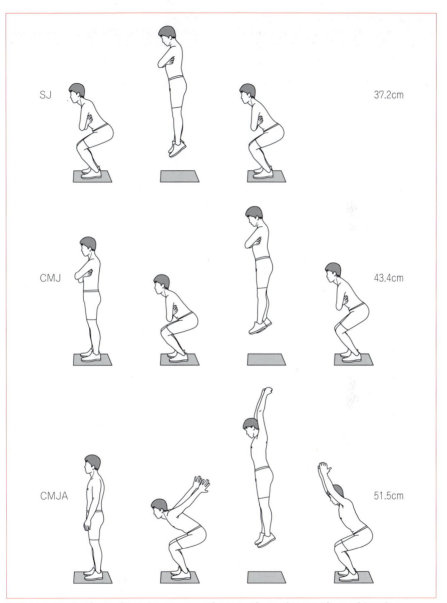

**図1◆スクワットジャンプとカウンタームーブメントジャンプによるジャンプ高の違い**
フォースプレートを用いて,滞空時間法にてジャンプ高を算出.SJ より反動を用いる CMJ,そしてアームスイングを利用した CMJA の順にジャンプ高が高まることが確認できる.
SJ:squat jump, CMJ:counter movement jump, CMJA:counter movement jump with arm-swing

## 筋力トレーニングの効果

　高く跳ぶためのトレーニングでは，爆発的な下肢筋群の短縮性筋活動を強力かつ素早く(爆発的に)起こす必要がある．それには速筋線維の活動の割合が，遅筋線維の活動に比べて多いことが重要である．このような速筋線維を動員するためには，高閾値(外部負荷>85% 1RM)で刺激されるウエイトトレーニングを取り入れることが望ましい[16]．そのほかに，プライオメトリックトレーニングもジャンプ高を増加させるための主要なトレーニングである[17]．

　ジャンプ高を増大させるためのウエイトトレーニングは伝統的トレーニング(バーベルスクワット，レッグプレス，レッグカール，スタンディングカーフレイズ)と，応用的トレーニング(ジャンプスクワット(バーベル負荷)，スナッチ，プッシュプレス)などがある．これらのトレーニングを段階的に12週間行った場合，垂直跳びのジャンプ高が平均5.4cm増大した[18]．

　プライオメトリックトレーニングとは，自重を用いて短時間に強い力を発揮するカテゴリーを指す．SSCを用いて，筋のパワーを高めるトレーニングである．ジャンプ高を増大させるための代表的なプライオメトリックトレーニングは，ドロップジャンプである[19]．プライオメトリックトレーニングに関する研究を解析したメタ分析[20]によると，プライオメトリックトレーニングによってデプスジャンプとスクワットジャンプのジャンプ高は4.7%，カウンタームーブメントジャンプは7.5%(アームスイングつきでは8.7%)上昇し，その効果はトレーニングセッションの数が多いほど表れやすい．別のメタ解析では，プライオメトリックトレーニングによって垂直跳びのジャンプ高が3.9cm増加し，1セッション当たり50回以上のジャンプで，20セッション以上のトレーニングを10週間行うことがパフォーマンス改善に望ましいと結論づけられている[21]．

　近年の報告では，ウエイトトレーニングとプライオメトリックトレーニングを組み合わせた複合トレーニングによってジャンプ高が増加しやすいとされている．健常男性を4つのグループ(トレーニングなし，プライオメトリックトレーニング(PT)，ウエイトトレーニング(WT)，複合トレーニング(複合))に分けて12週間のトレーニング前後でジャンプ高を計測・比較した研究では，コントロール(54.5→54.9cm)を除くすべての群でジャンプ高が有意に増加した．なかでも複合トレーニング群が最もジャン高が増大した(PT：52.9→58.9cm，WT：58.1→63.5cm，複合：58.8→67.4cm)[18]．

上記のような根拠のあるトレーニングによって高く跳ぶ能力を高めた後は，競技種目に応じた応用ジャンプトレーニングを行うとよい．例えばバレーボールでは，スパイクを想定した水平方向の動作を伴うアプローチジャンプや，ブロックを想定した助走がなく上肢の反動を使わない垂直ジャンプなどのトレーニングがある[22]．

　プライオメトリックトレーニングを行うためには，選手の年齢，体重，既往歴や運動レベルなどを事前に検討する必要がある[23]．プライオメトリックトレーニングを行う前にスクワットの 1RM の 1.5 倍以上の筋力があることが必要とされている[23]．プライオメトリックトレーニングを未経験のアスリートは，20cm 程度の低いステップから開始し，着地動作までにとどめることが望ましい．選手および指導者はトレーニングのテクニックを事前に理解して，安全な環境下でトレーニングすべきである．

# スクワット ジャンプ

　ジャンプの中で最もベーシックなトレーニングであり，初級者はスクワットジャンプから始めるとよい．あらかじめ決められた深さの静止姿勢から開始するジャンプを指す[16]．スクワット姿勢から素早く高く上方へジャンプする（図2）．

## 🖐 一般的な方法　（図2）

① 体幹の前傾と下腿前傾角度が平行なスクワット姿勢をとる（a）．
② 股・膝関節の伸展および足関節の底屈を同時に行い（トリプルエクステンション）上方へジャンプする（b）．
③ 着地後素早く元のスクワット姿勢に戻る（c）．

## 🖐 誤った方法

① 膝の外反や足部の過度な内外転がジャンプの前後で生じる（d）．

## スクワット ジャンプ

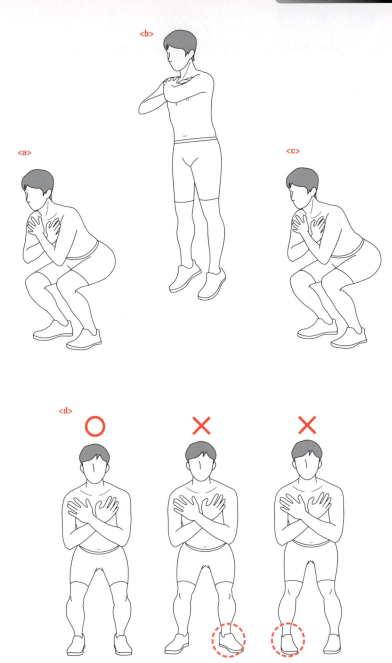

図2

# カウンタームーブメント ジャンプ（アームスイングあり）

　カウンタームーブメント ジャンプは「目標と反対方向の動作」を行う運動と定義される[10].　下方運動から上昇運動への方向転換が生じるジャンプトレーニングである.　スクワット ジャンプに次いで行うとよい（図3）.

### 一般的な方法 （図3）

① 直立姿勢で立つ（a）.
② 股・膝関節の屈曲および足関節の背屈を同時に行い（トリプルフレクション）身体を下降させる（b）.
③ 股，膝，足関節のトリプルエクステンションにより素早く上方へジャンプする（c）.
④ 着地後素早く元のスクワット姿勢に戻る（d）.

### 誤った方法

① 下降時や着地時に骨盤後傾や脊柱後弯などのアライメント不良が生じる（e）.
② ジャンプ時にトリプルエクステンションのタイミングが合わず，股関節が伸展しない（f）.

## カウンタームーブメント ジャンプ（アームスイングあり）

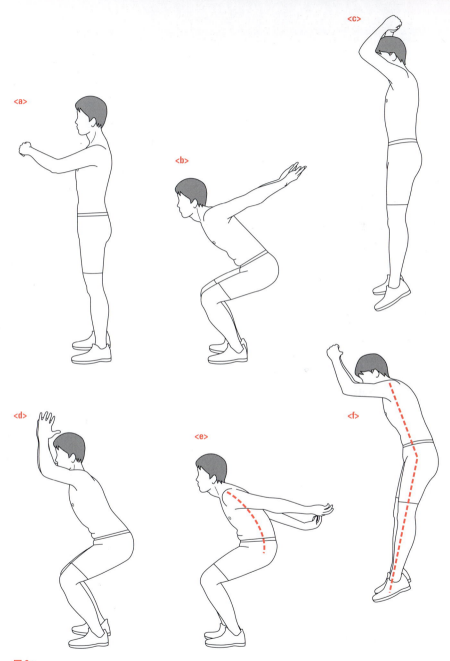

図3

高く跳ぶための筋力トレーニング

# スクワット ジャンプ（バーベル負荷）

　スクワット ジャンプに，バーベルによる負荷を加えたレジスタンストレーニングである（図4）.

　自重エクササイズでのアライメント異常がみられない場合に実施する．安全性を考慮してパワーラック内で実施する（図はパワーラックを写していない）.


### 👌 一般的な方法　　（図4）

① 開始姿勢（a）：バーベルを肩幅より少し広めに握り（クローズドグリップ）首の付け根の上に乗せる.
② 準備姿勢（b）：股・膝関節を屈曲，足関節を背屈し，スクワット姿勢をとる.
③ ジャンプ動作（c）：股，膝，足関節のトリプルエクステンションにより上方へジャンプする．バーベルを身体から離さないように注意する.
④ 終了姿勢（d）：スクワット姿勢で着地衝撃を吸収する.


### 🚫 誤った方法

① 下降時や着地時に骨盤後傾や脊柱後弯などのアライメント不良が生じる（e）.
② バーベルを支えられずに身体が傾斜してしまう（f）.

## スクワットジャンプ（バーベル負荷）

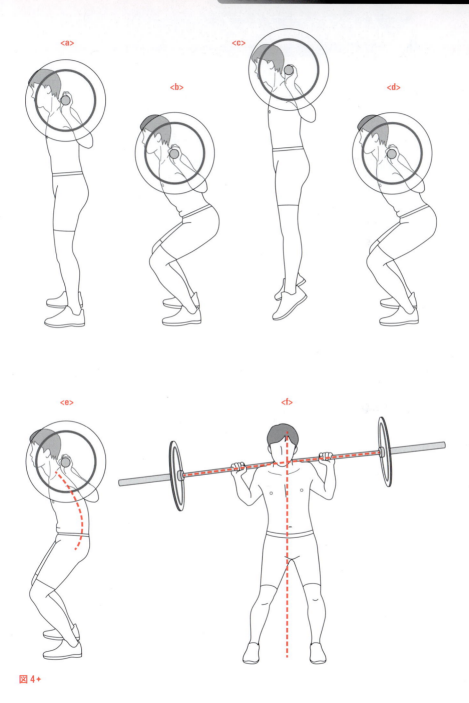

図4

# プッシュ プレス

バーベルを肩から頭上へ押し挙げるエクササイズである（図5）.

自重エクササイズでのアライメント異常がみられない場合に実施する. 安全性を考慮してパワーラック内で実施する（図はパワーラックを写していない）.

## 一般的な方法 （図5）

① 開始姿勢（a）：バーベルを肩幅より少し広めに握り（クローズドグリップ）肩の上に乗せる.

② 準備姿勢（b）：股・膝関節を軽度屈曲し, バーの位置を真下に下げる.

③ 挙上動作（c）：股, 膝, 足関節のトリプルエクステンションに次いでバーを押し挙げる.

④ 終了姿勢（d）：押し挙げたバーをキャッチし, ゆっくりと開始姿勢に戻る.

## 誤った方法

① バーベルを支えるために体幹を過度に前後傾させる（e, f）.

プッシュ プレス

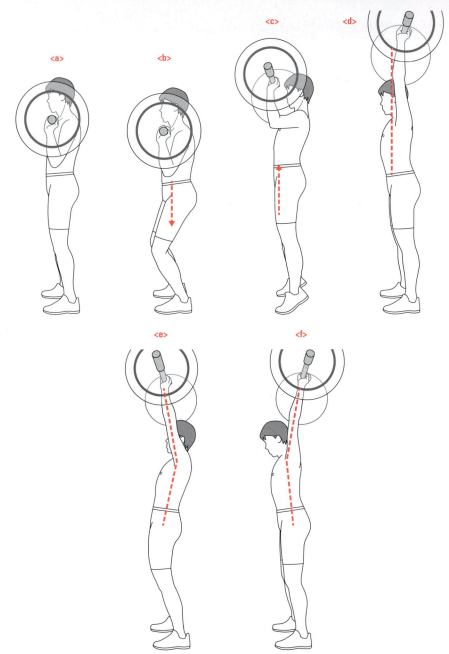

図5+

高く跳ぶための筋力トレーニング 401

# ドロップ ジャンプ

　高さ 20cm 以上のボックスから踏み出して着地し，素早く上方へジャンプするトレーニングである(図6)．ボックスからの落下(重力の位置エネルギー)，着地(予備緊張および伸張反射)に続く爆発的なジャンプ(短縮性収縮)による SSC を利用する[16]．プライオメトリックトレーニングは接地時間を 250 ミリ秒未満にすることが望ましく，類似したデプスジャンプと混同されることがあり注意する[19]．

## 一般的な方法　　（図6）

① 開始姿勢(a)：ボックスから落下しやすいために片脚を離しておく．
② 着地姿勢(b)：ドロップジャンプでは，接地時間を短くするために身体の下方移動は最小限にとどめる．
③ ジャンプ姿勢(c)：着地してから間髪入れずに上方へジャンプする(リバウンド)．
④ 終了姿勢：スクワット姿勢で着地し衝撃を吸収する．

## 誤った方法

① プライオメトリックトレーニングとして行う場合，デプスジャンプのように接地時間が長くならないよう注意する．
② 膝の外反や体幹側方傾斜などは障害リスクになるため注意する(d, e)．

# ドロップ ジャンプ

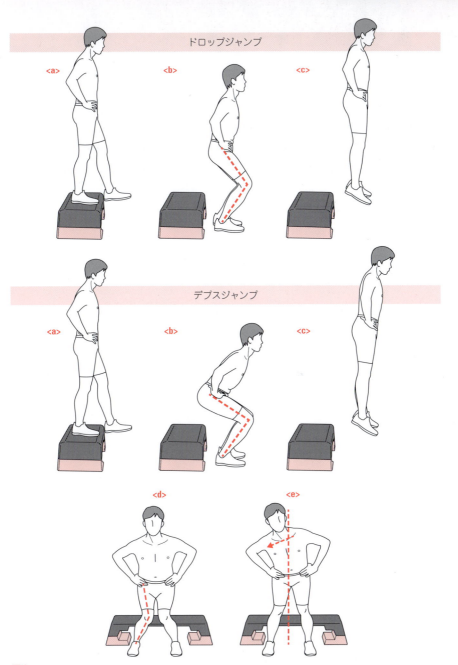

図6+

高く跳ぶための筋力トレーニング　403

# ステップ アプローチ ジャンプ

　踏み出してからカウンタームーブメント ジャンプを行うトレーニングである（図7）．バレーボール選手のスパイクのような動作に役立つ．膝の外反や体幹の側方傾斜を起こさずにスクワット ジャンプやカウンタームーブメント ジャンプが行えることが確認された後に実施すべきである．

## 一般的な方法　（図7はツーステップ）

① 片方の足を前方に踏み出す（1 ステップ）．
② もう片方の足を前方に踏み出す（2 ステップ）．
③ ステップに伴い，身体を下降させた後，素早く上方にジャンプする．

## 誤った方法　（カウンタームーブメント ジャンプと同じ）

① 下降時や着地時に骨盤後傾や脊柱後弯などのアライメント不良が生じる．
② ジャンプ時にトリプルエクステンションのタイミングが合わず，股関節が伸展しない．

## ステップ アプローチ ジャンプ

前額面

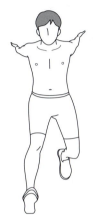 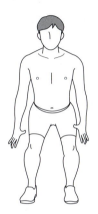 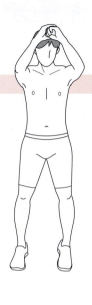

矢状面

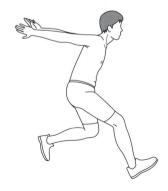 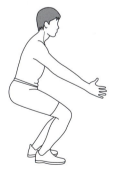 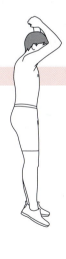

図7◆

高く跳ぶための筋力トレーニング　405

# ボックスジャンプ トゥ セカンドボックス

**上級者向け**

垂直へジャンプするプライオメトリックトレーニングの中で強度が強いものである（図8）．1つ目のボックスから着地した瞬間にもう1つのボックスに跳び乗る．

### 一般的な方法　（図8）

① 1つ目のボックスから床に両脚で踏み出す．この時，上方に飛び上がったり，重心を下げないことが重要であり，片脚をボックスから離しておくと踏み出しやすい(a, b)．
② 地面に着地した瞬間にもう1つのボックスに跳び乗る(c, d)．

### 誤った方法

① ボックスが高すぎて，接地時間が長くなってしまう．

## ボックスジャンプ トゥ セカンドボックス

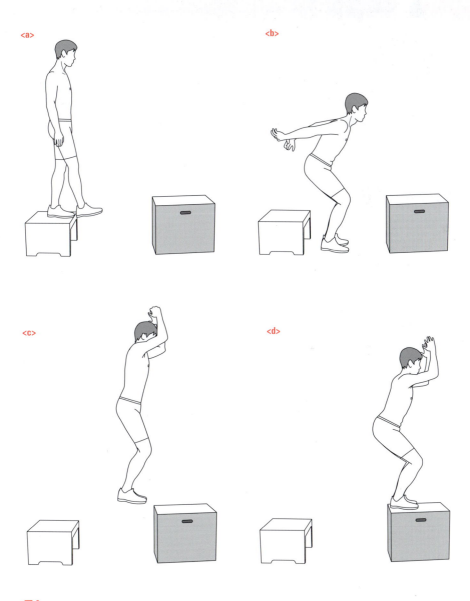

図8+

高く跳ぶための筋力トレーニング

# シングルレッグ ドロップジャンプ

**上級者向け** 垂直へジャンプするプライオメトリックトレーニングの中で強度が強いものである（図9）．1つ目のボックスから着地した瞬間にもう1つのボックスに跳び乗る．

## 一般的な方法 （図9）

① 開始姿勢（a）：ボックスから落下しやすくするために片脚を離しておく．
② 着地姿勢（b）：片側の脚で着地する．
③ ジャンプ姿勢（c）：着地後なるべく素早く上方にジャンプする．
④ 終了姿勢（d）：スクワット姿勢で着地し緩衝する．地面に着地した瞬間にもう1つのボックスに跳び乗る（c, d）．

## 誤った方法

① 膝の外反や体幹側方傾斜などは外傷・障害のリスクになるため注意する（e）．両脚でのドロップ ジャンプやデプス ジャンプにて問題がない場合に限って行う．

## シングルレッグ ドロップジャンプ

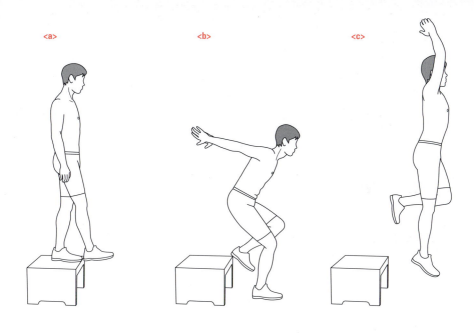

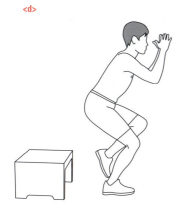

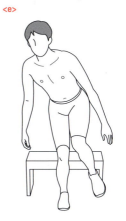

図9+

高く跳ぶための筋力トレーニング

## PICK UP EVIDENCE

Stojanović E, et al：Effect of plyometric training on vertical jump performance in female athletes：A systematic review and meta-analysis. Sports Med 47：975-986, 2017

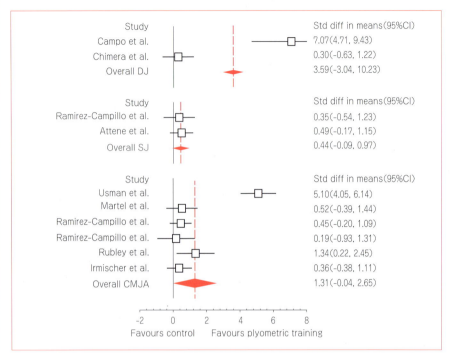

　Stojanovićらは，女性アスリートのジャンプパフォーマンスに対するプライオメトリックトレーニングの効果についてメタ分析した．過去20年間に行われた研究のうち，基準を満たした16編が対象となった．プライオメトリックトレーニングはドロップジャンプ(DJ)とカウンタームーブメントジャンプ(CMJ)のジャンプ高に対する効果が大きく，スクワットジャンプ(SJ)のジャンプ高に対する効果は小さいことが示された．また10週間以上のトレーニングによりジャンプパフォーマンスが高まりやすいことが示された．女性アスリートに焦点を当てたメタ分析は過去になく，有益な情報である．

### Profile

大路駿介

PT，日本理学療法士協会認定PT(スポーツ)，修士(リハビリテーション)，NSCA-CSCS，NASM-PES

東京医科歯科大学スポーツ医歯学診療センター，NECレッドロケッツ非常勤PT，公益財団法人日本オリンピック委員会強化スタッフ(医・科学スタッフ)，公益財団法人日本スケート連盟スピードスケート強化スタッフ(医学部門)，等

**PART III** 動作別筋力トレーニング

# 速く走るための
# 筋力トレーニング

安田智洋

## 速く走るために必要な筋力

多くの競技選手は，さまざまな場面で最大または最大下の疾走能力が要求される．本項では，研究報告の多い「ダッシュ（本項では"30m 以下"とする）」と「スプリント（本項では"100m"とする）」を中心に考えることにする（図1）．

ダッシュでは，水平方向の地面反力を爆発的に増大させることが重要となり，股関節伸展動作（大殿筋，ハムストリングス，内転筋群など）が大きく貢献する[1]（表1）[2~6]．また，腕の動作は主に推進や揚力に対して大きく関与する[7]．

スプリントでは，股関節伸展動作や股関節屈曲動作（大腰筋，内転筋群など）がスプリントタイムと高い相関関係を示す[1]（表1）[2~6]．

## 筋力トレーニングの方法と効果

陸上短距離選手では，大腿四頭筋のサイズは疾走速度と関係ないが（表1）[2~6]，サッカー選手を対象とした場合，大腿四頭筋の肥大・筋力増加を考えたトレーニング種目が多く実施されている（表2）[7~23]．これは，サッカー選手は疾走速度だけが重要ではなく，大腿四頭筋の筋力増加（ボールを力強く蹴る能力など）が競技能力において大きく貢献するためである．したがって，各競技では疾走速度以外に必要となる筋力増加が求められることも多く，トレーニング種目の選択には工夫が必要となる．

表1，2とダッシュ・スプリントにおける共通のトレーニング[3]を検討すると，バック スクワット[8~12]（図2），ヒップ エクステンション[16]，レッグ プレス[16~18]（図3），フォワード ランジ[8, 21, 22]（図4），レッグ カール[8, 16, 23]（図5）などが疾走速度の改善に必要な基本種目といえる．特にバック スクワットの筋力増加は疾走タイム（特にダッシュ）の短縮に大きく貢献できる[24]．筋力トレーニングを実施する場合には，高強度負荷が推奨されることが多い[12, 19, 20, 24, 25]．また，継

速く走るための筋力トレーニング　411

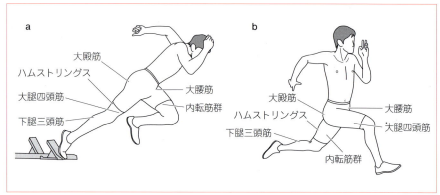

**図1◆速く走るために必要な筋力**
a ダッシュ(スタート直後)
b スプリント(中間疾走中)

**表1◆各筋サイズと疾走タイムの相関関係**

| 種目 | PM | GM | QF | HAM | ADD | 特徴 |
|---|---|---|---|---|---|---|
| ダッシュ：30m[2] | × | − | × | × | ○ | 大学陸上短・中距離選手(男子，平均年齢22歳) |
| スプリント：100m[3] | − | − | × | ○ | ○ | 大学陸上短距離選手(男子，平均年齢21歳) |
| スプリント：100m[4] | − | − | × | ○ | ○ | 陸上短距離選手(女子，平均年齢23歳) |
| スプリント：100m[5] | ○§ | × | × | × | − | ジュニア陸上選手(男女，平均年齢15歳) |
| スプリント：100m[6] | × | ○ | × | ○¶ | − | 陸上短距離選手(男子，平均年齢20歳) |

PM：大腰筋，GM：大殿筋，QF：大腿四頭筋，HAM：ハムストリングス，ADD：内転筋群
○：有意な相関関係あり，×：有意な相関関係なし，−：調査せず
§：QFに対するPMの発達率として評価，¶：重回帰分析では変数選択されず

(文献2〜6より作表)

続的なレベルアップのためには，動作に特異的なトレーニングも効果的であり，スクワットジャンプ，ウェイトベスト(ベルト)を装着したスプリント，そり牽引走や坂上がり走などが知られる[7]．

大学陸上選手に対して計16回の筋力トレーニング(スクワットとレッグカール)を実施すると，大腿四頭筋とハムストリングスの筋肥大(6％と5％)やレッ

**表2** トレーニング種目と鍛錬部位・実例研究の関係

| トレーニング種目 | 鍛錬部位 | | | | | 実例研究 | |
|---|---|---|---|---|---|---|---|
| | PC/PM | GM | QF | HAM | ADD | 陸上短距離選手 | 球技(サッカーなど) |
| バック スクワット | – | ○ (8, 9, 11, 12) | ○ (8, 9, 10, 11) | ○ (8, 9) | ○ (11, 12) | (7, 10, 13, 14) | (15) |
| レッグ プレス | – | ○ (16, 17, 18) | ○ (16, 17, 18) | ○ (16, 17) | ○ (18) | (12) | (19, 20) |
| フォワード ランジ | ○ (8, 22) | ○ (8, 22) | ○ (8, 21, 22) | ○ (8, 22) | ○ (21) | (7, 12, 14) | (20) |
| ヒップ エクステンション | – | ○ (16) | – | ○ (16) | – | (7) | – |
| レッグ エクステンション | – | – | ○ (8, 9) | – | – | – | (15, 19, 20) |
| レッグ カール | – | – | – | ○ (8, 16, 23) | – | (7, 12, 13, 14) | (9, 15) |

PC:腸腰筋, PM:大腰筋, GM:大殿筋, QF:大腿四頭筋, HAM:ハムストリングス, ADD:内転筋群
○:効果的とする報告あり(図書・資料と学術論文では,トレーニング種目と鍛錬部位が完全には一致していない.)

(文献7〜23より作表)

プレスの筋力増加(10%)が観察され,10m ダッシュは0.09秒短縮している[10].また,大学女子短距離選手に対して3年間,積極的に筋力トレーニング(スクワット,フォワード ランジ,レッグ カールなど)を実施すると,ハムストリングスの筋肥大(18%)とともに,100m スプリントが0.23秒短縮している[14].

プライオメトリックトレーニングは単独でも効果があり,女子サッカー選手を対象に8週間(週1回)のトレーニングを実施すると,20m ダッシュが0.3秒短縮している[15].また,プライオメトリックトレーニングは,筋力トレーニングを組み合わせることで効果が増大することも知られ,週に2回以上の実施が推奨されている[15].

ダッシュやスプリントは,個別性を重視した複合的な筋力トレーニングが基本となる[12, 14, 20].そのため,各競技で改善したい局面・距離を明確にし,選手の特徴に合わせたトレーニングプログラムを組み立てることが極めて重要である.

# バック スクワット

　バック スクワットの導入としてシャフトのみを担いだバック スクワットを行う（図2）．バック スクワットを実施する際にはまず，正しい「姿勢」「握り方」「膝・足のポジション」で動作をコントロールできることを目指す．コントロールできたら，負荷重量を漸増していく．大殿筋・内転筋への効果を高めるには，ハーフ スクワットではなく，フル スクワットが効果的である[12]．

## 🖐 一般的な方法　　（図2）

① 股関節と両足は，バーの真下に位置する（a）．
② 足は肩幅から肩幅よりやや広めとし，つま先はやや外側に向け，しっかり胸を張った姿勢を保つ（a）．
③ 視線は正面か，わずかに上を向く（b）．
④ 荷重は足の中央部に乗るようにし，踵は床から浮かない（b）．
⑤ 膝はつま先の鉛直上向きに置くようにする（b）．
⑥ 膝は足（つま先）の鉛直上向きを保つ（c）．

## 🚫 誤った方法

① 上背部が丸まったり，上体が過度に前傾してしまう（d）．
② 膝が前に出てしまう（e）．
③ 膝が内側へ入ってしまう（f）．
④ 膝が外側へ開いてしまう（g）．

PART Ⅲ　動作別筋力トレーニング

バック スクワット

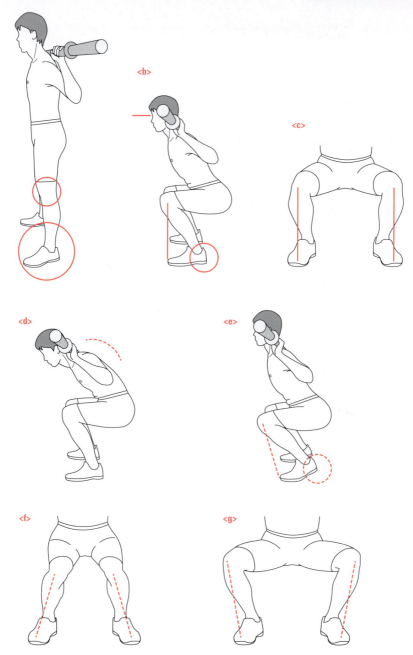

図2

速く走るための筋力トレーニング 415

# レッグ プレス

　レッグ プレスの導入として，ウェイトスタックがない状態でレッグ カールのフォームを確認する（図3）．レッグプレスを実施する際にはまず，正しい「姿勢」「膝・足のポジション」で動作をコントロールできることを目指す．コントロールできたら，負荷重量を漸増していく．

## 🖐 一般的な方法 　（図3）

① 左右均等なバランスでシートに座り，下背部と殿部はパットに均等に押し当てる（a）.
② つま先はやや外側に向け，両足はフットプレートに平行に置く（a）.
③ 股関節と膝関節が大きく屈曲する（b）.
④ 両足は，左右平行の適切な姿勢を保っている（c）.
⑤ 踵はフットプレートについたまま押す．膝が完全に進展するまで押し続けるが，ロックはしない.

## 😵 誤った方法

① 足の位置が低すぎる（d）.
② 足の位置が高すぎる（e）.
③ 膝が内側へ入ってしまう（f）.
④ 膝が外側へ開きすぎてしまう（g）.

416　PART III　動作別筋力トレーニング

# レッグ プレス

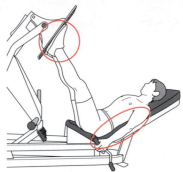

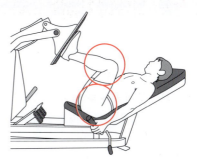

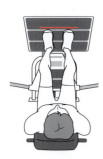

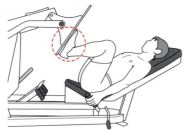

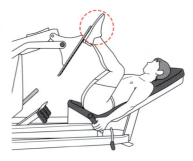

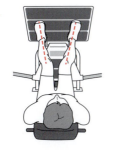

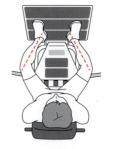

図 3

速く走るための筋力トレーニング

# フォワード ランジ

　フォワード ランジの導入としてシャフトのみを担いだフォワード ランジを行う(図4).フォワード ランジを実施する際にはまず,正しい「姿勢」「握り方」「股・膝・足のポジション」で動作をコントロールできることを目指す.コントロールできたら,負荷重量を漸増していく.

## 一般的な方法 （図4）

① 股関節と両足は,バーの真下に位置する(a).
② 片脚は大きく真っ直ぐ前方に踏み出され,上体は常に直立を保つ(b).
③ 体幹部は直立に保たれ,足関節,膝関節,股関節が一つの垂直面上にある(c).
④ 踏み出し脚は,足関節の底屈および膝関節と股関節の伸展によって床を強く押す.勢いがつき過ぎて上半身が反らないように気をつけ,直立姿勢を保つ.
⑤ 踏み出し脚は後ろ脚の横に戻され,バランスを保った後,反対脚でも同様の動作を繰り返す.

## 誤った方法

① 背部が丸まっていたり,視線が下を向いてしまう(d).
② 背部が反り過ぎてしまう(e).
③ 膝が前方に出過ぎてしまう(f).
④ 膝が内側へ入ってしまう(g).
⑤ 後ろ脚の足首がねじれてしまう(h).

## フォワードランジ

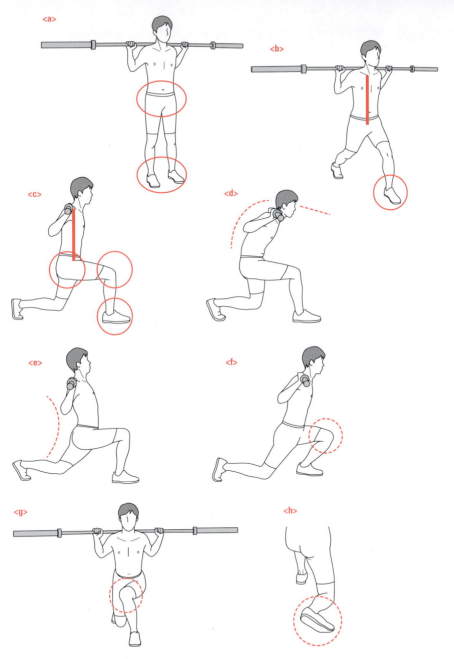

図4

速く走るための筋力トレーニング

# レッグ カール

　レッグ カールの導入として，ウェイトスタックがない状態でレッグ カールのフォームを確認する（図5）．レッグ カールを実施する際には，挙上を補助する（上半身などを動かす）動作や下背部へのストレスが増加する（腰を浮かせる）動作をしないことが大切である．コントロールできたら，負荷重量を漸増していく．

## 一般的な方法 （図5）

① 膝関節の中心が，マシーンの回転軸と合うようにする(a)．
② 膝が大腿部のパットの下端からわずかに出るようにする(a)．
③ 踵の上部がパットに当たるように調節する．足関節は背屈を保持する(a)．
④ 挙上中は，踵の上部がパットと接触した状態を保つ(b)．
⑤ 上半身が動いたり，脚が後ろに蹴り上がらないようにコントロールする(b)．
⑥ 持ち上げているウェイトスタックが，残っているプレートと当たらないようにする．

## 誤った方法

① パットの位置が高い(c)．
② パットの位置が低い(d)．
③ 腰がパットから浮いている(e)．

420　PART Ⅲ　動作別筋力トレーニング

レッグ カール

<a>
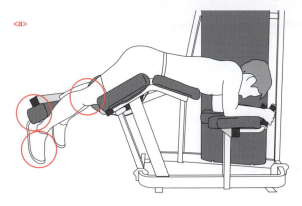

<b>
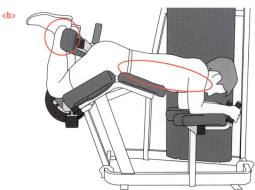

<c>
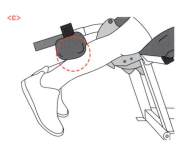

<d>
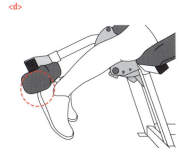

<e>
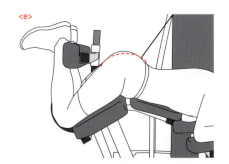

図 5⁺

速く走るための筋力トレーニング

# 加圧トレーニング

四肢の基部を専用のベルトで外部圧迫し，主に活動筋への動脈血および活動筋からの静脈還流を制限した状態で行うトレーニングである．日常生活レベルの低重量負荷で，著しい筋肥大や筋力増加を引き起こす（図6）．
特定の資格を有するトレーナーの指導，あるいは専門店でのウェア型やベルト型の購入が必要となる．

## 基本的な流れ （図6）

① 下肢の基部を専用のベルトで外部圧迫する（a, b）．
② 一般に，ウォーミングアップからトレーニング終了までは外部圧迫を維持する．
③ 座位でウォーミングアップ（足趾の屈曲伸展，トゥ レイズ，カー フレイズなど）を実施する．
④ 筋力トレーニングを実施する．
・導入時の条件に慣れてきたら，トレーニング実施のたびに，負荷重量を漸増したり，外部圧迫の強度を漸増させる．

## 一般的な方法

① スクワットとレッグ カールの項目に準ずる．

## 誤った方法

① スクワットとレッグ カールの項目に準ずる．

加圧トレーニング

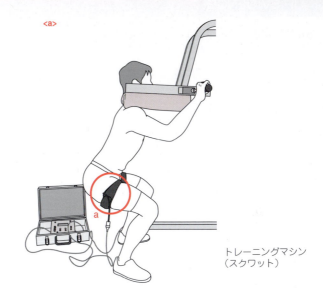

トレーニングマシン
（スクワット）

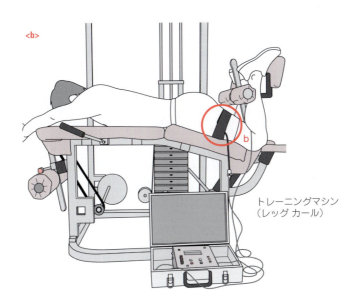

トレーニングマシン
（レッグ カール）

図 6 ◆

速く走るための筋力トレーニング　423

## PICK UP EVIDENCE

Abe T, et al：Eight days KAATSU–resistance training improved sprint but not jump performance in collegiate male track and field athletes. Int J KAATSU Training Res 1：19-23, 2005

| | Kaatsu-Training | | Control-Training | |
|---|---|---|---|---|
| | Pre | Post | Pre | Post |
| N | 9 | 6 | | |
| Standing height (cm) | 173.9±5.1 | 176.8±6.0 | | |
| Body mass (kg) | 66.1±4.0 | 66.5±3.6 | 67.6±4.4 | 67.8±4.9 |
| Mid-thigh girth (cm) | 51.8±2.8 | 52.5±2.7¶ | 53.3±1.9 | 53.3±2.1 |
| Thigh fat thickness (mm) | 4.7±1.3 | 4.2±0.8 | 4.2±0.8 | 4.3±0.8 |
| Muscle-bone CSA (cm²) | 190±21 | 198±22¶ | 204±15 | 202±17 |
| Leg press IRM (kg) | 208±70 | 228±75¶ | 208±53 | 218±62 |
| 30-m dash (sec) | 4.34±0.14 | 4.26±0.13† | 4.25±0.19 | 4.20±0.16 |
| 0-10m dash (sec) | 1.95±0.11 | 1.86±0.08¶ | 1.88±0.12 | 1.83±0.10 |
| 10-20m dash (sec) | 1.23±0.04 | 1.23±0.04 | 1.22±0.05 | 1.23±0.04 |
| 20-30m dash (sec) | 1.16±0.04 | 1.17±0.05 | 1.15±0.05 | 1.15±0.04 |
| Standing jump (m) | 2.42±0.11 | 2.43±0.13 | 2.53±0.15 | 2.49±0.16 |
| Standing triple jump (m) | 7.20±0.29 | 7.26±0.37 | 7.51±0.54 | 7.44±0.43 |
| Standing 5 jump (m) | 12.49±0.66 | 12.47±0.71 | 13.04±0.81 | 12.81±0.65 |

¶P<0.01，†P<0.05，pair-t test

　Abe らは，大学の男子陸上選手を対象として，加圧トレーニング(スクワットとレッグカールの 2 種目)がパフォーマンスに及ぼす影響を検討している．毎日 2 回のトレーニングを連続 8 日間(合計 16 回)実施したところ，跳躍能力には変化が観察されなかったが，大腿部の筋量増加やレッグプレス種目の筋力増加には大きく貢献し，30m ダッシュ(特に 0〜10m)の記録が有意に改善できることを明らかにした．

### Profile

安田智洋
博士(理学)，中学校・高等学校一種教員免許状(理科，保健体育)，健康運動指導士，NSCA-CSCS，加圧インストラクター，等

聖隷クリストファー大学看護学部看護学科教授，獨協医科大学医学部・内科学非常勤講師，等

**PART III** 動作別筋力トレーニング

# 素早いステップを踏む，素早く切り返すための筋力トレーニング

笹木正悟

## 素早いステップを踏む，素早く切り返すために必要な筋力

フットボールやバスケットボール，ハンドボールといった侵入型スポーツ(invasion sports)において，アジリティは攻守の場面で非常に重要なスキルとなる[1]．サッカーでは1試合に700回以上のターンが行われており[2]，方向転換の能力がパフォーマンスを決定づける因子にもなりうる[3]．このことはバドミントンのようなネット型スポーツ(net sports)においても同様であり，素早いステップや切り返しを用いて正しいready positionをとることが，試合を有利に進めるための戦略へとつながる[4]．

素早い1歩を踏み出すためには，地面に対して短時間に大きな推進力を生み出し，重心の慣性に打ち勝つ力積を引き起こすことが求められる．そのためには，殿筋およびハムストリングといった股関節伸展筋群の短縮性収縮は不可欠である[5]．また，下肢三関節（股関節―膝関節―足関節）を用いたトリプルエクステンションは，爆発的なパワーを生み出すのに有効な手段となる[6]．さらに，構えの姿勢（アスレティックスタンス）から加速するためには重心を支持基底面の外側かつ動作の方向に動かさなければならず[5]（図1），進行方向への傾斜姿勢を保持するための腹筋群および背筋群の活動は重要な役割を担う．

素早い切り返しを行うためには，単純なステップを踏む以上に多様な下肢筋機能（短縮性の筋力・パワー，リアクティブ筋力，左右対称性）を必要とするだけでなく，十分な体幹筋力や動作技術が求められる[1,3,7]．切り返しは「減速」「方向転換」「加速」の局面に分けて考えることができ（図2），新たな進行方向への加速を生み出す前には，方向転換前に身体を素早く減速させなければならない[8,9,10]．そのため，近年では加速アクションに対する短縮性収縮だけでなく，素早い減速場面にアプローチするための伸張性エクササイズの重要性も唱えられている[11]．また，減速局面において上半身には慣性が生じているため，体幹筋群を働かせて

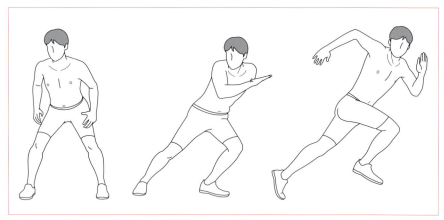

図1◆アスレティックスタンスからの素早いステップ

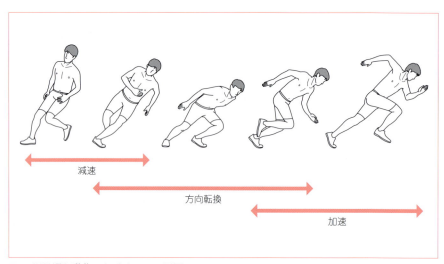

図2◆切り返し動作における3つの局面

移動方向への運動量を減少させなければならない．体幹部に働く慣性のコントロールが不十分になると上半身を使った代償運動（あおり動作）が発生し[12]，切り返し時の接地時間および走タイムの遅延につながる[13]．体幹の屈曲筋力は切り返し時に生じる速度変化（加速度）と相関することからも[14]，コアの安定性は素早い切り返しを行ううえで重要となる．さらに，「速度」と「方向」という要素を変化さ

せる切り返し動作[1]は複雑なタスクであるため，筋出力の大きさだけでなく，発揮タイミングや正しい動作学習を含めた「運動制御」が，パフォーマンス発揮に影響を及ぼす[1, 15]．

## 筋力トレーニングの方法と効果

スクワットやレッグプレスに代表される一般的なレジスタンストレーニングだけでは，ステップや切り返しのパフォーマンスを向上させる効果は少ない[16]．しかしながら，スクワット最大挙上重量の30%（軽負荷）および80%（高負荷）における8週間のジャンプスクワットエクササイズは，T-testタイムを1.7～2.4%短縮させた[17]．軽負荷でのジャンプエクササイズでは「パワーの向上」によるトレーニング効果が期待できる一方で，高負荷でのジャンプエクササイズはスクワット下降時に生じる「伸張性筋力の向上」により切り返しパフォーマンスの向上が期待できる．「リアクティブ筋力」へのアプローチとして，プライオメトリクストレーニングが効果的である[1]．ボックスを使ったドロップジャンプエクササイズ[18]や多方向へのホップエクササイズ[19]を6週間実施したところ，各種アジリティテストのタイム短縮が確認されている．また，素早いステップや切り返しは片側的かつ多方向への移動を伴う運動であるため，垂直方向へのエクササイズに加えて，水平方向（前後および左右方向）や片脚支持でのジャンプエクササイズを取り入れることが効果的である[3, 16]．さらに，「伸張性収縮」を強調したエクササイズの効果として，等慣性（isoinertial）マシンを使った10週間のハーフスクワットおよびレッグカールによって，サイドステップおよびクロスオーバーカッティングの減速局面に関わる力学的動態が変化している[20]．また，伸張負荷と振動負荷を組み合わせた11週間の機能的トレーニングによって，v-cut testタイムは5.7%向上した[21]．強制的なストップ局面を用いながら伸張性収縮を意識したドリル（effect size=1.31）は，通常のドリル（effect size=0.96）に比べてアジリティタイムの向上効果が高かった[22]．体幹筋力について，コアトレーニング単体の介入効果について一致した見解は得られていないものの[23, 24]，FIFA 11＋に代表される下肢・体幹に対する自体重のエクササイズプログラム[25]の実施は，切り返し能力やバランス機能の改善にポジティブな効果をもたらしている[26]．つまり，体幹の安定性向上を含めた複合的な動作トレーニングは，素早いステップや切り返しを行うための土台づくりとして重要であると考えられる．

# スクワット ジャンプ

　バーベルを担いだ状態で，スクワット姿勢から上方になるべく高くジャンプと着地を行うエクササイズである（図3）．最初は負荷のない状態（自体重）で正しいスクワットジャンプを身につけることが大切であり，その後に重りを用いたエクササイズへと発展させていく．軽負荷（軽いウエイト）では上昇時のコンセントリックなパワー発揮，高負荷（重いウエイト）では下降時のエキセントリックな筋収縮を強調したエクササイズとなる．スミスマシンを使う場合には高負荷でのエクササイズが可能となるが，フリーウエイトに慣れていない初心者やパワーラックを使って行う場合には，安全性に配慮した負荷設定に注意する．

## 一般的な方法　（図3a）

① 足は肩幅程度のスタンスで，シャフト（必要に応じてプレート）を担いで立つ．
② 上体の姿勢を保持したまま，股関節・膝関節・足関節を曲げながら，ハーフスクワット程度まで沈み込む．
③ 沈み込んだら，スムーズで素早い切り返し動作によって下肢関節を同時に伸展（トリプルエクステンション）させて高くジャンプする．
④ 足を肩幅程度に開き，股関節と膝関節を屈曲（トリプルフレクション）させて衝撃を吸収しながら着地する．着地の際にバランスを崩さないように注意する．

## 誤った方法

① スクワットや着地時に体幹が直立位となり，股関節の屈曲角度が小さい．
② スクワットや着地時に，膝が内側に入る（b）．
③ 真上にジャンプできない，もしくは，両足で踏み切りや着地ができない．

## バリエーション

A. メディシンボール（もしくはプレートやダンベル）を使ってのスクワットジャンプ（c）

　メディシンボールを抱えてスクワット ジャンプを行う．

B. スプリットスクワットからのシザースジャンプ（d）

　脚を前後に広げた状態からスクワット ジャンプを行い，ジャンプの最高到達点で脚を入れ替えて着地する．

428　PART III　動作別筋力トレーニング

スクワット ジャンプ

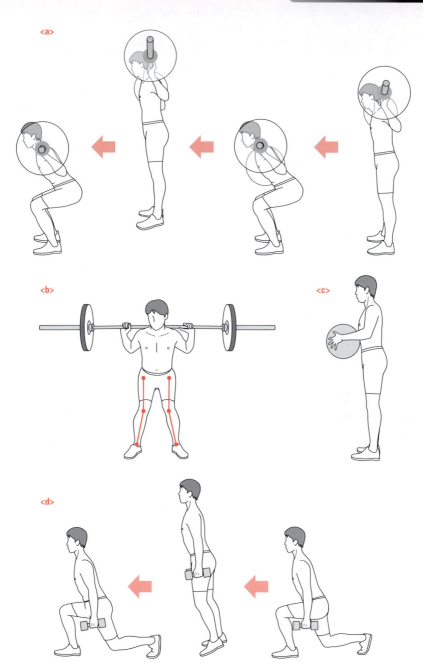

図3•

素早いステップを踏む，素早く切り返すための筋力トレーニング

# ドロップ スクワット

　ドロップ スクワット（図4）は，素早くしゃがみこんだ後に瞬間的に動作を止める（スクワットポジションをとる）エクササイズである．動作を止める局面では，特に下肢筋群に対してエキセントリックな収縮負荷を伴うとともに，体幹部の安定性も求められる．

## 一般的な方法　（図4）

① 立位姿勢（肩幅程度のスタンス）から，できるだけ素早くしゃがみ込む．しゃがみ込むタイミングにあわせて，挙上した両手も同時に下げて下降時の勢いをつける．
② 体幹を安定させた状態で，下肢関節（股関節・膝関節・足関節）を曲げて止まる．
③ ボックスから落下して止まることで，伸張性収縮の負荷を高めることができる．

## 誤った方法

① ゆっくりとしゃがみ込む，もしくは，瞬間的に止まれない．
② 体幹が不安定であり，前傾を伴う代償運動（あおり動作）が生じる．
③ 膝が内側に入る．

## バリエーション

A．片脚でのドロップ スクワット
　片脚でバランスをとりながら，エキセントリックな筋力を強化する．両脚よりも大きな衝撃を受ける．

上級者向け

ローテーショナル スクワット
① 下肢屈曲（トリプルフレクション）に加えて，股関節および体幹の回旋を加える．
② 下肢伸展（トリプルエクステンション）を行いながら，股関節および体幹がニュートラルポジションになるよう，爆発

## ドロップ スクワット

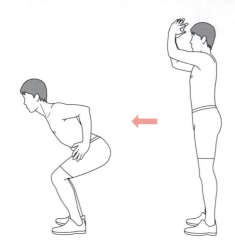

図 4

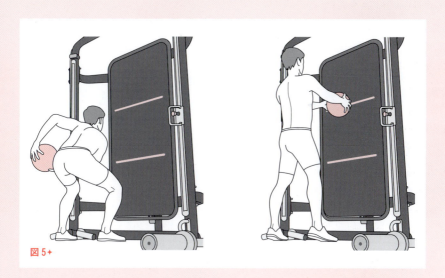

図 5

的にパワーを発揮する．その際，「ステップからの切り返し」局面をイメージして，身体の回旋を伴いながら，片脚で地面をプッシュする意識で動作を行う．
③ メディシンボールを壁に投げながら実施することで，負荷を高めることができる．下肢から体幹・上肢への連動性がより必要となる(図 5)．

素早いステップを踏む，素早く切り返すための筋力トレーニング

# ドロップ ジャンプ

　ドロップ ジャンプ(図6)は，ボックスから飛び降りて接地した直後に，高くジャンプを行うエクササイズである．強い衝撃から素早く切り返すことで伸張性反射を促し，爆発的な筋力発揮を養うことを目的とする．

## 一般的な方法　（図6a）

① ボックスの端に両足で立ち，片脚を1歩前に踏み出して落下する．
② 両足で着地すると同時に切り返して，できるだけ高く上方にジャンプする．
③ 伸張反射を引き出すために，できるだけ短い接地時間で切り返す．

## 誤った方法

① 着地した後，一度止まってから飛び上がる．
② 着地時に膝が内側に入る．

## バリエーション

A．片脚でのドロップ ジャンプ

　片脚でバランスをとりながら，エキセントリックな筋力を強化する．両脚よりも大きな衝撃を受ける．

B．ドロップ・リープ(b)

　両足で着地すると同時に切り返して，できるだけ遠くに跳ぶ．

C．ラテラル・ドロップジャンプ(c)

　両足で着地すると同時に切り返して，できるだけ高く側方に跳ぶ．

# ドロップ ジャンプ

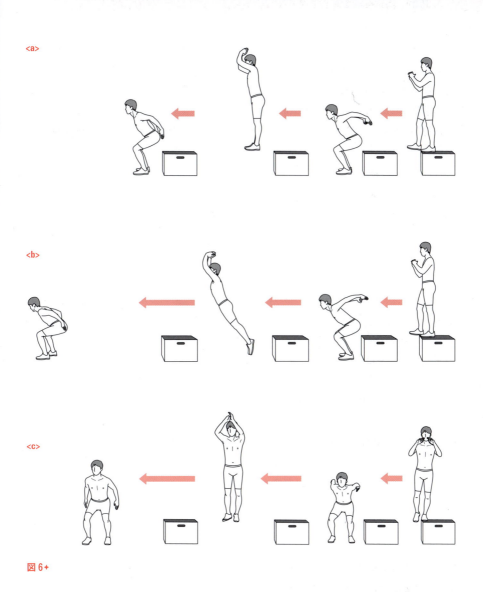

図6◆

素早いステップを踏む,素早く切り返すための筋力トレーニング

# ホップ/バウンディング

　ホップおよびバウンディングは，片脚で前方や側方に切り返しを行うエクササイズである(図7)．片脚支持の状態でジャンプや着地・切り返しを行うことから，左右それぞれの筋力発揮が求められるだけでなく，平衡感覚(バランス)や神経筋制御(neuromuscular control)が必要となる．また，重力に抗する方向(鉛直方向)だけでなく，水平方向(前後・左右方向)への筋力発揮や身体コントロールを意識したエクササイズとなる．片脚での連続した爆発的な筋力発揮を養うことを目的とする．

## 🖐 一般的な方法　（図7）

① ホップは，片脚で立った状態から地面を力強く蹴り，左右交互に前方や側方にジャンプして止まる(a)．
② ホップの「止まる局面(着地)」を連続した「切り返し」に変えることで，バウンディングへと発展できる．前方へのバウンディングの場合には，静止姿勢でなく，歩行や軽いランニングからスタートしてもよい．交互の脚で力強く地面を蹴り，高く遠くに跳ねて移動する(b)．

## 🚫 誤った方法

① ホップの着地時に，バランスを崩して止まれない．
② バウンディングの切り返し時に，体幹や下肢関節(特に足関節)を固定できない．
③ バウンディングにおいて，遠くへ飛ぶことを意識しすぎることで減速局面が大きくなり，接地時間が長くなりすぎる．
④ 着地や切り返し時に，膝が内側に入る．

## 🖐 バリエーション

A. 片脚でのバウンディング
　軽いランニングから片脚で踏み切り，同じ側の脚で連続して高く，遠くへ跳ねる．
B. クロスオーバーホップ(c)
　地面に引いた2本のライン(15cm幅)を片脚で越えながら，連続してなるべく遠くに跳び，最後にバランスをとって着地する．ラインの幅は任意で変えてもよい．

## ホップ／バウンディング

<a>

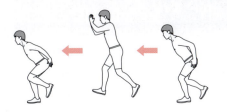

<b>

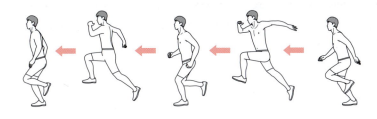

<c>

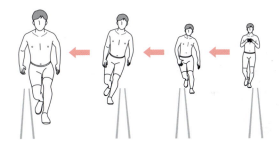

<d>

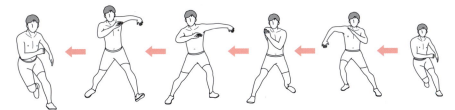

図7◆

**C．ジグザグバウンディング（d）**

　片脚で力強く地面を蹴って斜め前方にジャンプし，反対側の脚で着地すると同時に素早く切り返して，再び反対側の斜め前方に跳ぶ．左右への力強いジャンプを繰り返しながら，前方に進んでいく．

# ウォールドリル（ラテラル/クロスオーバー）

　ウォールドリルは，壁に対して身体を傾斜させた状態で，下肢の瞬発的な協調運動を行うエクササイズである（図8）．素早いステップおよび切り返しに必要な加速スピード（推進力）の基本動作・技術を身につけることができる．また，傾斜姿勢を維持しながら下肢運動を連動させることで，体幹の安定性を高めるためのエクササイズとしても効果的である．ステップや切り返しを意識した場面において，地面をパワフルに押しながらスピードの向上を目指すが，動作に慣れないうちはスピードよりもフォームを意識してエクササイズを行うことが大切である．

## 一般的な方法　（図8）

① 壁を片手で支えながら，身体が斜めになる姿勢（内傾）をつくる．そのとき，ニュートラルなスパインポジションと体幹の安定性を維持しながら，どちらか片方の脚で身体を支持する．外側を支持脚とすることでラテラルドリル，内側を支持脚とすることでクロスオーバードリルとなる（a）．

② 体幹の安定性を保ちながら，支持側の股関節・膝関節・足関節を曲げる（トリプルフレクション）．

② 腕の振りを使いながら，できるだけ足全体を使って地面をパワフルに押し出すことで下肢伸展（トリプルエクステンション）を行う．その時に，体幹はしっかりと固定した状態で動作を行う（b, c）．

## 誤った方法

① 上肢帯および体幹が不安定であり，真っ直ぐな傾斜姿勢を保持することができない．

② トリプルフレクション/トリプルエクステンションの動作中に，膝が内側に入る．

③ 地面をパワフルに押せず，トリプルエクステンションが不十分となる．

## バリエーション

A．パートナーを用いたドリル（d）

　壁の代わりにパートナーを支えとして，ウォールドリルを行う．壁に比べて手を支える部分が不安定になるため，難易度は高くなる．また，支えとなるパート

## ウォールドリル（ラテラル/クロスオーバー）

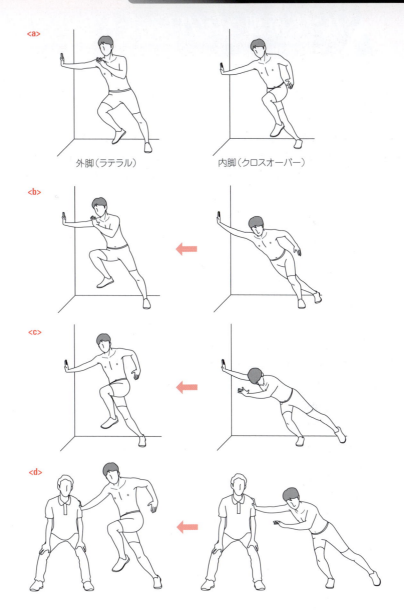

<a>
外脚（ラテラル）　　　内脚（クロスオーバー）

<b>

<c>

<d>

図8◆

ナーにとっても，立位での支持性/安定性を向上させるためのエクササイズとなる．

B. 脚の踏み替え（エクスチェンジ）を用いたドリル
　壁を片手で支えて体幹を安定させたままで(a)，素早く足の踏みかえを行う．

素早いステップを踏む，素早く切り返すための筋力トレーニング　437

# バンドを使ったクロスオーバードリル

① 対象者はパートナーにバンドで引っ張られた状態で，クロスオーバーステップからの切り返しを行う．横方向への移動と抵抗負荷を伴う中で，対象者は身体傾斜を変化させながら，「減速」「切り返し」「加速」をスムーズに行う（図9）．

② 対象者の動作にパートナーがあわせて動くことで，「減速」「切り返し」「加速」の各局面において，レジステッド（抵抗の増大）な負荷とアシステッド（抵抗の軽減）な負荷を調整することができる．

## バンドを使ったクロスオーバードリル

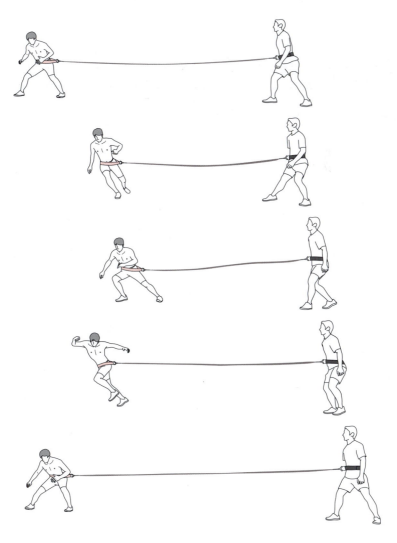

図9◆

素早いステップを踏む，素早く切り返すための筋力トレーニング

# PICK UP EVIDENCE

Chaabene H, et al：Change of direction speed：toward a strength training approach with accentuated eccentric muscle actions. Sports Med 48：1773-1779, 2018

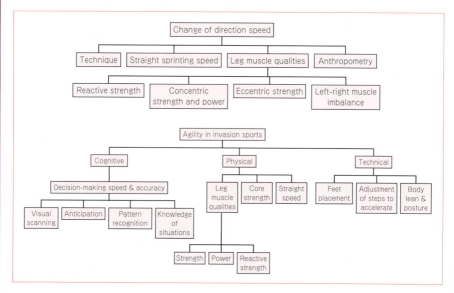

　Chaabeneらは「伸張性筋活動」に着目して，方向転換スピード向上に向けたエビデンスをレビューしている．伸張性筋活動の生理学的特性，エキセントリックトレーニングによる筋・腱組織への影響，伸張性筋力と方向転換スピードの関係，伸張性筋活動を強調したエクササイズが方向転換パフォーマンスに与える影響について，質の高い論文を中心にまとめている．そして，Sheepard & Young (J Sports Sci, 2006)が考案した方向転換スピード(Change of direction)のモデルを発展させ，下肢筋機能の下位要素に「Eccentric strength」を独立させるオピニオンを提案している(上図)．侵入型スポーツにおけるアジリティ(Agility)の構成要素モデル(下図．Young WB, et al, 2015：文献1より引用)と比較しながら，概念の違いや特徴をご参照いただきたい．

## Profile

笹木正悟
博士(スポーツ科学)，JSPO-AT，JATI-ATI

東京有明医療大学大学院保健医療学研究科講師，東京有明医療大学保健医療学部柔道整復学科講師，早稲田大学ア式蹴球部トレーナー

(執筆協力者)加藤英人
東京有明医療大学非常勤講師，Peak Conditioning チーフトレーナー

**PART III** 動作別筋力トレーニング

# 強く安定した体幹のための筋力トレーニング

玉置龍也・真木伸一

## 強く安定した体幹のために必要な筋力

体幹の中心をなす脊柱は，仙骨上に24個の椎体が積み重なり，各椎体間の可動性は小さいものの，体幹全体では比較的大きな可動性をなしている．一方で，荷重に対して椎体間の座屈を起こさず耐えるために，脊柱は剛性を高めて安定性を得る必要がある．脊柱の剛性に貢献するのはローカル筋[1]と呼ばれる脊柱に対する単関節筋の活動である．具体的には，各椎体に付着する脊柱起立筋（最長筋腰部，腸肋筋腰部[2]，多裂筋[3]など），側屈方向への座屈を防ぐ腰方形筋の内側線維[4]，腰背筋膜を介して脊柱に連続する腹横筋[5, 6]，内腹斜筋[7]などがある．グローバル筋[1]と呼ばれる筋の一部も脊柱の剛性向上に貢献する．腰背筋膜に付着する広背筋[8]，脊柱に付着し前額面上の安定性を向上する大腰筋[9]などがあげられる（図1）．脊柱および体幹の安定に対しては，上記の特定の筋の単一の活動ではなく，体幹周囲筋の同期した活動が有効である[8]．

それぞれの筋がどの程度動員されるかは，競技中の動作特性によって異なる．レスリング選手と柔道選手の体幹筋の横断面積および筋力について，レスリング選手では腹直筋のサイズや体幹の屈曲筋力および伸展筋力が大きいのに対し，柔道選手では腹斜筋群と腰方形筋のサイズが有意に大きかった[10]．筋機能が競技ごとに異なるのは，求められる動きや必要な力が異なり，必要とされる筋の種類や活動のパターンが異なる可能性がある．アメリカンフットボール選手では，push press におけるパワーの発揮とメディシンボールを側方へ飛ばす能力に相関がみられた[11]．すなわち，下肢から上肢に対して力を伝達するというコンタクト動作に通じる能力には，回旋あるいは側屈方向の体幹の運動や力発揮が重要となる可能性がある．このように，競技特異的な体幹の運動パターン（あるいは力学的負荷のかかる方向）や四肢と体幹運動の協調については考慮が必要となる．

体幹の安定性に関連する指標としてはもう1つ腹腔内圧がある．腹腔内圧は

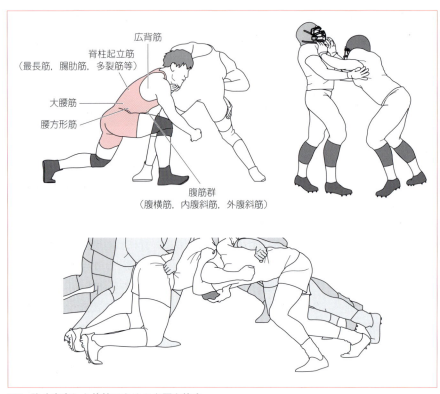

図1 ◆ 強く安定した体幹のために必要な筋力

　動作により身体に大きな力学的作用が加わる前に先行して上昇し[12]，屈曲や側屈方向の外乱に対する安定性が向上する[13]．腹腔内圧は，Valsalva法による最大怒責(息み)で最も高い値を示し，最大怒責の4割程度の腹腔内圧で安定性の向上が生じる[13]．タックル動作は，ダミーに対するコンタクトであっても肩に1,700Nにも及ぶ衝撃が加わり[14]，腹腔内圧は最大怒責の9割近くに及ぶ可能性がある[15]．瞬時に力を発揮する場面では，急速な腹腔内圧上昇を伴う[16]．これらを踏まえると，腹腔内圧は常時必要な機能とはいえないが，力学的に大きな力が体に作用する場面においては，腹腔内圧の急速な上昇を伴う，体幹筋の強く速い収縮による安定性が必要と考えられる．

　最後に重要な要素として，筋出力の大きさがあげられる．強さという点では筋

による出力を大きくし，動作のエネルギー的な側面（速さ，パワーなど）を向上することが特に重要である．これまでに述べた安定性に関わる機能や競技動作に応じた機能についても，より大きな筋力発揮を伴って遂行できれば，より高い水準でパフォーマンスを発揮できる可能性がある．

## 筋力トレーニングの方法と効果

　体幹のトレーニングは姿勢を変えず，動かさないように行うトレーニングが隆盛であるが，実際の運動において体幹は目的の動きに応じて柔軟に姿勢を変化しながら力を発揮している．トレーニングのプログレッションとしては，体幹を単に固定するだけでなく，四肢の運動や体幹の動きを伴うように発展させる．さらに適切に負荷を加えることによる筋量の増加は強さという点では非常に重要である．種目や内容については，実際の競技において求められる運動や力発揮のパターンなどの要素を考慮して選択する．ただし，体幹は分節的に全体を動かすことで柔軟に姿勢を変えられる一方で，可動する部位が偏ることで負担にもなり得る．トレーニング中は体幹の姿勢や運動の様子を適切に確認し，安全で効率的にトレーニングを実施することも必要となる．

　体幹姿勢を保持するトレーニングであれば，胸椎の後弯や腰椎の過前弯または前弯消失など，過度の姿勢の変化を観察する．また，上肢を前方挙上する際に胸椎の後弯が増強する，あるいは下肢を伸展位から屈曲位に動かす際に腰椎の後弯が減少するなど，姿勢の変化は特定の運動と連動して生じることにも留意して，合わせて確認をする．このような特徴は体幹を動かすトレーニングに移行する際に過剰な運動が生じる原因となる．過度の姿勢変化を制御できない場合には，運動範囲の限定，運動速度の低下，負荷の減少などにより難易度を下げ，体幹の姿勢に意識を置きながらトレーニングを行う．

　体幹を動かすトレーニングであれば，屈伸運動，側屈運動，回旋運動など，トレーニングに含まれる脊柱の運動について，脊柱の各部位で過度の運動，過少な運動となっている部分がないか確認する．また，屈伸運動や回旋運動の可動範囲については，股関節を軸とした骨盤の前後屈運動や回旋運動の貢献が非常に大きいことに留意して，股関節の運動についても確認する．

　ここでは先に述べた4つの項目に体幹の姿勢の要素を加えて，1)体幹周囲筋の筋活動の同期，2)四肢の運動と体幹の姿勢保持，3)筋量の増加，4)四肢と体幹の協調運動，5)体幹周囲筋の強く速い収縮についてトレーニング方法の具体

強く安定した体幹のための筋力トレーニング　443

例をまとめる.

## 1. 体幹周囲筋の筋活動の同期

ブレーシングによる筋収縮の確認を行う方法がある(詳細な方法については腹筋群の項 p.103 を参照). さらに負荷を高める方法として, プランクやサイドブリッジなどがあげられる(詳細は腹筋群の項 p.103 を参照). ブレーシングによる筋活動に加えて, 空中で体幹の姿勢を保持するための特定の筋活動が増す. このようなトレーニングによる体幹筋の持久系能力はパワー系動作のパフォーマンスとの相関は高くない[17]が, 筋収縮の確認, 特定の体幹筋群の強い収縮と最低限のブレーシングを同時に行うための再学習を目的とする場合には意義がある. 主に現在腰痛を発症している場合の静的なトレーニング, 過去に腰痛の既往を有する場合の予防的な対応, トレーニングを行うための準備の目的で行うことが多い. これらのトレーニングは別項を参照していただきたく, 本項では割愛する.

## 2. 四肢の運動と体幹の姿勢保持

外観で体幹が一直線となり, 脊柱は胸椎後弯, 腰椎前弯の緩やかな弯曲がみられる姿勢を取る. 四肢を動かすなかで, 体幹の姿勢は必要最低限の変化に留め, 脊柱の各分節について構造的な限界に頼ることなく筋活動で安定させる. 体幹を同じ位置に固定し, 四肢のみを動かす方法として, 背臥位でのデッド バグ(図2), 四つ這いでのダイアゴナルなどがある. また, 体幹の移動を行う方法として, スクワット(詳細は大腿四頭筋の項 p.269 を参照), シングル レッグ デッドリフト(図3)などがある. 四肢の運動を伴うことで, 体幹の姿勢に関する特徴が現れやすく, 負荷をかけるトレーニングの準備として姿勢を確認するのに適している.

## 3. 筋量の増加

筋に対し十分な負荷を加えて筋量の増加を図る. 下肢を動かすデッドリフト(詳細はハムストリングスの項 p.289 を参照)やスクワット(詳細は p.276 を参照), 上肢のプッシュ動作であるショルダー プレスやプッシュ アップ(詳細は肩関節周囲筋の項 p.161 を参照), 上肢のプル動作であるベント オーバー ローイング(図4)などが代表的な方法である. いずれも一般的には上肢や下肢のためのトレーニングではあるが, バーベルやダンベルなどの重量物を扱うことで体幹筋群にも大きな筋活動が得られる. また, 体幹に対する重量物の負荷は脊柱の軸圧方向や剪断方向に加わるため, 1)体幹周囲筋の同時収縮と 2)体幹の姿勢保持により安全に行うことが重要となる.

## 4. 四肢と体幹の協調運動

目的とする競技で頻繁に行われる動作，あるいは戦術上重要な動作を分析し，必要な動きをトレーニングに落とし込む．ここでは上肢によるプッシュ動作，あるいはプル動作を想定し，上肢への力の伝達にとって特に重要な要素である体幹回旋運動について紹介する．体幹の回旋運動は，腰椎における回旋可動域は狭く，胸椎の可動域が大きい．回旋運動の中で胸椎，胸郭の動きをできるだけ拡大し，脊柱の回転軸が側方や後方に倒れずに動かせるようにする．トレーニングのプログレッションとしては，体幹回旋の動きを上肢の運動に連動させ，一連の動きとして協調させる内容に発展させる．股割り姿勢で股関節（骨盤）の回旋を抑え，胸椎，胸郭を中心に行う体幹回旋，負荷（ケーブルやチューブなど）を用いたプッシュ・プル動作などがある．

## 5. 体幹周囲筋の強く速い収縮

バリスティックな動作により，実際の競技動作で求められる体幹筋の強く速い収縮を促すことを目的とする．メディシンボールを用いたプライオメトリクストレーニングが代表的である．吸気後の呼吸停止を行うことで腹腔内圧は上昇しやすく[18]，意識的に呼吸をコントロールすることで筋活動を促進させる．また，瞬間的に比較的単純な動きであるバーティカル スロー（図6）から開始し，より可動範囲の大きい後方へのリバース スローや回旋運動を伴うサイド スロー（図6c～e）へ移行する．これらの運動では重量物を勢いよく動かすために，体幹の伸展や回旋運動に伴い脊柱に過度の運動が生じやすい．運動中は脊柱を保護するための安定性を維持するためにブレーシングを徹底する．

# デッド バグ

　四肢の運動中の体幹の姿勢保持を目的としてデッド バグを行う．トレーニングを開始する前にブレーシングを行いながら胸椎後弯，腰椎前弯の自然な弯曲をつくる姿勢を取る（図2a）．トレーニング中は，四肢の運動に伴い体幹の姿勢に過剰な変化が生じないことを確認しながら行う．特に上肢の運動に伴う胸椎の過度の後弯，下肢では伸展運動に伴う腰椎過前弯，屈曲運動に伴う腰椎前弯の消失が出現しやすい．適度な速度で姿勢が制御できることが確認できれば，四肢の運動速度を速めることで慣性により負荷を増すことができる．また，四肢の交互の運動をリズミカルに行うことで体幹に持続的な負荷を高めることができる．

## 一般的な方法　（図2）

① 背臥位となり，両腕は肘を伸ばした姿勢で床面に対して垂直に上げ，両脚は膝を90°に曲げた姿勢で太ももが床面に垂直になるように上げる（b）．
② 片腕を床面と平行になるように手を頭の上に動かし，同時に動かした腕と対角の脚（右腕なら左脚）を伸ばして床面と平行に動かす（c）．
③ 腕と脚はいずれも床面と平行な位置でいったん静止し，すぐに元の姿勢に戻るように持ち上げる．
④ 反対側の腕と脚でも②と③の動きを行い，対角ごとに交互に繰り返す．

## 発展的な方法

① 四肢の運動速度を速め，四肢の交互の運動をリズミカルに行う．

446　PART III　動作別筋力トレーニング

## デッド バグ

<a>

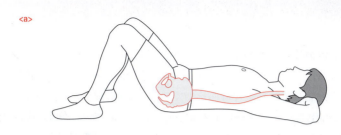

<b>

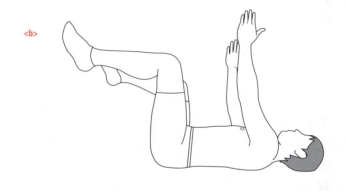

<c>

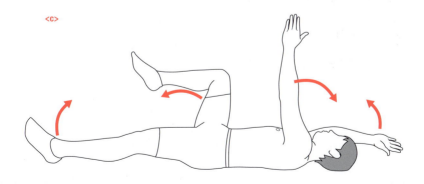

図2

強く安定した体幹のための筋力トレーニング

# シングル レッグ デッドリフト

　股関節の筋力発揮と体幹の位置変化に伴う姿勢保持を目的として，シングル レッグ デッドリフトを行う．デッドバグと同様に，トレーニングを開始する前に胸椎後弯，腰椎前弯の自然な弯曲をつくる姿勢を取る（図3a）．トレーニング中は，股関節の屈曲，伸展運動により体幹の位置を変化させ，体幹が屈曲していないことを確認しながら行う．トレーニング中に姿勢が制御できれば，上肢に負荷を加えることや体幹の回旋を加えることで，トレーニング中の運動要素を増やし，負荷を高めることができる．

## 一般的な方法　（図3）

① 片足で立つ（a）．
② 股関節を中心としたヒンジ動作で体幹を前傾させ，体幹が床と平行になる姿勢まで動かす（b）．
③ 体幹を起こして元の姿勢に戻る（a）．

## 発展的な方法

・負荷を加える方法
① 両手でおもりを把持することで，体幹には回旋力が加わらずに負荷を増すことができる（c, d）．
② 運動する脚と対側の手でおもりを把持することで，体幹の対角に位置する上肢と下肢で力を発揮して，全身のバランスのとりやすい状況で体幹の負荷を増すことができる．
③ 運動する脚と同側の手でおもりを把持することで，体幹の負荷を増すと同時にバランスを保つ課題を加えることができる．

・エアプレーン（シングル レッグ デッドリフト＋体幹回旋）
① 片足で立ち，両手を左右に広げる（e）．
② 股関節を中心としたヒンジ動作で体幹を前傾させ，体幹が床と平行になる姿勢まで動かす（f）．
③ 横に開いた手が床に触れるまで胸椎を回旋させる（g）．

448　PART III　動作別筋力トレーニング

シングル レッグ デッドリフト

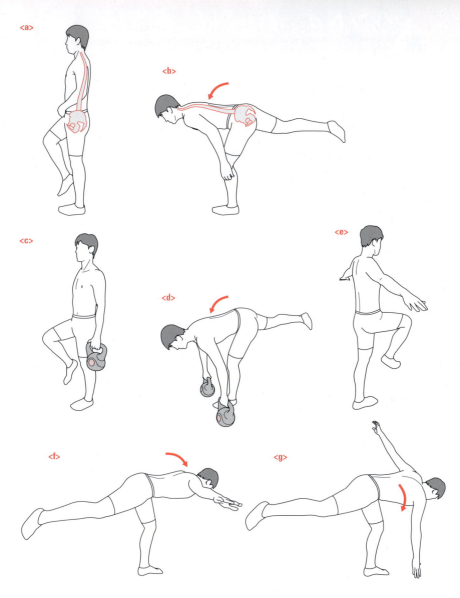

図3*

④ 手が床に触れたら，体幹を床と平行な姿勢に戻す(f)．
⑤ 体幹を起こして元の姿勢に戻る(e)．

強く安定した体幹のための筋力トレーニング 449

# ベントオーバー ローイング

　主に広背筋，脊柱起立筋群のトレーニングとしてベントオーバー ローイングを行う．上腕二頭筋も活動するが，バーベルを持ち上げる際は腕の力ではなく，主に背中を使って持ち上げることを意識する．ベントオーバー ローイングは前傾姿勢で行うことにより腰椎部に圧縮ストレスが生じやすい[19]．実施する際はまず軽負荷のバーベルから開始して，体幹の姿勢が丸くならず一直線となるように保てることを確認して行う．全可動域で姿勢が保持できていることを確認しながら，負荷を漸増していく．体幹の前傾角度についても角度を大きくするとトレーニング効果は大きいが，負担も大きくなりやすい．前傾角度は45°から開始し，姿勢を保ちながらある程度の重量を扱えるようになるに従い，角度を漸増する（図4）．

## 🖐 一般的な方法　　（図4）

① 両足は肩幅よりもやや広めの位置とする．
② 肩幅の1.5倍程度の手幅の位置でバーベルを把持して持ち上げる．
③ 体幹の姿勢をまっすぐに保ったまま股関節を深く曲げ，体幹を45°前傾させる（a）.
④ 常にバーベルが肘の下にあるようにして，肘を上下に動かす（b）.

## 💬 誤った方法

① 背中が丸くなった状態で，腰への負荷を高める（c）.
② バーベルが肘の下になく，腕の力でバーベルを持ち上げてしまう（d）.

## 💬 発展的な方法

・体幹の前傾角度を大きくしてトレーニングを行う（e）.

## ベントオーバー ローイング

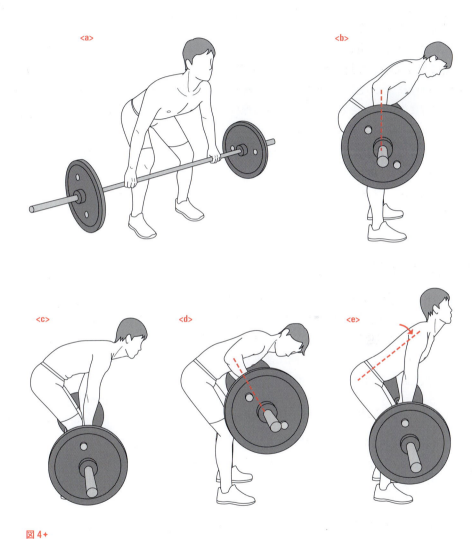

図4

# 体幹回旋

　体幹の回旋運動時に体幹の軸を保つことを目的として体幹回旋運動を行う．股割りを行って股関節を深い屈曲姿勢とすることで骨盤(股関節)の回旋は生じず，体幹の回旋は主に胸椎レベルが中心となる．下部体幹と下肢の安定を維持しつつ，胸椎による大きな可動域と筋出力を獲得することを目標とする．体幹が側方や後方に倒れることなく，軸を垂直に保持したまま回旋することを意識する．負荷のない状態で胸椎の回旋運動中に姿勢が制御できれば，股関節伸展位の立位をとって骨盤(股関節)の回旋と胸椎回旋の協調運動や上肢のプッシュやプル動作を加えて上肢と体幹の協調運動を課題としてもよい(図5)．

## 🖐 一般的な方法　(図5)

① 両足を左右に開脚し，股関節を深く曲げ，腕は肘を90°に曲げて肩の高さに上げ，腰を落とした股割りの姿勢をとる(b)．
② 体幹を左右に回旋する(a, c)．

## 💬 発展的な方法

・上肢のプッシュ動作と体幹回旋運動を協調させる方法(ケーブルプッシュ)
① 片膝立位をとり，膝を立てた側と逆側の手でケーブルを持つ(d)．
② ケーブルを持った側と逆側の腕を引いて体幹を回旋し，同時にケーブルを前方に引く(e)．
・上肢のプル動作と体幹回旋運動を協調させる方法(ケーブルプル)
① 片膝立位をとり，膝を立てた側の手でケーブルを持つ(f)．
② ケーブルを持った側と逆側の腕を前に伸ばして体幹を回旋し，同時にケーブルを後方に引く(g)．

体幹回旋

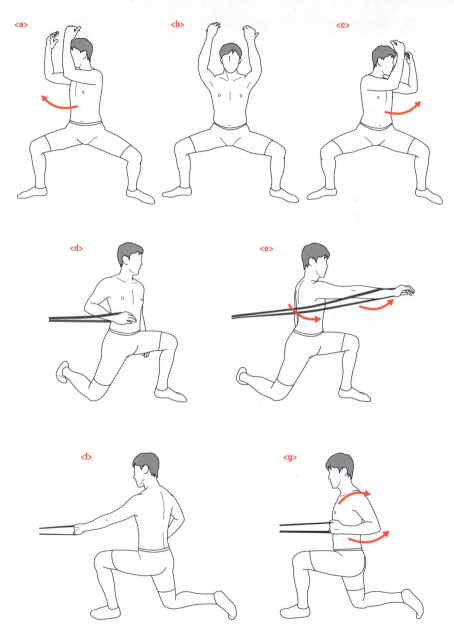

図5↩

強く安定した体幹のための筋力トレーニング

# バーティカル スロー

体幹周囲筋の強く速い収縮を目的とする．下方にあるメディシンボールを反動動作を用いず一気に上方に投げ上げ，力の立ち上がり速度を高めることを意識する．下肢伸展によるパワーの発揮を，体幹の起き上がり運動および脊柱の伸展運動を介して上肢の前方挙上運動へと効率よく伝達する．動作の開始は下方で静止した状態とし，吸気に続いて短い息止めを行い，同時に下肢伸展運動を開始する．上昇局面では一気に呼気を行い体幹の起き上がりとともに脊柱は伸展する．呼気および姿勢の変化により腹腔内圧は低下するが，腹筋群は可能な限り収縮を保つように意識する．バーティカル スローでスムーズに高くボールを投げ上げることができれば，さらに回旋運動を加えて横方向で斜め上方へ投げるサイドスクープダイアゴナル スローへ移行する（図6）．

## 一般的な方法 （図6）

① 両足を肩幅よりわずかに広めに開き，下方のメディシンボールを両手でつかみ静止する（a）．
② 静止した状態から呼吸をいったん止め，同時に一気にジャンプ動作を行い，上昇の勢いでボールを上方へ投げ上げる（b）．

## 発展的な方法

- サイドスクープ ダイアゴナル スロー
① 両足を肩幅よりやや広めに開き，メディシンボールを両手でつかむ（c）．
② 投げる側と反対側に体幹を回旋し，両手でボールを身体の横へ移動する（d）．
③ 体幹の回旋と同時に両手でボールを横方向で斜め上方に投げ上げる（e）．

バーティカル スロー

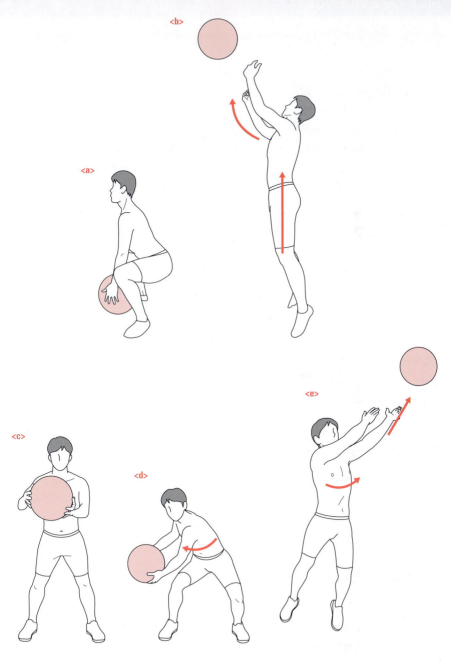

図6

強く安定した体幹のための筋力トレーニング 455

# PICK UP EVIDENCE

Shinkle J, et al：Effect of core strength on the measure of power in the extremities. J Strength Cond Res 26：373–380, 2012

表◆Correlation（and $\gamma^2$）for medicine ball throws and push press power

| | Power（$w \cdot kg^{-1}$） |
|---|---|
| Static forward (m) | 0.06(0.00) |
| Static reverse (m) | 0.46(0.21)* |
| Static left (m) | 0.59(0.35)[†] |
| Static right (m) | 0.65(0.42)[†] |
| Dynamic forward (m) | 0.11(0.01) |
| Dynamic reverse (m) | 0.29(0.08) |
| Dynamic left (m) | 0.53(0.28)[†] |
| Dynamic right (m) | 0.63(0.40)[†] |

*$p \leq 0.05$, [†]$\leq 0.01$

　Shinkle らは，NCAA Div. I所属に所属する大学アメリカンフットボール部の選手25名に対し，体幹の能力を評価するフィールドテストと下肢から上肢へ力を伝達する能力との関係について研究した．体幹の能力はメディシンボールスローの投球距離によって評価され，前方に投げる forward，後方に投げる reverse，左右に投げる left と right の4方向について行った．体幹をシートに固定して運動を制限し，主に上肢により行う Static の試技と，体幹を自由に使える状態とした Dynamic の試技の2種類を行い，いずれの試技もベンチに座り，下肢の力は使えない状態で行った．一方で，下肢から上肢へ力を伝達する能力はプッシュプレス動作時のパワー発揮により評価された．体重の50％に設定したバーベルを持ち上げる際の速度を計測し，パワーを算出した．この2つの指標の相関係数を調べたところ，プッシュプレス動作のパワー発揮とは Static 試技の reverse と左右の投球および Dynamic 試技の左右の投球で有意な相関関係がみられた．すなわち，プッシュプレスの動作時のパワーの大きさには，特に左右にメディシンボールを投げる際に使われる上肢や体幹の機能と関連があることが示唆された．

## Profile

玉置龍也
PT，日本理学療法士協会認定 PT（スポーツ），JSPO-AT，修士（学術）

東京オリンピック・パラリンピック競技大会組織委員会大会運営局医療サービス部選手村診療所課，横浜市スポーツ医科学センター非常勤 PT，横浜ビー・コルセアーズメディカルトレーナー

# 文　献

## PART I　筋力トレーニングの基礎
### ［アスリートと筋力トレーニング］

1) Staron RS：Human skeletal muscle fiber types：delineation, development, and distribution. Can J Appl Physiol 22：307-327, 1997

2) Fleck SJ, et al：Designing Resistance Training Programs, 2nd ed, Human Kinetics, Champaign, IL, 1987

3) Faulkner JA：Power output of fast and slow fibers from human skeletal muscles. Human Muscle Power, Jones NL, eds, Human Kinetics, Champaign, IL, 1986

4) Komi PV, et al：Physical performance, skeletal muscle enzyme activities, and fibre types in monozygous and dizygous twins of both sexes. Acta Physiol Scand Suppl 462：1-28, 1979

5) Takarada Y, et al：Effects of resistance exercise combined with moderate vascular occlusion on muscular function in humans. J Appl Physiol 88：2097-2106, 2000

6) Tanimoto M, et al：Effects of low-intensity resistance exercise with slow movement and tonic force generation on muscular function in young men. J Appl Physiol 100：1150-1157, 2006

7) Tanimoto M, et al：Changes in muscle activation and force generation patterns during cycling movements because of low-intensity squat training with slow movement and tonic force generation. J Strength Cond Res 23：2367-2376, 2009

8) Mitchell C, et al：Resistance exercise load does not determine training-mediated hypertrophic gains in young men. J Appl Physiol 113：71-77, 2012

9) Brzycki M：Strengthening the neck：reducing risk of cervical injury. Athletic J 65：40-48, 1985

10) Fleisig GS, et al：Biomechanics of overhand throwing with implications for injuries. Sports Med 21：421-437, 1996

11) Hodges PW, et al：Contraction of the abdominal muscles associated with movement of the lower limb. Phys Ther 77：132-142；discussion 142-144, 1997

12) Blache Y, et al：Influence of lumbar spine extension on vertical jump height during maximal squat jumping. J Sports Sci 32：642-651, 2014

13) 下代昇平ほか：体幹トレーニングおよび各種運動時の腹腔内圧の変化動態と体幹筋群の筋活動の関係. 実験力学 18：184-191, 2018

14) Kaji A, et al：Transient effect of core stability exercises on postural sway during quiet standing. J Strength Cond Res 24：382-388, 2010

15) Schoenfeld BJ, et al：The muscle pump. Potencial mechanisms and applications for enhancing hypertrophic adaptations. pdf. Strength Cond J 36：21-25, 2014

16) Schoenfeld BJ, et al：Hypertrophic effects of concentric vs. eccentric muscle actions：A systematic review and meta-analysis. J Strength Cond Res 31：2599-2608, 2017

### ［効果的な筋力トレーニングの戦略］

1) Mitchell CJ, et al：Resistance exercise load does not determine training-mediated hypertrophic gains in young men. J Appl Physiol(1985)113：71-77, 2012

2) Schoenfeld BJ, et al：Effects of low-vs. high-load resistance training on muscle strength and hypertrophy in well-trained men. J Strength Cond Res 29：2954-2963, 2015

3) Schoenfeld BJ, et al : Longer interset rest periods enhance muscle strength and hypertrophy in resistance-trained men. J Strength Cond Res 30 : 1805-1812, 2016

4) Buckner SL, et al : What does individual strength say about resistance training status? Muscle Nerve 55 : 455-457, 2017

5) Klemp A, et al : Volume-equated high-and low-repetition daily undulating programming strategies produce similar hypertrophy and strength adaptations. Appl Physiol Nutr Metab 41 : 699-705, 2016

6) Willoughby D : The effects of mesocycle-length weight training programs involving periodization and partially equated volumes on upper and lower body strength. J Strength Cond Res 7 : 2-8, 1993

7) Hortobágyi T, et al : Effects of three types of exercise interventions on healthy old adults' gait speed : a systematic review and meta-analysis. Sports Med 45 : 1627-1643, 2015

8) Sampson JA, et al : Is repetition failure critical for the development of muscle hypertrophy and strength? Scand J Med Sci Sports 26 : 375-383, 2016

9) Wilson JM, et al : Concurrent training : a meta-analysis examining interference of aerobic and resistance exercises. J Strength Cond Res 26 : 2293-2307, 2012

10) Figueiredo VC, et al : Volume for muscle hypertrophy and health outcomes : The most effective variable in resistance training. Sports Med 48 : 499-505, 2018

11) Schoenfeld BJ, et al : Effects of resistance training frequency on measures of muscle hypertrophy : A systematic review and meta-analysis. Sports Med 46 : 1689-1697, 2016

12) Fink J, et al : Effects of drop set resistance training on acute stress indicators and long-term muscle hypertrophy and strength. J Sports Med Phys Fitness 58 : 597-605, 2018

13) Grgic J, et al : The effects of short versus long inter-set rest intervals in resistance training on measures of muscle hypertrophy : A systematic review. Eur J Sport Sci 17 : 983-993, 2017

14) Rønnestad BR, et al : Optimizing strength training for running and cycling endurance performance : A review. Scand J Med Sci Sports 24 : 603-612, 2014

15) Burd NA, et al : Low-load high volume resistance exercise stimulates muscle protein synthesis more than high-load low volume resistance exercise in young men. PLoS One 5 : e12033, 2010

16) Hiscock DJ, et al : Perceived exertion responses to changing resistance training programming variables. J Strength Cond Res 29 : 1564-1569, 2015

17) Jenkins ND, et al : Muscle activation during three sets to failure at 80 vs. 30% 1RM resistance exercise. Eur J Appl Physiol 115 : 2335-2347, 2015

18) Folland JP, et al : Fatigue is not a necessary stimulus for strength gains during resistance training. Br J Sports Med 36 : 370-373, 2002

19) Izquierdo-Gabarren M, et al : Concurrent endurance and strength training not to failure optimizes performance gains. Med Sci Sports Exerc 42 : 1191-1199, 2010

20) Ronnestad BR, et al : Optimizing strength training for running and cycling endurance performance : A review. Scand J Med Sci Sports 24 : 603-612, 2014

21) Gorostiaga EM, et al : Energy metabolism during repeated sets of leg press exercise leading to failure or not. PLoS One 7 : e40621, 2012

22) Gorostiaga EM, et al : Blood ammonia and lactate as markers of muscle metabolites

during leg press exercise. J Strength Cond Res 28：2775-2785, 2014

23) Sanchez-Medina L, et al：Velocity loss as an indicator of neuromuscular fatigue during resistance training. Med Sci Sports Exerc 43：1725-1734, 2011

24) Izquierdo M, et al：Differential effects of strength training leading to failure versus not to failure on hormonal responses, strength, and muscle power gains. J Appl Physiol (1985)100：1647-1656, 2006

25) Pareja-Blanco F, et al：Effects of velocity loss during resistance training on athletic performance, strength gains and muscle adaptations. Scand J Med Sci Sports 27：724-735, 2017

26) Williams TD, et al：Comparison of periodized and non-periodized resistance training on maximal strength：A meta-analysis. Sports Med 47：2083-2100, 2017

27) Harries SK, et al：Systematic review and meta-analysis of linear and undulating periodized resistance training programs on muscular strength. J Strength Cond Res 29：1113-1125, 2015

## ［筋力トレーニングの種類と方法］

1) 池添冬芽：高齢者の介護予防のための運動療法―グローバル・スタンダードの確立を目指して―. 理学療法学 40：631-634, 2013

2) Ikezoe T, et al：Associations of muscle stiff ness and thickness with muscle strength and muscle power in elderly women. Geriatr Gerontol Int 12：86-92：2012

3) 政二 慶：電気刺激を用いた新しい筋力トレーニング. デサントスポーツ科学 37：197-204, 2016

4) 清水雅樹ほか：経筋電気刺激(NMES)療法を用いた筋力トレーニング：ACL 再建術後早期における安全な筋力回復を目指して. 臨スポーツ医 36：76-81, 2019

5) American College of Sports Medicine：American College of Sports Medicine position stand. Progression models in resistance training for healthy adults. Med Sci Sports Exerc 41：687-708, 2009

6) Burd NA, et al：Low-load high volume resistance exercise stimulates muscle protein synthesis more than high-load low volume resistance exercise in young men. PLoS One 9；5(8)：e12033, 2010

7) Mitchell CJ, et al：Resistance exercise load does not determine training-mediated hypertrophic gains in young men. J Appl Physiol 113：71-77, 2012

8) Schoenfeld BJ, et al：Muscular adaptations in low-versus high-load resistance training：A meta-analysis. Eur J Sport Sci 16：1-10, 2016

9) Dankel SJ, et al：Frequency：The overlooked resistance training variable for inducing muscle hypertrophy? Sports Med 47：799-805, 2017

10) 金子公宥：力－速度関係からみた筋パワーの分析. 瞬発的パワーからみた人体筋のダイナミクス, 杏林書院, 東京, 73-92, 1974

11) Balsalobre-Fernández C, et al：Validity and reliability of the PUSH wearable device to measure movement velocity during the back squat exercise. J Strength Cond Res 30：1968-1974, 2016

12) 長谷川 裕：Velocity Based Training の理論と実践, エスアンドシー, 京都, 2017

13) Randell AD et al：Effect of instantaneous performance feedback during 6 weeks of velocity-based resistance training on sport-specific performance tests. J Strength Cond Res 25：87-93, 2011

14) 地神裕史：筋力増強運動(筋力トレーニング)の基礎と実践. 運動療法ガイド, 第 5

版，武藤芳照監，野崎大地ほか編，日本医事新報社，東京，53-61，2012

## ［効果的な筋力トレーニングに必要な栄養］

1) Williams MH, et al : Protein : The Tissue Builder. Nutrition for Health, Fitness, & Sport, 11th ed, McGraw-Hill International Edition, New York, 241, 2017
2) Antonio J, et al : The effects of consuming a high protein diet (4.4 g/kg/d) on body composition in resistance-trained individuals. J Int Soc Sports Nutr 11 : 19, 2014
3) Thomas DT, et al : Position of the Academy of Nutrition and Dietetics, Dietitians of Canada, and the American College of Sports Medicine : nutrition and athletic performance. J Acad Nutr Diet 116 : 501-528, 2016
4) Levenhagen DK, et al : Postexercise nutrient intake timing in humans is critical to recovery of leg glucose and protein homeostasis. Am J Physiol Endocrinol Metab 280 : 982-993, 2001
5) Esmarck B, et al : Timing of postexercise protein intake is important for muscle hypertrophy with resistance training in elderly humans. J Physiol 535 : 301-311, 2001
6) Churchword-Venne TA, et al : Nutritional regulation of muscle protein synthesis with resistance exercise : strategies to enhance anabolism. Nutr Metab 9 : 40, 2012
7) Moore DR, et al : Ingested protein dose response of muscle and albumin protein synthesis after resistance exercise in young men. Am J Clin Nutr 89 : 161-168, 2009
8) Egan B : Protein intake for athletes and active adults : Current concepts and controversies. Nutrition Bulletin 41 : 202-213, 2016
9) Atherton PJ, et al : Muscle full effect after oral protein : time-dependent concordance and discordance between human muscle protein synthesis and mTORC1 signaling. Am J Clin Nutr 92 : 1080-1088, 2010

## ［効果的な筋力トレーニングのための精神・心理］

1) Ryan RM, et al : 8. Organismic integration theory : internalization and the differentiation of extrinsic motivation. Self-Determination Theory, Guilford Press, New York, 179-215, 2017
2) Ryan RM, et al : Self-determination theory and the facilitation of intrinsic motivation, social development, and well-being. Am Psychol 55 : 68-78, 2000
3) Calatayud J, et al : Mind-muscle connection training principle : influence of muscle strength and training experience during a pushing movement. Eur J Appl Physiol 117 : 1445-1452, 2017
4) McAuley E, et al : Predicting long-term maintenance of physical activity in older adults. Prev Med 37 : 110-118, 2003
5) Williams DM, et al : Acute affective response to a moderate-intensity exercise stimulus predicts physical activity participation 6 and 12 months later. Psychol Sport Exerc 9 : 231-245, 2008
6) Kwan BM, et al : Affective response to exercise as a component of exercise motivation : Attitudes, norms, self-efficacy, and temporal stability of intentions. Psychol Sport Exerc 11 : 71-79, 2010
7) Mohiyeddini C, et al : The role of emotion in bridging the intention-behaviour gap : The case of sports participation. Psychol Sport Exerc 10 : 226-234, 2009
8) Kiviniemi MT, et al : How do I feel about the behavior? The interplay of affective associations with behaviors and cognitive beliefs as influences on physical activity

behavior. Health Psychol 26 : 152-158, 2007

9) Prochaska JO, et al : In search of how people change-applications to addictive behaviors. Am Psychol 47 : 1102-1114, 1992

10) Marcus BH, et al : Chapter 2 The stages of motivational readiness for change model. Motivating People to Be Physically Active, 2nd ed, Human Kinetics, Champaign, 11-20, 2008

11) Matsumoto H, et al : Motivational profiles and stages of exercise behavior change. Int J Sport Health Sci 2 : 89-96, 2004

12) McDonough MH, et al : Testing self-determined motivation as a mediator of the relationship between psychological needs and affective and behavioral outcomes. J Sport Exer Psychol 29 : 645-663, 2007

13) Vlachopoulos SP, et al : Development and initial validation of a measure of autonomy, competence, and relatedness in exercise : the basic psychological needs in exercise scale. Measur Phys Educ Exerc Sci 10 : 179-201, 2006

14) Connell JP, et al : Competence, autonomy, and relatedness : A motivational analysis of self-system processes. Minnesota Symposia on Child Psychology, vol. 23, Self processes and development, Gunnar MR, et al eds, Hillsdale, Lawrence Erlbaum Associates, Inc., 43-77, 1991

15) Aberman JE, et al : Nucleus accumbens dopamine depletions make rats more sensitive to high ratio requirements but do not impair primary food reinforcement. Neurosci 92 : 545-552, 1999

16) Sawada M, et al : Function of the nucleus accumbens in motor control during recovery after spinal cord injury. Science 350 : 98-101, 2015

17) Pessiglione M, et al : How the brain translates money into force : a neuroimaging study of subliminal motivation. Science 316 : 904-906, 2007

18) Izuma K, et al : Processing of social and monetary rewards in the human striatum. Neuron 58 : 284-294, 2008

19) Sugawara SK, et al : Social rewards enhance offline improvements in motor skill. PLoS One 7(11) : e48174, 2012

20) Toma K, et al : Activities of the primary and supplementary motor areas increase in preparation and execution of voluntary muscle relaxation : an event-related fMRI study. J Neurosci 19 : 3527-3534, 1999

21) Teixeira PJ, et al : Exercise, physical activity, and self-determination theory : a systematic review. Int J Behav Nutr Phys Act 9 : 78, 2012

22) Baldissera F, et al : Excitability changes in human corticospinal projections to forearm muscles during voluntary movement of ipsilateral foot. J Physiol 539(Pt 3)903-911, 2002

23) Borroni P, et al : Excitability changes in resting forearm muscles during voluntary foot movements depend on hand position : a neural substrate for hand-foot isodirectional coupling. Brain Res 1022(1-2) : 117-125, 2004

24) Kato K, et al : Muscle relaxation of the foot reduces corticospinal excitability of hand muscles and enhances intracortical inhibition. Front Hum Neurosci 10 : 218, 2016

25) Girompaire L, et al : Reduced cortical voluntary activation during bilateral knee extension. Human Mov Sci 52 : 17-23, 2017

26) Grospretre S, et al : Neuromuscular and electromechanical properties of ultra-power athletes : the traceurs. Eur J Appl Physiol 118 : 1361-1371, 2018

27) Naito E, et al : Efficient foot motor control by Neymar's brain. Front Hum Neurosci 8 :

594, 2014

28) Yoshida K, et al：Serotonin-mediated inhibition of ventral hippocampus is required for sustained goal-directed behavior. Nat Neurosci 22：770-777, 2019

## ［オーバートレーニング・遅発性筋痛とその対応］

1) Meeusen R, et al：Prevention, diagnosis, and treatment of the overtraining syndrome：joint consensus statement of the European College of Sport Science and the American College of Sports Medicine. Med Sci Sports Exerc 45：186-205, 2013
2) Cardoos N：Overtraining syndrome. Curr Sports Med Rep 14：157-158, 2015
3) Cheung K, et al：Delayed onset muscle soreness：treatment strategies and performance factors. Sports Med 33：145-164, 2003
4) Armstrong RB：Mechanisms of exercise-induced delayed onset muscular soreness：a brief review. Med Sci Sports Exerc 16：529-538, 1984
5) Armstrong RB：Initial events in exercise-induced muscular injury. Med Sci Sports Exerc 22：429-435, 1990
6) Smith LL：Acute inflammation：the underlying mechanism in delayed onset muscle soreness? Med Sci Sports Exerc 23：542-551, 1991
7) Dutto DJ, et al：DOMS-associated changes in ankle and knee joint dynamics during running. Med Sci Sports Exerc 36：560-566, 2004
8) Paquette MR, et al：Soreness-related changes in three-dimensional running biomechanics following eccentric knee extensor exercise. Eur J Sport Sci 17：546-554, 2017
9) Tsatalas T, et al：The effects of eccentric exercise-induced muscle damage on running kinematics at different speeds. J Sports Sci 31：288-298, 2013
10) Howatson G：The impact of damaging exercise on electromechanical delay in biceps brachii. J Electromyogr Kinesiol 20：477-481, 2010
11) Torres R, et al：Evidence of the physiotherapeutic interventions used currently after exercise-induced muscle damage：systematic review and meta-analysis. Phys Ther Sport 13：101-114, 2012
12) Donnelly AE, et al：Exercise-induced muscle damage：effects of light exercise on damaged muscle. Eur J Appl Physiol Occup Physiol 64：350-353, 1992
13) Saxton JM, et al：Light concentric exercise during recovery from exercise-induced muscle damage. Int J Sports Med 16：347-351, 1995

## ［インナーマッスルの解剖・生理学特性とトレーニング］

1) Morag Y, et al：MR imaging of rotator cuff injury：what the clinician needs to know. Radiographics 26：1045-1065, 2006
2) Holzbaur KR, et al：A model of the upper extremity for simulating musculoskeletal surgery and analyzing neuromuscular control. Ann Biomed Eng 33：829-840, 2005
3) Khazzam M, et al：Open shoulder stabilization procedure using bone block technique for treatment of chronic glenohumeral instability associated with bony glenoid deficiency. Am J Orthop (Belle Mead NJ) 38：329-335, 2009
4) Reinold MM, et al：Electromyographic analysis of the rotator cuff and deltoid musculature during common shoulder external rotation exercises. J Orthop Sports Phys Ther 34：385-394, 2004
5) Escamilla RF, et al：Shoulder muscle activity and function in common shoulder rehabilitation exercises. Sports Med 39：663-685, 2009

6) 谷本道哉：肩外旋トルク発揮を伴うトレーニング種目における棘下筋筋活動レベルの評価. 第66回日本体力医学会大会, 山口, 2015

7) NSCA：Chapter 18 Resistance training. Essentials of Strength Training and Conditioning, 4th ed, Haff GG, et al eds, Human Kinetics, Champaign, 395-425, 2015

8) Newton RU, et al：Mixed-methods resistance training increases power and strength of young and older men. Med Sci Sports Exerc 34：1367-1375, 2002

9) Tanimoto M, et al：Effects of low-intensity resistance exercise with slow movement and tonic force generation on muscular function in young men. J Appl Physiol 100：1150-1157, 2006

10) Mitchell CJ, et al：Resistance exercise load does not determine training-mediated hypertrophic gains in young men. J Appl Physiol (1985) 113：71-77, 2012

11) Wattanaprakornkul D, et al：The rotator cuff muscles have a direction specific recruitment pattern during shoulder flexion and extension exercises. J Sci Med Sport 14：376-382, 2011

12) 谷本道哉ほか：バランス要素の大小と上肢伸展トレーニングにおける棘下筋筋活動レベルとの関係. 第68回日本体力医学会大会, 東京, 2017

13) Frost H, et al：Randomised controlled trial for evaluation of fitness programme for patients with chronic low back pain. BMJ 310：151-154, 1995

14) Tanimoto M, et al：Infraspinatus muscle thickness bilateral difference in baseball pitchers and other sports players. 22nd Annual Congress of the European College of Sports Science, Essen, 2017

## ［動作改善と筋力トレーニング］

1) 川野哲英ほか：スポーツ動作からみた保存療法の考え方―トレーニング, 機能的補助具療法を中心に―. 整・災外 41：1195-1204, 1998

2) 加賀谷善教ほか：高校バスケットボール選手に対するメディカルチェックの性差―膝外反量とその要因に関する検討―. 臨スポーツ医 17：353-361, 2009

3) 加賀谷善教ほか：二次元画像で算出した knee in distance および hip out distance の妥当性―片脚着地動作における三次元動作解析との比較から―. 体力科学 59：407-414, 2010

4) 加賀谷善教ほか：高校バスケットボール選手の股関節外転筋・後足部機能と knee in および hip out の関係について. 体力科学 58：55-62, 2009

5) 加賀谷善教：予防・再発予防のためのスクリーニングテスト. 下肢スポーツ外傷のリハビリテーションとリコンディショニング, 小柳磨毅編, 文光堂, 東京, 241-248, 2011

6) 佐藤正裕：鵞足の痛みに対するエクササイズ. 臨スポーツ医 31（臨時増刊）：285-291, 2014

7) 佐藤正裕ほか：膝前十字靱帯再建術後症例におけるラテラルホップテストと股関節機能テストとの関係―動的徒手筋力テストの提案―. 第4回日本アスレティックトレーニング学会学術集会抄録集, S71, 2015

8) 佐藤正裕ほか：膝前十字靱帯再建術後症例の動的膝キネマティクスと股関節機能テストの関係. 日臨スポーツ医会誌 23：S246, 2015

9) 馬越博久：片脚・両脚着地の下肢キネマティクス. 臨スポーツ医 36：482-491, 2019

10) Dawson SJ, et al：Improving single-legged-squat performance：comparing 2 training methods with potential implications for injury prevention. J Athl Train 50：921-929, 2015

11) Palmer K, et al : A randomised trial into the effect of an isolated hip abductor strengthening programme and a functional motor control programme on knee kinematics and hip muscle strength. BMC Musculoskelet Disord 16 : 105, 2015

12) Ferber R, et al : Changes in knee biomechanics after a hip-abductor strengthening protocol for runners with patellofemoral pain syndrome. J Athl Train 46 : 142-149, 2011

13) Baldon R, et al : Effects of functional stabilization training on pain, function, and lower extremity biomechanics in women with patellofemoral pain : a randomized clinical trial. J Orthop Sports Phys Ther 44 : 240-251, 2014

14) Earl JE, et al : A proximal strengthening program improves pain, function, and biomechanics in women with patellofemoral pain syndrome. Am J Sports Med 39 : 154-163, 2011

## [筋力トレーニングの新たな方法]

1) Cook CJ, et al : Improving strength and power in trained athletes with 3 weeks of occlusion training. Int J Sports Physiol Perform 9 : 166-172, 2014

2) Luebbers PE, et al : The effects of a 7-week practical blood flow restriction program on well-trained collegiate athletes. J Strength Cond Res 28 : 2270-2280, 2014

3) Yamanaka T, et al : Occlusion training increases muscular strength in division IA football players. J Strength Cond Res 26 : 2523-2529, 2012

4) Osawa Y, et al : Effects of whole-body vibration training on bone-free lean body mass and muscle strength in young adults. J Sports Sci Med 10 : 97-104, 2011

5) Colson SS, et al : Whole-body vibration training effects on the physical performance of basketball players. J Strength Cond Res 24 : 999-1006, 2010

6) Preatoni E, et al : The effects of whole-body vibration in isolation or combined with strength training in female athletes. J Strength Cond Res 26 : 2495-2506, 2012

7) Wang HH, et al : Whole-body vibration combined with extra-load training for enhancing the strength and speed of track and field athletes. J Strength Cond Res 28 : 2470-2477, 2014

8) Gregory CM, et al : Recruitment patterns in human skeletal muscle during electrical stimulation. Phys Ther 85 : 358-364, 2005

9) Babault N, et al : Effects of electromyostimulation training on muscle strength and power of elite rugby players. J Strength Cond Res 21 : 431-437, 2007

10) Willoughby DS, et al : The effects of combined electromyostimulation and dynamic muscular contractions on the strength of college basketball players. Strength Cond Res 10 : 40-44, 1996

11) Willoughby DS, et al : Supplemental EMS and dynamic weight training : effects on knee extensor strength and vertical jump of female college track & field athletes. Strength Cond Res 12 : 131-137, 1998

12) Filipovic A, et al : Electromyostimulation—a systematic review of the effects of different electromyostimulation methods on selected strength parameters in trained and elite athletes. J Strength Cond Res 26 : 2600-2614, 2012

13) Anderson CE, et al : The effects of combining elastic and free weight resistance on strength and power in athletes. J Strength Cond Res 22 : 567-574, 2008

14) Joy JM, et al : Elastic bands as a component of periodized resistance training. J Strength Cond Res 30 : 2100-2106, 2016

15) Riviere M, et al：Variable resistance training promotes greater strength and power adaptations than traditional resistance training in elite youth rugby league players. J Strength Cond Res 31：947-955, 2017

## PART Ⅱ　部位別筋力トレーニング
[頚部の筋力トレーニング]

1) Zabihhosseinian M, et al ： Neck muscle fatigue differentially alters scapular and humeral kinematics during humeral elevation in subclinical neck pain participants versus healthy controls. J Electromyogr Kinesiol 33：73-82, 2017
2) Zabihhosseinian M, et al：Neck muscle fatigue affects performance of an eye-hand tracking task. J Electromyogr Kinesiol 47：1-9, 2019
3) Liang Z, et al：Neck musculature fatigue affects specific frequency bands of postural dynamics during quiet standing. Gait Posture 39：397-403, 2013
4) Schieppati M, et al：Neck muscle fatigue affects postural control in man. Neuroscience 121：277-285, 2003
5) Collins CL, et al：Neck strength：a protective factor reducing risk for concussion in high school sports. J Primary Prevent 35：309-319, 2014
6) Naish R, et al：Can a specific neck strengthening program decrease cervical spine injuries in a men's professional rugby union team? A retrospective analysis. J Sports Sci Med 12：542-550, 2013
7) Eckner JT, et al：Effect of neck muscle strength and anticipatory cervical muscle activation on the kinematic response of the head to impulsive loads. Am J Sports Med 42：566-576, 2014
8) Mansell J, et al：Resistance training and head-neck segment dynamic stabilization in male and female collegiate soccer players. J Athl Train 40：310-319, 2005
9) Lisman P, et al：Investigation of the effects of cervical strength training on neck strength, EMG, and head kinematics during a football tackle. Int J Sports Sci Eng 6：131-140, 2012
10) Moore MK：Upper crossed syndrome and its relationship to cervicogenic headache. J Manipulat Physiol Ther 27：414-420, 2004
11) O'Leary S, et al：Craniocervical flexor muscle impairment at maximal, moderate, and low loads is a feature of neck pain. Man Ther 12：34-39, 2007
12) Watson DH, et al：Cervical headache：an investigation of natural head posture and upper cervical flexor muscle performance. Cephalalgia 13：272-284, 1993
13) Jull G, et al：Further characterization of muscle dysfunction in cervical headache. Cephalalgia 19：179-185, 1999
14) Jull G, et al：Cervical musculoskeletal impairment in frequent intermittent headache. Part 1：Subjects with single headaches. Cephalalgia 27：793-802, 2007
15) Jull G, et al：Alterations in cervical muscle function in neck pain. Whiplash, Headache, and Neck Pain, Elsevier, 41-58, 2008
16) Jull G, et al：Structure and function of the cervical region. Whiplash, Headache, and Neck Pain, Elsevier, 21-40, 2008

## [腹筋群の筋力トレーニング]

1) Oyama S, et al：Improper trunk rotation sequence is associated with increased maximal shoulder external rotation angle and shoulder joint force in high school baseball

pitchers. Am J Sports Med 42：2089-2094, 2014

2) Saeterbakken AH, et al：Effect of core stability training on throwing velocity in female handball players. J Strength Cond Res 25：712-718, 2011

3) Hides JA, et al：A magnetic resonance imaging investigation of the transversus abdominis muscle during drawing-in of the abdominal wall in elite Australian Football League players with and without low back pain. J Orthop Sports Phys Ther 40：4-10, 2010

4) Hides J, et al：MRI study of the size, symmetry and function of the trunk muscles among elite cricketers with and without low back pain. Br J Sports Med 42：809-813, 2008

5) Zazulak BT, et al：Deficits in neuromuscular control of the trunk predict knee injury risk：a prospective biomechanical-epidemiologic study. Am J Sports Med 35：1123-1130, 2007

6) McGill SM, et al：Lumbar erector spinae oxygenation during prolonged contractions：implications for prolonged work. Ergonomics 43：486-493, 2000

7) Richardson C, et al：Techniques for active lumbar stabilisation for spinal protection：A pilot study. Aust J Physiother 38：105-112, 1992

8) Grenier SG, et al：Quantification of lumbar stability by using 2 different abdominal activation strategies. Arch Phys Med Rehabil 88：54-62, 2007

9) Ishida H, et al：Comparison of abdominal muscle activity and peak expiratory flow between forced vital capacity and fast expiration exercise. J Phys Ther Sci 29：563-566, 2017

10) McGill SM, et al：Exercises for spine stabilization：motion/motor patterns, stability progressions, and clinical technique. Arch Phys Med Rehabil 90：118-126, 2009

11) Callaghan JP, et al：Intervertebral disc herniation：studies on a porcine model exposed to highly repetitive flexion/extension motion with compressive force. Clin Biomech (Bristol, Avon) 16：28-37, 2001

12) McGill SM, et al：Exercises for the torso performed in a standing posture：spine and hip motion and motor patterns and spine load. J Strength Cond Res 23：455-464, 2009

13) Hodges PW, et al：Inefficient muscular stabilization of the lumbar spine associated with low back pain. A motor control evaluation of transversus abdominis. Spine 21：2640-2650, 1996

## ［背筋群の筋力トレーニング］

1) Bergmark A：Stability of the lumbar spine. A study in mechanical engineering. Acta Orthop Scand 230：1-54, 1989

2) Stanton T, et al：The effect of abdominal stabilization contractions on posteroanterior spinal stiffness. Spine 33：694-701, 2008

3) Digiovine NM, et al：An electromyographic analysis of the upper extremity in pitching. J Shoulder Elbow Surg 1：15-25, 1992

4) Pedegana LR, et al：The relationship of upper extremity strength to throwing speed. Am J Sports Med 10：352-354. 1982

5) Bartlett LR, et al：Measurement of upper extremity torque production and its relationship to throwing speed in the competitive athlete. Am J Sports Med 17：89-91, 1989

6) Bayios IA, et al：Relationship between isokinetic strength of the internal and external

shoulder rotators and ball velocity in team handball. J Sports Med Phys Fitness 41 : 229-235, 2001

7) Moseley GL, et al : Deep and superficial fibers of the lumbar multifidus muscle are differentially active during voluntary arm movements. Spine 15 : E29-E36, 2002

8) 川村和之：腰痛. 運動療法の「なぜ？」がわかる超音波解剖，工藤慎太郎編，医学書院，東京，84-97，2014

9) Ellman MB, et al : Open repair of an acute latissimus tendon avulsion in a Major League Baseball pitcher. J Shoulder Elbow Surg 22(7) : e19-e23, 2013

10) Schickendantz MS, et al : Latissimus dorsi and teres major tears in professional baseball pitchers : a case series. Am J Sports Med 37 : 2016-2020, 2009

11) Malcolm PN, et al : Magnetic resonance imaging appearance of teres major tendon injury in a baseball pitcher. Am J Sports Med 27 : 98-100, 1999

12) Leland JM, et al : Teres major injuries in two professional baseball pitchers. J Shoulder Elbow Surg 18(6) : e1-e5, 2009

13) Nagda SH, et al : Management and outcomes of latissimus dorsi and teres major injuries in professional baseball pitchers. Am J Sports Med 39 : 2181-2186, 2011

14) Wallwork TL, et al : The effect of chronic low back pain on size and contraction of the lumbar multifidus muscle. Man Ther 14 : 496-500, 2009

15) Hides JA, et al : Multifidus size and symmetry among chronic LBP and healthy asymptomatic subjects. Man Ther 13 : 43-49, 2008

16) Hides JA, et al : Evidence of lumbar multifidus muscle wasting ipsilateral to symptoms in patients with acute/subacute low back pain. Spine 15 : 165-172, 1994

17) Hodges P, et al : Rapid atrophy of the lumbar multifidus follows experimental disc or nerve root injury. Spine 31 : 2926-2933, 2006

18) Belavý DL, et al : Resistive simulated weightbearing exercise with whole body vibration reduces lumbar spine deconditioning in bed-rest. Spine 33 : E121-131, 2008

19) Kim WH, et al : Changes in the cross-sectional area of multifidus and psoas in unilateral sciatica caused by lumbar disc herniation. J Korean Neurosurg Soc 50 : 201-204, 2011

20) 鈴川仁人ほか：体幹のリハビリテーションとリコンディショニングに必要な機能評価. 腰痛のリハビリテーションとリコンディショニング—リスクマネジメントに基づいたアプローチ—，片寄正樹編，文光堂，東京，100-110，2011

21) Okubo Y, et al : Electromyographic analysis of transversus abdominis and lumbar multifidus using wire electrodes during lumbar stabilization exercises. J Orthop Sports Phys Ther 40 : 743-750, 2010

22) 大久保 雄：腰痛における core exercise の実際. 臨スポーツ医 30 : 721-726，2013

## ［骨盤底筋群の筋力トレーニング］

1) Smith MD, et al : Postural activity of the pelvic floor muscles is delayed during rapid arm movements in women with stress urinary incontinence. Int Urogynecol J Pelvic Floor Dysfunct 18 : 901-911, 2007

2) Ferla L, et al : Synergism between abdominal and pelvic floor muscles in healthy women : a systematic review of observational studies. Fisioter Mov 29 : 399-410, 2016

3) Lee DG, et al : Stability, continence and breathing : the role of fascia following pregnancy and delivery. J Bodywork and Movement Ther 12 : 333-348, 2008

4) 成田崇矢：コンディショニングの観点からのアスリートの診方—理学療法士の立場か

ら一. 臨スポーツ医 35：800-804，2018

5) Dias N, et al：Pelvic floor dynamics during high-impact athletic activities：A computational modeling study. Clin Biomech 41：20-27, 2017
6) Hensel K, et al：Short leg syndrome：A common cause of low back pain. Osteop Fam Phys 8：26-31, 2016
7) Capson AC, et al：The role of lumbopelvic posture in pelvic floor muscle activation in continent women. J Electromyog Kinesiol 21：166-177, 2011

## ［肩関節インナーマッスルと肩甲骨周囲筋の筋力トレーニング］

1) Fleisig GS, et al：Kinematic and kinetic comparison between baseball pitching and football passing. J Appl Biomech 12：207-224, 1996
2) Digiovine NM, et al：An electromyographic analysis of the upper extremity in pitching. J Shoulder Elbow Surg 1：15-25, 1992
3) Rokito AS, et al：Electromyographic analysis of shoulder function during the volleyball serve and spike. J Shoulder Elbow Surg 7：256-263, 1998
4) Ryu RK, et al：An electromyographic analysis of shoulder function in tennis players. Am J Sports Med 16：481-485, 1988
5) Burkhart SS, et al：The disabled throwing shoulder：spectrum of pathology part Ⅲ：the SICK scapula, scapular dyskinesis, the kinetic chain, and rehabilitation. Arthroscopy 19：641-661, 2003
6) Kibler WB, et al：Shoulder rehabilitation strategies, guidelines, and practice. Orthop Clin North Am 32：527-538, 2001
7) Mihata T, et al：Effect of scapular orientation on shoulder internal impingement in a cadaveric model of the cocking phase of throwing. J Bone Joint Surg Am 94：1576-1583, 2012
8) Muraki T, et al：The effect of scapular position on subacromial contact behavior：a cadaver study. J Shoulder Elbow Surg 26：861-869, 2017
9) Cools AM, et al：Trapezius activity and intramuscular balance during isokinetic exercise in overhead athletes with impingement symptoms. Scandinavian J Med Sci Sports 17：25-33, 2007
10) Ludewig PM, et al：Alterations in shoulder kinematics and associated muscle activity in people with symptoms of shoulder impingement. Phys Ther 80：276-291, 2000
11) Michener LA, et al：Relative scapular muscle activity ratios are altered in subacromial pain syndrome. J Shoulder Elbow Surg 25：1861-1867, 2016
12) Mey KD, et al：Scapular muscle rehabilitation exercises in overhead athletes with impingement symptoms. Am J Sports Med 40：1906-1915, 2012
13) Roy J-S, et al：Effect of motor control and strengthening exercises on shoulder function in persons with impingement syndrome：A single-subject study design. Man Ther 14：180-188, 2009
14) McClure PW, et al：Shoulder function and 3-dimensional kinematics in people with shoulder impingement syndrome before and after a 6-week exercise program. Phys Ther 84：832-848, 2004
15) Hotta GH, et al：Scapular-focused exercise treatment protocol for shoulder impingement symptoms：Three-dimensional scapular kinematics analysis. Clin Biomech 51：76-81, 2018
16) Schröter S, et al：The effect of the arthroscopic augmentation of the subscapularis

tendon on shoulder instability and range of motion : A biomechanical study. Clin Biomech 38 : 75-83, 2016

17) Rowlands LK, et al : Kinesiology of the empty can test. Am J Phys Med Rehabil 74 : 302-304, 1995

18) Ginn KA, et al : Is subscapularis recruited in a similar manner during shoulder internal rotation exercises and belly press and lift off tests? J Sci Med Sport 20 : 566-571, 2017

19) Kurokawa D, et al : Muscle activity pattern of the shoulder external rotators differs in adduction and abduction : an analysis using positron emission tomography. J Shoulder Elbow Surg 23 : 658-664, 2014

20) Ekstrom RA : Normalization procedures using maximum voluntary isometric contractions for the serratus anterior and trapezius muscles during surface EMG analysis. J Electromyogr Kinesiol 15 : 418-428, 2005

21) Moseley JB, et al : EMG analysis of the scapular muscles during a shoulder rehabilitation program. Am J Sports Med 20 : 128-134, 1992

22) Khademi Kalantari K, et al : The effect of base of support stability on shoulder muscle activity during closed kinematic chain exercises. J Bodyw Mov Ther 18 : 233-238, 2014

23) Castelein B, et al : Modifying the shoulder joint position during shrugging and retraction exercises alters the activation of the medial scapular muscles. Manual Therapy 21 : 250-225, 2016

## [肩関節周囲筋の筋力トレーニング]

1) Miyaguchi K, et al : Relationship between upper-body strength and bat swing speed in high-school baseball players. J Strength Cond Res 26 : 1786-1791, 2012

2) Keiner M, et al : Influence of maximal strength on in-water and dry-land performance in young water polo players. J Strength Cond Res doi : 10.1519/JSC. 0000000000002610, 2018

3) Speranza MJ, et al : Effect of strength and power training on tackling ability in semi-professional rugby league players. J Strength Cond Res 30 : 336-343, 2016

4) Halder AM, et al : Dynamic inferior stabilizers of the shoulder joint. Clin Biomech (Bristol, Avon) 16 : 138-143, 2001

5) Halder AM, et al : Dynamic contributions to superior shoulder stability. J Orthop Res 19 : 206-212, 2001

6) Moser T, et al : The deltoid, a forgotten muscle of the shoulder. Skeletal Radiol 42 : 1361-1375, 2013

7) Kronberg M, et al : Muscle activity and coordination in the normal shoulder. An electromyographic study. Clin Orthop Relat Res (257) : 76-85, 1990

8) Calatayud J, et al : Muscle activity levels in upper-body push exercises with different loads and stability conditions. Phys Sportsmed 42 : 106-119, 2014

## [肘関節周囲筋の筋力トレーニング]

1) Jobe FW, et al : An EMG analysis of the shoulder in pitching. A second report. Am J Sport Med 12 : 218-220, 1984

2) Fleising GS, et al : Biomechanics of overhand throwing with implications for injuries. Sports Med 21 : 421-437, 1996

3) Pedegana LR, et al：The relationship of upper extremity strength to speed. Am J Sports Med 10：352-354, 1982

4) 斎藤健治：野球オーバーハンド投球における上肢・上肢帯筋活動の表面筋電図分析. 体育学研究 51：351-365, 2006

5) Rojas IL, et al：Biceps activity during windmill softball pitching：injury implications and comparison with overhand throwing. Am J Sport Med 37：558-565, 2009

6) West AM, et al：Strength and motion in the shoulder, elbow, and hip in softball windmill pitchers. PM R doi：10.1002/pmrj.12135. ［Epub ahead of print］2019

7) Morris M, et al：Electromyographic analysis of elbow function in tennis players. Am J Sports Med 17：241-247, 1989

8) 江原義智：日本人男性プロゴルファーにおけるクラブヘッドスピードと体力要因との関連, 日臨スポーツ医会誌 25：68-74, 2017

9) Parc MC, et al：Dynamic contributions of the flexor-pronator mass to elbow valgus stability. J Bone Joint Surg Am 86：2268-2274, 2004

10) Davidson PA, et al：Functional anatomy of the flexor pronator muscle group in relation to the medial collateral ligament of the elbow. Am J Sports Med 23：245-250, 1995

11) Werner SL, et al：Biomechanics of the elbow during baseball piching. J Orthop Sports Phys Ther 17：274-278, 1993

12) Otoshi K, et al：Ultrasonographic assessment of the flexor pronator muscles as a dynamic stabilizer of the elbow against valgus force. Fukushima J Med Sci 60：123-128, 2014

13) Lin F, et al：Muscle contribution to elbow joint valgus stability. J Shoulder Elbow Surg 16：795-802, 2007

14) Mehta JA, et al：Elbow dislocations in adults and children. Clin Sports Med 23：609-627, 2004

15) Rettig AC, et al：Nonoperative treatment of ulnar collateral ligament injuries in throwing athletes. Am J Sports Med 29：15-17, 2001

16) 石井直方：レジスタンストレーニングの理論と実際. 臨スポーツ医 13：417-423, 1996

17) Delavier F：ARMS. Strength Training Anatomy, 3rd ed, Human Kinetics, Champaign, 4-31, 2010

18) 整形外科リハビリテーション学会編：肘関節. 整形外科運動療法ナビゲーション―上肢・体幹, 改訂第2版, メジカルビュー社, 東京, 127-191, 2014

19) 岡田 亨：体操競技における肘関節損傷のリハビリテーション. スポーツにおける肘関節疾患のメカニズムとリハビリテーション, 福林 徹ほか監, 鈴川仁人ほか編, NAP, 東京, 142-150, 2011

## ［手関節・手指に関連する筋群の筋力トレーニング］

1) Fett J, et al：Impact of physical performance and anthropometric characteristics on serve velocity in elite junior tennis players. J Strength Cond Res, doi：10.1519/JSC.0000000000002641, 2018

2) Nakata H, et al：Relationship between performance variables and baseball ability in youth baseball players. J Strength Cond Res 27：2887-2897, 2013

3) Kox LS, et al：Prevalence, incidence and risk factors for overuse injuries of the wrist in young athletes：a systematic review. Br J Sports Med 49：1189-1196, 2015

4) Crosby NE, et al：Ulnar-sided wrist pain in the athlete. Clin Sports Med 34：127-141,

2015

5) Difiori JP, et al：Wrist pain, distal radial physeal injury, and ulnar variance in the young gymnast. Am J Sports Med 34：840-849, 2006

6) Morris M, et al：Electromyographic analysis of elbow function in tennis players. Am J Sports Med 17：241-247, 1989

7) 関口貴博ほか：Gymnast's wrist における橈骨手根関節のキネマティクス．臨バイオメカニクス 34：115-121, 2013

8) Chawla A, et al：Nonspecific wrist pain in gymnasts and cheerleaders. Clin Sports Med 34：143-149, 2015

9) Lin F, et al：Muscle contribution to elbow joint valgus stability. J Shoulder Elbow Surg 16：795-802, 2007

## ［股関節屈筋と内転筋群の筋力トレーニング］

1) Wozniak Timmer CA, et al：Cycling biomechanics：a literature review. J Orthop Sports Phys Ther 4：106-113, 1991

2) Watanabe K, et al：Electromyographic analysis of hip muscles during incremental fatiguing pedaling exercise. Eur J Appl Physiol 106：815-825, 2009

3) Nunome H, et al：Three-dimensional kinetic analysis of side-foot and instep soccer kicks. Med Sci Sports Exerc 12：2028-2036, 2002

4) Charnock BL, et al：Adductor longus mechanics during the maximal effort soccer kick. Sports Biomech 8：224-234, 2009

5) Schache AG, et al：Lower-limb muscular strategies for increasing running speed. J Orthop Sports Phys Ther 44：813-824, 2014

6) Dorn TW, et al：Muscular strategy shift in human running：dependence of running speed on hip and ankle muscle performance. J Exp Biol 215：1944-1956, 2012

7) Nilsson JA, et al：Changes in leg movements and muscle activity with speed of locomotion and mode of progression in humans. Acta Physiol Scand 123：457-475, 1985

8) Mann RA, et al：Comparative electromyography of the lower extremity in jogging, running, and sprinting. Am J Sports Med 14：501-510, 1986

9) Mero A, et al：Biomechanics of sprint running. A review. Sports Med 13：376-392, 1992

10) Andersson EA, et al：Intra-muscular EMG from the hip flexor muscles during human locomotion. Acta Physiol Scand 161：361-370, 1997

11) Sugisaki N, et al：Associations between individual lower limb muscle volumes and 100-m sprint time in male sprinters. Int J Sports Physiol Perform 13：214-219, 2018

12) Hoshikawa Y, et al：Influence of the psoas major and thigh muscularity on 100-m times in junior sprinters. Med Sci Sports Exerc 38：2138-2143, 2006

13) Misjuk M, et al：Relationship between lower limb isokinetic strength and 60m sprint running time. Lase J Sports Sci 4：159-167, 2013

14) Russell SD, et al：Effects of hip flexor training on sprint, shuttle run, and vertical jump performance. J Strength Cond Res 19：615-621, 2005

15) Dostal FW, et al：Actions of hip muscles. Phys Ther 66：351-358, 1986

16) Wiemann K, et al：Relative activity of hip and knee extensors in sprinting implications for training. New Study in Athletics 10：29-49, 1995

17) Casartelli NC, et al：Hip muscle weakness in patients with symptomatic femoroacetabular impingement. Osteoarthritis Cartilage 19：816-821, 2011

18) Dangaria TR, et al : Changes in cross-sectional area of psoas major muscle in unilateral sciatica caused by disc herniation. Spine 23 : 928-931, 1998

19) Cooper RG, et al : Radiographic demonstration of paraspinal muscle wasting in patients with chronic low back pain. Brit J Rheumatol 31 : 389-394, 1992

20) Whittaker JL, et al : Risk factors for groin injury in sport : an updated systematic review. Br J Sports Med 49 : 803-809, 2015

21) Weir A, et al : Doha agreement meeting on terminology and definitions in groin pain in athletes. Br J Sports Med 49 : 768-774, 2015

22) Hölmich P, et al : Incidence and clinical presentation of groin injuries in sub-elite male soccer. Br J Sports Med 48 : 1245-1250, 2014

23) Andersen LL : Risk factors for groin injury during football kicking-A biomechanical perspective. Aspetar Sports Med J 3 : 252-256, 2014

24) Brophy RH, et al : Lower extremity muscle activation and alignment during the soccer instep and side-foot kicks. J Orthop Sports Phys Ther 37 : 260-268, 2007

25) Sim FH, et al : Injury potential in modern ice hockey. Am J Sports Med 6 : 378-384, 1978

26) Tegner Y, et al : Ice hockey injuries : incidence, nature and causes. Br J Sports Med 25 : 87-89, 1991

27) Robinson P, et al : Adductor-related groin pain in athletes : correlation of MR imaging with clinical findings. Skeletal Radiol 33(8) : 451-457, 2004

28) Meyers WC, et al : Management of severe lower abdominal or inguinal pain in high-performance athletes. Am J Sports Med 28 : 2-8, 2000

29) Delahunt E, et al : Pre-season adductor squeeze test and HAGOS function sport and recreation subscale scores predict groin injury in Gaelic football players. Phys Ther Sport 23 : 1-6, 2017

30) Crow JF, et al : Hip adductor muscle strength is reduced preceding and during the onset of groin pain in elite junior Australian football players. J Sci Med Sport 13 : 202-204, 2010

31) Thorborg K, et al : Eccentric and isometric hip adduction strength in male soccer players with and without adductor-related groin pain : An assessor-blinded comparison. Orthop J Sports Med 2(2) : 14, 2014

32) Emery CA, et al : Groin and abdominal strain injuries in the National Hockey League. Clin J Sports Med 9 : 151-156, 1999

33) Tyler TF, et al : The association of hip strength and flexibility with the incidence of adductor muscle strains in professional ice hockey players. Am J Sports Med 29 : 124-128, 2001

34) Tyler TF, et al : The effectiveness of a preseason exercise program to prevent adductor muscle strains in professional ice hockey players. Am J Sports Med 30 : 680-683, 2002

35) Lynch SA, et al : Groin injuries in sport : Treatment strategies. Sports Med 28 : 137-144, 1999

36) Nicholas SJ, et al : Adductor muscle strains in sport. Sports Med 32 : 339-344, 2002

37) Hölmich P, et al : Effectiveness of active physical training as treatment for long-standing adductor-related groin pain in athletes : randomised trial. Lancet 353 : 439-443, 1999

38) Thorborg K, et al : Clinical examination, diagnostic imaging, and testing of athletes

with groin pain : an evidence-based approach to effective management. J Orthop Sports Phys Ther 48 : 239-249, 2018

39) Cowan SM, et al : Delayed onset of transversus abdominus in long-standing groin pain. Med Sci Sports Exerc 36 : 2040-2045, 2004

40) Engebretsen AH, et al : Intrinsic risk factors for groin injuries among male soccer players : a prospective cohort study. Am J Sports Med 38 : 2051-2057, 2010

41) Quinn A : Hip and groin pain : Physiotherapy and rehabilitation issues. Open Sports Med J 4 : 93-107, 2010

42) Janse van Rensburg L, et al : Pelvic and hip kinematics during single-leg drop-landing are altered in sports participants with long-standing groin pain : A cross-sectional study. Phys Ther Sport 26 : 20-26, 2017

43) McCarthy Persson U, et al : The ability of athletes with long-standing groin pain to maintain a stable lumbopelvic position : A laboratory study. Phys Ther Sport 23 : 45-49, 2017

44) Wilson DA, et al : Accuracy of movement quality screening to document effects of neuromuscular control retraining exercises in a young ex-footballer with hip and groin symptoms : A proof of concept case study. Med Hypotheses 120 : 116-120, 2018

45) Andersson E, et al : The role of the psoas and iliacus muscles for stability and movement of the lumbar spine, pelvis and hip. Scand J Med Sci Sports 5 : 10-16, 1995

46) Imai A, et al : Evaluation of psoas major and quadratus lumborum recruitment using diffusion-weighted imaging before and after 5 trunk exercises. J Orthop Sports Phys Ther 47 : 108-114, 2017

47) Lovell GA, et al : EMG of the hip adductor muscles in six clinical examination tests. Phys Ther Sport 13 : 134-140, 2012

48) Neumann DA : Kinesiology of the hip : a foucus on muscular actions. J Orthop Sports Phys Ther 40 : 82-94, 2010

## [股関節殿部とインナーマッスルの筋力トレーニング]

1) Ford KR, et al : Hip and knee extensor moments predict vertical jump height in adolescent girls. J Strength Cond Res 23 : 1327-1331, 2009

2) Yamauchi, J, et al : Relations between force-velocity characteristics of the knee-hip extension movement and vertical jump performance. J Strength Cond Res 21 : 703-709, 2007

3) Kollock R, et al : Measures of functional performance and their association with hip and thigh strength. J Athl Train 50 : 14-22, 2015

4) Baldon REM, et al : Relationships between eccentric hip isokinetic torque and functional performance. J Sport Rehabil 21 : 26-33, 2012

5) Teng HL, et al : Hip-extensor strength, trunk posture, and use of the knee-extensor muscles during running. J Athl Train 51 : 519-524, 2016

6) Taylor-Haas JA, et al : Reduced hip strength is associated with increased hip motion during running in young adult and adolescent male long-distance runners. Int J Sports Phys Ther 9 : 456-467, 2014

7) Kline PW, et al : Hip external rotation strength predicts hop performance after anterior cruciate ligament reconstruction. Knee Surg Sports Traumatol Arthrosc 26 : 1137-1144, 2018

8) Pauley T, et al : A single-blind, cross-over trial of hip abductor strength training to

improve Timed Up & Go performance in patients with unilateral, transfemoral amputation. J Rehabil Med 46 : 264-270, 2014

9) Aizawa J, et al : Correlations between sagittal plane kinematics and landing impact force during single-leg lateral jump-landings. J Phys Ther Sci 28 : 2316-2321, 2016

10) Myer GD, et al : No association of time from surgery with functional deficits in athletes after anterior cruciate ligament reconstruction : evidence for objective return-to-sport criteria. Am J Sports Med 40 : 2256-2263, 2012

11) Cerulli G, et al : In vivo anterior cruciate ligament strain behaviour during a rapid deceleration movement : case report. Knee Surg Sports Traumatol Arthrosc 11 : 307-311, 2003

12) Kiapour AM, et al : Strain response of the anterior cruciate ligament to uniplanar and multiplanar loads during simulated landings : Implications for injury mechanism. Am J Sports Med 44 : 2087-2096, 2016

13) Zahradnik D, et al : Lower extremity mechanics during landing after a volleyball block as a risk factor for anterior cruciate ligament injury. Phys Ther Sport 16 : 53-58, 2015

14) Norcross MF, et al : Lower extremity energy absorption and biomechanics during landing, part I : sagittal-plane energy absorption analyses. J Athl Train 48 : 748-756, 2013

15) Tate J, et al : The associations between hip strength and hip kinematics during a single leg hop in recreational athletes post ACL reconstruction compared to healthy controls. Int J Sports Phys Ther 12 : 341-351, 2017

16) Cronin B, et al : Greater hip extension but not hip abduction explosive strength is associated with lesser hip adduction and knee valgus motion during a single-leg jump-cut. Orthop J Sports Med 4 : 2325967116639578, 2016

17) Khayambashi K, et al : Hip muscle strength predicts noncontact anterior cruciate ligament injury in male and female athletes : A prospective study. Am J Sports Med 44 : 355-361, 2016

18) Suzuki H, et al : The influence of hip strength on knee kinematics during a single-legged medial drop landing among competitive collegiate basketball players. Int J Sports Phys Ther 10 : 592-601, 2015

19) Homan KJ, et al : The influence of hip strength on gluteal activity and lower extremity kinematics. J Electromyogr Kinesiol 23 : 411-415, 2013

20) Husted RS, et al : Maximal hip and knee muscle strength are not related to neuromuscular pre-activity during sidecutting maneuver : A cross-sectional study. Int J Sports Phys Ther 13 : 66-76, 2018

21) Steffen K, et al : Association between lower extremity muscle strength and noncontact ACL injuries. Med Sci Sports Exerc 48 : 2082-2089, 2016

22) Mizner RL, et al : Muscle strength in the lower extremity does not predict postinstruction improvements in the landing patterns of female athletes. J Orthop Sports Phys Ther 38 : 353-361, 2008

23) Bley AS, et al : Propulsion phase of the single leg triple hop test in women with patellofemoral pain syndrome : a biomechanical study. PLoS One 9(5) : e97606, 2014

24) Seeley MK, et al : Walking mechanics for patellofemoral pain subjects with similar self-reported pain levels can differ based upon neuromuscular activation. Gait Posture 53 : 48-54, 2017

25) Aminaka N, et al : Patellofemoral pain syndrome alters neuromuscular control and kinetics during stair ambulation. J Electromyogr Kinesiol 21 : 645-651, 2011

26) Hott A, et al : Study protocol : a randomised controlled trial comparing the long term effects of isolated hip strengthening, quadriceps-based training and free physical activity for patellofemoral pain syndrome (anterior knee pain). BMC Musculoskelet Disord 16 : 40, 2015

27) Ferber R, et al : Strengthening of the hip and core versus knee muscles for the treatment of patellofemoral pain : a multicenter randomized controlled trial. J Athl Train 50 : 366-377, 2015

28) Khayambashi K, et al : Posterolateral hip muscle strengthening versus quadriceps strengthening for patellofemoral pain : a comparative control trial. Arch Phys Med Rehabil 95 : 900-907, 2014

29) Khayambashi K, et al : The effects of isolated hip abductor and external rotator muscle strengthening on pain, health status, and hip strength in females with patellofemoral pain : a randomized controlled trial. J Orthop Sports Phys Ther 42 : 22-29, 2012

30) Dolak KL, et al : Hip strengthening prior to functional exercises reduces pain sooner than quadriceps strengthening in females with patellofemoral pain syndrome : a randomized clinical trial. J Orthop Sports Phys Ther 41 : 560-570, 2011

31) Fukuda TY, et al : Short-term effects of hip abductors and lateral rotators strengthening in females with patellofemoral pain syndrome : a randomized controlled clinical trial. J Orthop Sports Phys Ther 40 : 736-742, 2010

32) Fukuda TY, et al : Hip posterolateral musculature strengthening in sedentary women with patellofemoral pain syndrome : a randomized controlled clinical trial with 1-year follow-up. J Orthop Sports Phys Ther 42 : 823-830, 2012

33) Willy RW, et al : The effect of a hip-strengthening program on mechanics during running and during a single-leg squat. J Orthop Sports Phys Ther 41 : 625-632, 2011

34) Palmer K, et al : A randomised trial into the effect of an isolated hip abductor strengthening programme and a functional motor control programme on knee kinematics and hip muscle strength. BMC Musculoskelet Disord 16 : 105, 2015

35) Sugimoto D, et al : Effects of compliance on trunk and hip integrative neuromuscular training on hip abductor strength in female athletes. J Strength Cond Res 28 : 1187-1194, 2014

36) Stearns KM, et al : Improvements in hip muscle performance result in increased use of the hip extensors and abductors during a landing task. Am J Sports Med 42 : 602-609, 2014

37) Gordon AT, et al : Relationships between core strength, hip external rotator muscle strength, and star excursion balance test performance in female lacrosse players. Int J Sports Phys Ther 8 : 97-104, 2013

38) Willcox EL, et al : The influence of varying hip angle and pelvis position on muscle recruitment patterns of the hip abductor muscles during the clam exercise. J Orthop Sports Phys Ther 43 : 325-331, 2013

39) Chan MK, et al : The effects of therapeutic hip exercise with abdominal core activation on recruitment of the hip muscles. BMC Musculoskelet Disord 18 : 313, 2017

## [大腿四頭筋の筋力トレーニング]

1) Sigward SM, et al : Characterizing knee loading asymmetry in individuals following

anterior cruciate ligament reconstruction using inertial sensors. Gait Posture 49 : 114–119, 2016

2) Peng HT, et al : Quadricep and hamstring activation during drop jumps with changes in drop height. Phys Ther Sport 12 : 127–132, 2011

3) Shimokochi Y, et al : Changing sagittal-plane landing styles to modulate impact and tibiofemoral force magnitude and directions relative to the tibia. J Athl Train 51 : 669–681, 2016

4) Ueno R, et al : Quadriceps force and anterior tibial force occur obviously later than vertical ground reaction force : a simulation study. BMC Musculoskelet Disord 18 : 467, 2017

5) Quarrie KL, et al : Force production in the rugby union scrum. J Sports Sci 18 : 237–246, 2000

6) Zwolski C, et al : The influence of quadriceps strength asymmetry on patient-reported function at time of return to sport after anterior cruciate ligament reconstruction. Am J Sports Med 43 : 2242–2249, 2015

7) Lepley LK, et al : Quadriceps strength, muscle activation failure, and patient-reported function at the time of return to activity in patients following anterior cruciate ligament reconstruction : A cross-sectional study. J Orthop Sports Phys Ther 45 : 1017–1025, 2015

8) Ithurburn MP, et al : Young athletes with quadriceps femoris strength asymmetry at return to sport after anterior cruciate ligament reconstruction demonstrate asymmetric single-leg drop-landing mechanics. Am J Sports Med 43 : 2727–2737, 2015

9) Ithurburn MP, et al : Young athletes after anterior cruciate ligament reconstruction with single-leg landing asymmetries at the time of return to sport demonstrate decreased knee function 2 years later. Am J Sports Med 45 : 2604–2613, 2017

10) Eckard TG, et al : Epidemiology of quadriceps strains in national collegiate athletic association athletes, 2009–2010 through 2014–2015. J Athl Train 52 : 474–481, 2017

11) Ekstrand J, et al : Epidemiology of muscle injuries in professional football (soccer). Am J Sports Med 39 : 1226–1232, 2011

12) Mendiguchia J, et al : Rectus femoris muscle injuries in football : a clinically relevant review of mechanisms of injury, risk factors and preventive strategies. Br J Sports Med 47 : 359–366, 2013

13) Nunome H, et al : Three-dimensional kinetic analysis of side-foot and instep soccer kicks. Med Sci Sports Exerc 34 : 2028–2036, 2002

14) Brophy RH, et al : Lower extremity muscle activation and alignment during the soccer instep and side-foot kicks. J Orthop Sports Phys Ther 37 : 260–268, 2007

15) Fousekis K, et al : Intrinsic risk factors of non-contact quadriceps and hamstring strains in soccer : a prospective study of 100 professional players. Br J Sports Med 45 : 709–714, 2011

16) Andersen LL, et al : Neuromuscular activation in conventional therapeutic exercises and heavy resistance exercises : implications for rehabilitation. Phys Ther 86 : 683–697, 2006

17) Bloomquist K, et al : Effect of range of motion in heavy load squatting on muscle and tendon adaptations. Eur J Appl Physiol 113 : 2133–2142, 2013

18) Keays SL, et al : Tibial displacement and rotation during seated knee extension and wall squatting : a comparative study of tibiofemoral kinematics between chronic uni-